機能的な歯内治療

痛みの防止と残した歯の価値を高めるために

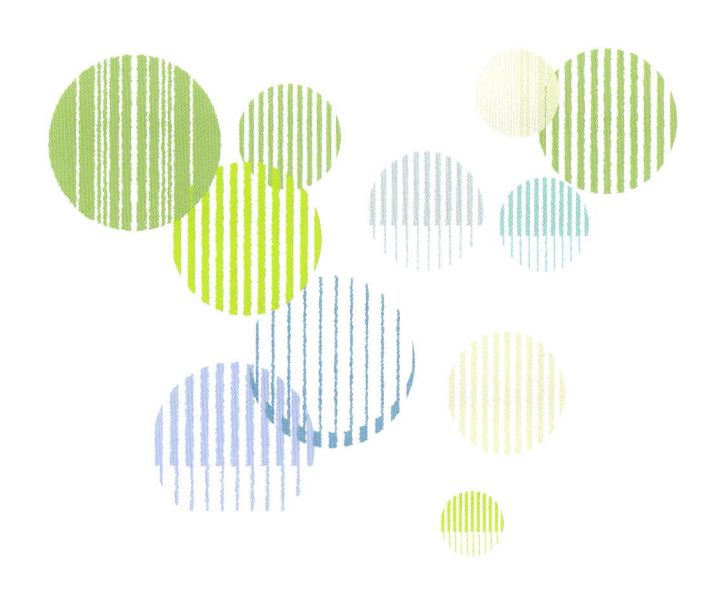

刊行にあたって

　日本の一般開業医において、歯内治療は日常診療の約4割を占めている。しかし、保険点数という面から見た場合は、その割合は大きく下がってしまう。そのため、保険医療制度が始まって以来、歯内治療は不採算部門と言われ続けている。

　ただし、採算がとれないからといって、歯内治療を避けて修復や補綴処置に移行することは不可能である。まして、不十分な歯内治療処置を行ったため、修復や補綴処置後に根尖部歯周組織に病変が出現し、修復あるいは補綴物を除去しなければならなくなることで生じる時間的・経済的損失は、患者だけでなく、歯科医師やスタッフ、社会にとっても不幸なことであり、歯科医療への不信感を募らせることになる。

　確かに歯内治療は、適切に髄腔を開拡し、根管口から根尖狭窄部までの根管内の異物や炎症惹起物質を完全に除去し、無刺激性物質で根管全体を填塞すれば、高い成功率が得られるという、ある意味では単純な治療法ではある。

　しかし、実際の臨床においては、解剖形態学的な複雑さだけではなく、痛みに関する生理神経学的な複雑さ、更には、根尖部歯周組織を中心とした患者自身がもつ免疫学的治癒能力の複雑さが重なりあい、問題なく治癒を導き出すことは困難なのが現実である。

　このような状況で「痛み」を除去し、長期的に歯を口腔内に「安定的に残し」、残した歯が「咀嚼機能」の一環を担えて、大きな「価値を生み出す」ようにすることが、真の意味での歯内治療である。このことを、いかに効率的に達成させるかの方向性及び具体的対処法を示すことが、本書の目的である。

　本書は、治療を求められた歯が、
◎本当に治療して残す価値があるのか
◎残すことは可能なのか
◎患者に更なる痛み等の負担をかけずに残すために、何をなすべきか
◎治療中あるいは治療後に患者から訴えられた痛みにはどのように対処すべきか
◎歯を長期・安定的に機能させるための歯内治療後の修復・補綴処置
について、多くのページを割いている。

　この意味ではある意味、趣を異にしているが、本書を読み進めることで、研修医を含めた臨床経験の浅い先生だけでなく、長年、臨床に携わってきた先生にも役立つように書き上げたものである。

2011年2月　庄司 茂

機能的な歯内治療
痛みの防止と残した歯の価値を高めるために

刊行にあたって ... 3

1章 歯内治療を行うかどうかの判定法

I. 治療を行う価値があるのかを考える ... 10
1. 咬合・咀嚼機能面で果たす役割はあるのか ... 10
2. 咬合・咀嚼機能の一員として長期間役割を果たせるのか ... 10
3. 残存することで、何らかの傷害・障害を引き起こさないか ... 12

II. 治療可能な状況か ... 13
1. 自分の能力で十分治療が可能であるか ... 13
2. 治療終了までの通院回数、時間、経費の負担は大きくはないか ... 13
3. 患者は指示に従って、確実に通院してくれるのか ... 13

III. 治療すべき歯を確定するための診査をどのように行うべきか ... 15
1. 治療すべき歯を確定できるか ... 15
2. 適切な診断名を確定できるか ... 15
3. 治療内容を明確にできるか ... 16
4. 症例　臼歯部の腫脹と重苦感を主訴としたケース　58歳、女性 ... 16
　●症例1をめぐるQ&A ... 23

2章 歯内治療の基礎となる全身医学

I. 治療前に踏まえておくべき基礎生体医学 ... 28
1. 生理学：神経伝達機構 ... 28
2. 病理学：炎症反応と治癒機構 ... 34
3. 免疫学：生体防御反応としての機構 ... 35

II. 治療前に踏まえておくべき歯周治療の違い
——根尖性と辺縁性歯周炎の相違点 ... 39

III. 禁忌症はあるのか ... 40
1. 糖尿病 ... 40

2章

2. 免疫不全及び自己免疫疾患 ... 41
3. 心疾患（狭心症・心筋梗塞） ... 42
4. 高血圧 ... 42
5. 妊婦 ... 43
6. 歯科恐怖症 ... 44
7. 慢性痛（症） ... 45
8. 麻酔奏効不全：麻酔が効きにくい患者はいるのか ... 45

3章

痛みを踏まえた歯内治療の実際

I. 痛みを生じさせずに基本的歯内治療を成し遂げるために ... 50
　　I-1. 麻酔 ... 50
　　I-2. 髄腔開拡 ... 55
　　　　● コーンビームCTでどこまで分かるのか ... 63
　　I-3. ラバーダム防湿（イソライトを含む）... 64
　　I-4. 根管口明示 ... 65
　　I-5. 根管長測定 ... 67
　　I-6. 根管拡大・形成（抜髄）... 75
　　I-7. 根管拡大・形成（感染根管治療）... 83
　　I-8. 根管洗浄 ... 92
　　I-9. 根管乾燥・清拭 ... 100
　　I-10. 根管貼薬 ... 103
　　I-11. 根管仮封 ... 111
　　I-12. 根管充塡 ... 113
　　I-13. 医療事故（インシデント）を防ぐために ... 122

II. 治療中に困った場合 ... 123
　　1. 麻酔が効かない ... 123
　　2. 根管が見つからない ... 123
　　3. 根管の数が標準より少ない（樋状根）... 124
　　4. 根管の複雑構造が見つかった（副根管、髄管、側枝、イスムス、フィン）... 127

- ●複雑根（側枝：症例） ... 129
- 5. 亀裂・破折が見つかった ... 137
- 6. 穿孔した、あるいは穿孔部が見つかった ... 138
- 7. 内部吸収が見つかった ... 139
- 8. 外部吸収が見つかった ... 139
- ●**外部吸収（症例）** ... 141
- 9. フィステルが消えない場合 ... 142
- 10. 根尖孔が完成していない場合 ... 142
- 11. 破折リーマーやファイルの除去を考えた場合 ... 144
- 12. 外科的歯内療法を考えた場合 ... 145
- 13. 意図的再植を考えた場合 ... 146
- 14. 根管が開かない場合 ... 146

Ⅲ. 患者が訴える痛みに困った場合 ... 149
- 1. 根管貼薬後に急に痛みを訴えた場合 ... 149
- 2. 気腫が生じた場合 ... 150
- 3. 根管充填後に急に痛みを訴えた場合 ... 152
- 4. 治療後に根尖部が急性化（Flare-up）した場合 ... 153
- 5. 治療後に違和感が消えない場合 ... 154
- 6. 治療後に咬合痛が消えない場合 ... 156
- 7. 治療後に自発痛が消えない場合 ... 159

Ⅳ. 慢性痛（症）の発現予防と対処法 ... 161
- 1. 発生頻度 ... 161
- 2. 発現原因 ... 161
- 3. 神経障害性疼痛（Neuropathic pain） ... 167
- 4. 心理社会的要因による慢性的疼痛 ... 168
- 5. 慢性痛（症）の実際的治療法 ... 169
- 6. 慢性痛（症）を発現させないために ... 171

Contents

4章 歯内治療後の処置と予後

I. 歯内治療を終えたら ... 174
1. 根管充填後に、いつ修復・補綴処置を行うのが望ましいか ... 174
2. 修復・補綴中の違和感や疼痛 ... 175
3. どのような修復・補綴をすべきか ... 175

II. 問題解決能力向上を目指して、失敗症例を見直す ... 177
1. 根管の見落としはないか ... 177
2. 適切な作業長であったか ... 177
3. 根尖狭窄部を破壊していないか ... 178
4. 根管充填材の填塞に問題はないか ... 178
5. 穿孔・亀裂・破折はないか ... 179
6. 根管充填材が過剰に根尖狭窄部から突き出ていないか ... 179
7. 患者のこれまでの治療経過と違っていないか ... 179

III. 再感染根管治療で注意すべき点 ... 181
1. 根管充填材除去 ... 181
2. 根管充填材除去の確認 ... 182
3. 根尖狭窄部にアピカルシートを再形成できるか ... 182
4. 根管拡大・形成不足がないかを確認 ... 182
5. 再形成したアピカルシートが確実なものかを確認 ... 182

まとめ ... 183

ブックデザイン　金子俊樹

1章

歯周治療を行うか どうかの判定法

I 治療を行う価値があるのかを考える

　現在の歯内治療に関する学術的・材料学的知識と経験をもっていれば、単に歯を「残す」ことは、ほとんど全ての歯に対して可能である。しかし、実際に歯内治療を求められた場合、本当に治療して残すことが患者にとって価値や意味があるのかを、治療前に考えることは極めて重要である。なぜなら、治療は患者や歯科医師の時間的損失だけでなく、国民全体が負担している「健康医療保険」制度面での社会経済学的損失も伴うからである。

　歯内治療を行うかどうかを判定するための考え方・流れを紹介する（チャート1）。

1．咬合・咀嚼機能面で果たす役割はあるのか

　まず、口腔内での治療対象歯の歯列での位置や隣在歯・対合歯との兼ね合いを、口腔全体の咀嚼運動面から考えてみる。そして、以下の2点について熟慮する。
①レ充、単冠、Br（ブリッジ）支台、根面板として咬合や咀嚼に貢献できるのか
②抜歯してBrや義歯、あるいはインプラントにしたほうが、咬合、咀嚼、審美面でよりよくはないか

2．咬合・咀嚼機能の一員として 長期間役割を果たせるのか

　次に考えるべきことは、①〜④である。

①歯根そのものの長さ、太さは十分か

　歯槽骨内にある歯根の長さは、歯を安定的に機能させ、維持するために極めて重要である。他の歯との連結も一つの方法ではあるが、少なくとも、歯冠・歯根比が1対1以上である必要がある。ポストを必要とする実際の歯根の長さを考えた場合、金属ポストが太く、長い場合には歯根破折の危険が増すので、ポスト先端と根尖狭窄部までの長さが最低、根管口から根尖狭窄部までの長さの1/3以上必要と考えられる。このことと、歯冠・歯根比とを併せて考えれば、口腔内での対象歯保存の可能性が判断できる。

　長さに加えて、歯根の太さも重要である。金属ポストであれば、歯根の1/3の太さが求められるが、上顎小臼歯や下顎大臼歯近心根などで見られる、根面溝でのスリットパーフォレーションの危険も併せて考えて判断すべきである。

　確かに長期観察例はまだないものの、このような面から考えて、レジンポスト築造法を臨床手段として取り入れる必要はある。

②根尖狭窄部まで適切な根管拡大、形成、充填が可能か

　銃剣状根管（Bayonet curve）のような形態の根管は、最近開発されたニッケルチタンファイルを用いても、根管に追従した、元の

チャート1　歯内治療を行う価値があるのか

1. 咬合・咀嚼機能面で果たす役割はあるのか
レ充、単冠、Br支台、根面板として咬合や咀嚼に貢献できるのか　→　No（抜歯）
　↓ Yes
抜歯してBrや義歯、あるいはインプラントにしたほうが、　→　Yes（抜歯）
咬合、咀嚼、審美面でよりよくはないか
　↓ No
2. 咬合・咀嚼機能の一員として長期間役割を果たせるのか
歯根そのものの長さ、太さは十分か　→　No（抜歯）
　↓ Yes
根尖狭窄部まで適切な根管拡大、形成、充填が可能か　→　No（抜歯を考える）
　↓ Yes
穿孔、亀裂、破折、吸収は存在するか　→　Yes（抜歯を考える）
　↓ No
当該歯を支えるのに十分な歯周組織は存在するか　→　No（抜歯）
　↓ Yes
3. 残存することで、何らかの傷害・障害を引き起こさないか
隣在歯のもつ機能へ障害を与えないか　→　Yes（抜歯を考える）
　↓ No
不潔域を生じさせることにより歯周組織に傷害を起こさないか　→　Yes（抜歯を考える）
　↓ No
存在することで患者に不快感、咬合痛、審美障害を与えないか　→　Yes（抜歯を考える）
　↓ No
歯を残す価値はあるので、治療可能な状況かを検討する

根管形態に沿った根管拡大・形成は極めて難しい。このような根管を支台にしたBrは、行わないほうが望ましい。なぜなら、屈曲部での歯根破折や、根管拡大が困難であった部位からの再感染の恐れがあるからである。

③穿孔、亀裂、破折、吸収は存在するか

　これらの事象が観られる根管の歯内治療は極めて難しく、予後の保障を担保できない。ただ、穿孔であればその部位によっては治療可能である。亀裂、破折そして外部吸収はポスト形成などの補綴処置を難しくするが、歯肉を剝離し歯槽骨を削除して治療する方法もあるので、残す必要があるなら、絶対的禁忌ではない。

④当該歯を支えるのに十分な歯周組織が存在するか

　歯周組織を健全に保つうえで一番重要なのは、付着歯肉の幅である。この幅が2mm以上確保できるほどの歯槽骨が歯根周囲に見られれば、ある程度の支持は期待できるものの、単独での維持は難しく、他の歯との連結も視野に入れて判断すべきである。

3. 残存することで、何らかの傷害・障害を引き起こさないか

更に、確実に治療を進めるために、以下を考えるべきである。

①隣在歯のもつ機能へ障害を与えないか

過剰歯や歯列を外れた歯に対して、新たに修復や補綴がなされたことにより、隣在歯の咀嚼機能に障害を引き起こす可能性がある場合には、歯内治療を行わず、抜歯が適応となる。

②不潔域を生じさせることにより、歯周組織に傷害を起こさないか

例えば根面板で残した場合、鉤歯と根面板が隣り合った際、その間が不潔になる可能性が高く、清掃も難しくなる。また、咬み合わせた場合、PDの沈み込みが起きにくく、痛みを生じたり、PD破折の原因になることがあるので、注意が必要である。

③存在することで患者に不快感、咬合痛、審美障害を与えないか

歯を残したことで、歯列から外れて舌障害を起こしたり、審美的障害を起こす可能性が考えられた場合には、歯内治療を行わず、抜歯が適応である。

II 治療可能な状況か

　歯を残す価値があることが確定したなら、治療を行う歯科医師側の問題、患者側の問題を、判定しなければならない（チャート2）。

1．自分の能力で十分治療が可能であるか

　例えば、根管が樋状根（C-shape）の場合、根管孔がいくつあるのか。どのように根が癒合しているのかを把握して治療を進めるのは難しいことである。このような症例に対して、闇雲に治療を行ってしまい、樋状根の真ん中付近で穿孔を起こすことが臨床経験の少ない歯科医師に多くみられる。また、慢性痛（症）の患者の場合、なかなか原因を特定することは難しく、いまだに明確な診査法や治療法も確立されていない。このような状況では、安易な判断で治療に入るのではなく、自分がきちんと責任もって治療を進められるかどうか考えて、治療に当たるべきである。

2．治療終了までの通院回数、時間、経費の負担は大きくはないか

　患者によっては、仕事が忙しく通院が難しいこともある。このような場合に、回数が多くかかる治療を行っても、患者が途中から来院しなくなる場合が多い。歯内治療は他の治療に比べて、治療に多くの回数や時間がかかる。経費的には通常の保険範囲で治療が終了できるものの、患者の通院費用なども考慮に入れながら、患者と話し合うことが重要である。

3．患者は指示に従って、確実に通院してくれるのか

　現在、多くの歯科診療は予約制のもとに行われている。特に歯内治療は多くの時間を要

チャート2　治療可能な状況かについての判定法

自分の能力で十分治療が可能であるか　　　　　　　　　　→　No（先輩や専門医に相談する）
　↓ Yes
治療終了までの通院回数、時間、経費の負担は大きくはないか　→　Yes（抜歯を考える）
　↓ No
患者は指示に従って、確実に通院してくれるのか　　　　　　→　No（抜歯を考える）
　↓ Yes
治療可能な状況なので「治療を行うことを確定させる」ための診査を行う

するので、歯科医師自身の治療計画に沿った時間配分がなされている。予約時間を守らず、自分の都合だけで来院する患者の歯内治療は、予定した時間を確保できないため、回数ばかり多くかかり、治療が大幅に遅れてしまい、患者とのトラブルの要因ともなる。きちんと、治療に時間がかかることを説明し、予約時間を守ってもらえるようにすることが大切である。

III 治療すべき歯を確定するための診査をどのように行うべきか

　実際に歯内治療を行うためには、「治療すべき歯を確定」し、その歯に「適切な診断名を決定」し、患者に発症原因・治療法を説明し、同意を得て初めて治療に当たることができる（チャート3）。診断名に沿って治療を進めていく際、これから進めていく「治療内容」をまず頭で描いてみる必要がある。

1．治療すべき歯を確定できるか

　歯内治療を行うからといって特殊な診査項目はない。主訴や一般既往歴、現病歴を正確に聞きだす問診に始まり、基本的な診査法を行うことが大切である。ただ、歯内治療では歯髄の生死判定が極めて重要であるので、局所麻酔診や切削診などの詳細な検討のための診査法（表1）を用いる場合もある。

2．適切な診断名を確定できるか

　診断名に関しては、これまで多くの提案がなされてきた。最近、単に歯髄を残せる「可逆性歯髄炎」と抜髄処置を行う「不可逆性歯髄炎」という2つだけの分類が提唱されている。しかし、歯髄組織に感染があったのかどうか、歯髄内炎症は一部に限局していたのか、全体に及んでいたのか、更には、臨床症状が急性だったのかどうかの判定は、慢性痛（症

チャート3　歯内治療を行うことを確定するための診査の流れ

治療すべき歯を確定できるか　→　No（先輩や専門医に相談する）
　↓　Yes
適切な診断名を確定できるか　→　No（先輩や専門医に相談する）
　↓　Yes
治療内容を明確にできるか　→　No（先輩や専門医に相談する）
　↓　Yes
必要な診査を進めて、診断名を確定させ、患者と話し合いを行う
　↓
患者に病気の発症原因と診断名を説明
　↓
今後の治療の進め方について説明
　↓
治療を行うかどうかについて、患者とともに決定する

表1　歯髄診査法

基本的に行う診査法
①視診：う窩の大きさ、歯の色合い、歯肉の状態（ポケット測定）
②触診：擦過診、根尖部触診（波動、圧痛）
③打診：垂直、水平
④温度診：冷熱、温熱
⑤歯髄電気診

詳細な検討のために行う診査法
①切削診
②光透過診
③電気抵抗測定診
④局所麻酔診
⑤待機診

など予後不良の場合の判断に極めて重要なので、**図1**に示した「歯内疾患の診断鑑別チャート」に従って診断名を決定するのがよい。

特に、歯髄の生死という情報からは**表2**に示した事項について考察することが極めて重要である。

3．治療内容を明確にできるか

歯内治療の流れとしては、抜髄処置であっても感染根管治療であっても、最初の局所麻酔以降の治療内容には大きな相違はない。

しかし、例えば根管拡大処置をみた場合、抜髄であれば象牙前質の幅が重要になり、感染根管治療では罹患象牙質の広がりや、根尖孔外歯周組織での感染の広がりが極めて重要である。似たような処置であっても、その目的をきちんと踏まえて治療を行っていくべきである。

4．症例　臼歯部の腫脹と重苦感を主訴としたケース　58歳、女性

次に、開業医の先生から紹介された症例について、「どのような診査で治療すべき歯を決定したのか」→「診断名はどのような根拠で決めたのか」→「治療はどのように進め、その結果は」という一連の流れで考えてみたい。

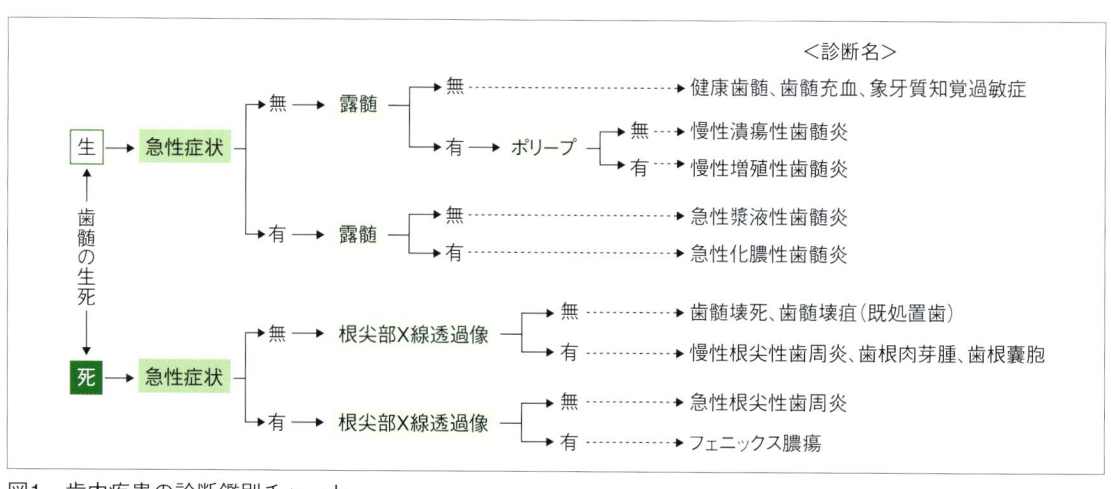

図1　歯内疾患の診断鑑別チャート

表2　歯髄の生死から診断する事項

歯髄生活反応（＋）の場合に考えるべき事項	歯髄生活反応（－）の場合に考えるべき事項
痛み誘発原因：甘味、温熱、冷熱、自発 痛みの持続時間：瞬間、持続（長短） 歯髄充血、漿液性炎症 露髄の有無 細菌感染：化膿性炎症 増殖反応	歯髄に限局（壊死、壊疽） 根尖部歯周組織に炎症波及 ・血管拡張、好中球を主体とした炎症 ・膿瘍形成、免疫反応がみられる炎症 ・肉芽腫形成 ・嚢胞形成 不適切な治療の有無 辺縁性歯周炎との関連

■紹介状の内容

3年前から左上臼歯部の腫脹と重苦感を感じて、これまで、3軒の開業歯科医院と1軒の開業耳鼻科医院を受診してきた。それでも改善しなかったので、F市民病院の耳鼻科を受診し、歯科疾患と言われ口腔外科に紹介された。

F市民病院口腔外科から、今回、東北大学病院に紹介してくださったD先生のもとに、5の感染根管治療が依頼された。D先生は、電気歯髄診を行ったところ5 6が生活反応を示したにもかかわらず、フィステルが見られたので、不可解な症例として本院を紹介された。

■新患係での診査

主訴：左上臼歯部の腫脹と重苦感
一般既往歴*：10年前に甲状腺炎で投薬を受け、現在は治癒している。家族歴*に特記事項はなかった。
診査：
口腔内肉眼所見；

5 6間の歯肉頬移行部付近にフィステルが見られる（図2）。フィステル部の腫瘤の大きさは5×5mm。
打診*；

5 6とも反応なく、歯周ポケット*は全周2～3mm。電気歯髄診は反応あり（表3）。
X線写真撮影；

パノラマX線写真、デンタルX線写真（図3、4）。新患係のコメントとして、異所痛

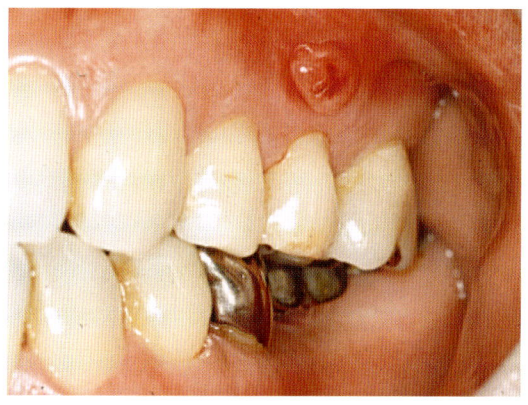

図2 病変部肉眼像。ポケット全周2～3mm。フィステル部腫瘤の大きさは5×5mm

表3 パルプテスターによる電気歯髄診の結果（Analytic Technology社製）

左　上	4	5	6
数　値	28	36	55

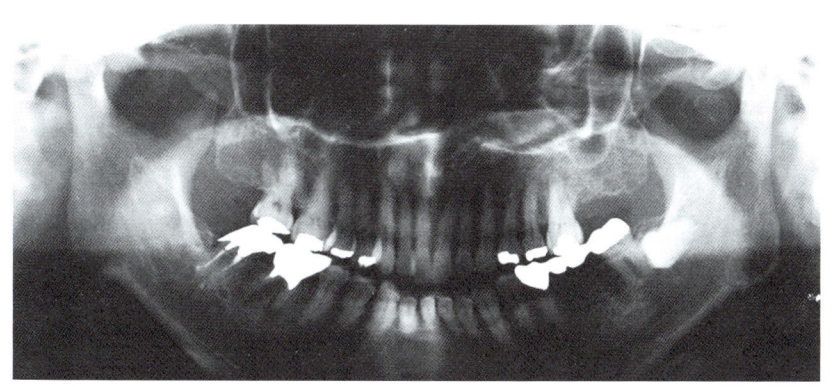

図3 初診時のパノラマX線写真

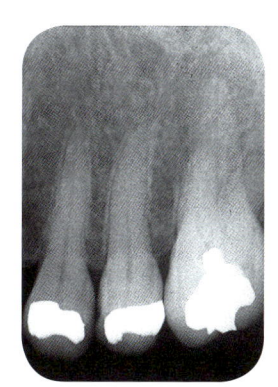

図4 4 5 6のデンタルX線写真

の可能性がある埋伏している|8付近に異常所見はなく、左側上顎洞も異常なしと記載されていた。

■担当医として問診で気づいた点

患者と話をしながら、主訴の経緯を聞き出すわけであるが、患者の表情や身体の動きなどにも注意を払う（観察診）ことで、より患者の人となりを理解できる（図5）。

患者が訴える主訴を正確に把握し、誠意をもって最初に対処することが極めて重要である。なぜなら、患者は自覚し困っている問題の解決を求めて、貴重な時間や経済的負担のうえで来院したのである。治療が可能かどうかは別として、きちんと患者の訴えを聞かなければならない。今回の場合は、3年という長い経過があり、多くの医院を訪れてもいまだ原因や原因歯の特定ができていないことで、患者は不安に陥っていることも踏まえて治療に当たらなければならない。

■これまでの経緯での問題点

3年前に左頬部の重苦感と左上臼歯根尖部の圧痛が出現し、近医A歯科を受診した。投薬を2回受け、少し改善した。まだ症状があると言ったが、問題がないと言われた[*]。

症状が改善しなかったので不安になり、B歯科医院を受診した。根の先に膿がたまっていると言われ、週1回〜月1回のペースで1年半の間レーザー照射を受けた。腫瘤部へのレーザー照射後は一時的に症状は改善したが、症状発現を繰り返し完治しなかった[*]。その理由として、B歯科医師より上顎洞が原因と言われた。耳鼻科開業医を受診したが問題ないと言われた。その後、|5根尖部歯肉に腫瘤ができてきた。

レーザーを照射したときはよくなるが、数日後に腫瘤が再発[*]し、がんではないかと不安になっていた。

半年前にF市民病院の耳鼻科を受診したところ、問題がないと言われ、口腔外科を紹

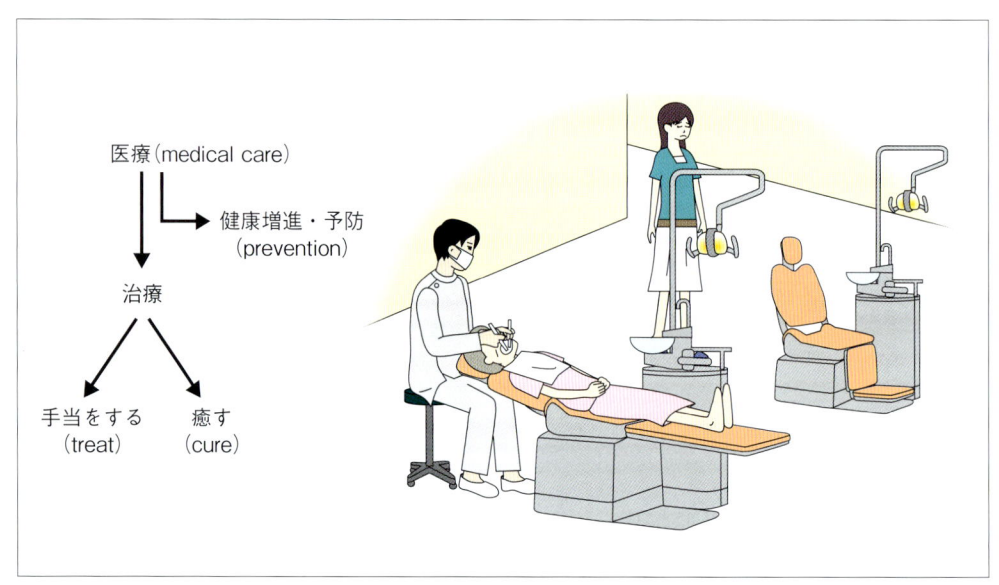

図5 医療の流れと観察診

介された。口腔外科では5部に膿が溜まっているとのことで、D歯科を紹介した。

D歯科では、5の感染根管治療依頼状を受け取ったが、フィステルが56の間だったので、バイタルテスト（電気歯髄診）を行った。その結果、両歯ともに生活反応を示したので、不可解な症例ということで当院を紹介した。

■担当医として見たX線写真
◎パノラマX線写真

今回のパノラマX線写真には、以下の①、②に疑問を抱くことが重要である。
①多くの歯は治療がなされているものの、重度の歯周病は見られない。しかし、7が欠損している。
②8が水平埋伏しており、7を圧迫している。

左下臼歯部に関しては、新患係が質問を行い、問題がないことがわかっていたので、7についてのみ質問した。その結果、7は5年前に自転車で転倒し、歯が破折したため抜歯したという重要な情報が得られた。

このように、口腔全体の肉眼観察やパノラマX線写真観察で、患者のう蝕傾向や歯周病罹患状況、咬合状態などを一般的歯科常識に照らし合わせて判断し、「何か変だな」と思われる事項に関して気がついた場合には、質問を行うことが極めて重要である。

◎デンタルX線写真

通常の正放線投影写真では、5の歯根膜腔の幅は根尖部を含めて異常は認められない。しかし、6の近心頬側根根尖部付近の歯根膜腔が途中で消失している。そこで、フィステルよりガッタパーチャポイント（GP）を挿入するとともに、偏近心投影を行ったところ、GPの先が6の近心根根尖部の病変部を指し示していた（図6）。このように患歯の特定が難しい場合には、GPの挿入や偏心撮影を行うことで、患歯が特定できることを知っていることは重要である。

確かにコーンビームCTが広がってきているとはいえ、通常のX線写真は歯内治療では重要な診断材料である。基本はデンタルX線写真とパノラマX線写真である。最近はデジタル画像になり、写真を透かして観ることはできなくなったが、歯内疾患に関するX線写真の観察では、根尖孔外歯周組織変化にかかわる歯根膜腔の拡大・消失、及び歯根破折にかかわる象牙質内黒色線に注意を払うことが大切である。

■担当医としての口腔内診査

気をつけなければならないのは、主訴や現病歴に基づきすぐに左上臼歯部を見るのではなく、まず顔全体の腫れや色を見て、次にこの患者の場合には口腔内を患部と思われるところから一番離れた右上→右下→左下の順で見、患部と思われる部位を見るという習慣をつけることが重要である。

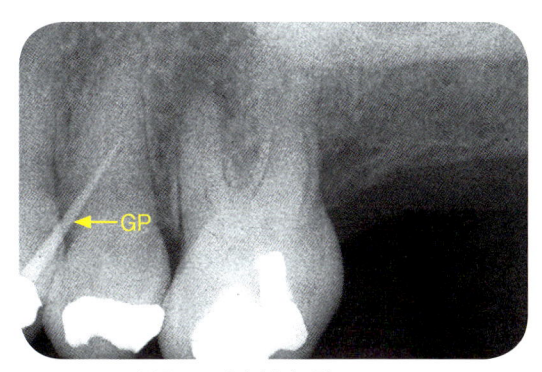

図6　GPを挿入し、偏近心投影

つまり、主訴から離れた部位から観察していくという習慣が大切である。この習慣がないと、関連痛や異所痛などの場合に、痛みの原因が分からなくなり、患者に対して不信感を与えることになる。特に「患者の言葉は正確に聴くが、患者の言葉を全て信じてはいけない」という気持ちで、診療に当たるべきである。

■電気歯髄診・温度診*：多根歯は要注意

D歯科の先生は、電気歯髄診の結果をもとに紹介された。新患係が行ったAnalytic Technology社製パルプテスターによる電気歯髄診の結果が表3に示されている。

患歯と思われていた 5 の値はやや高いものの、患者の年齢やコントロールとして測定した 4 の値からみて健常な生活歯と考えられる。一方、 6 は値が55と、一般的な値よりも高い値を示していた。 6 は健常な生活歯かというと、多根歯では、ある根の歯髄が失活していても他の根が生活反応を示す場合があるので、少なくとも近心頬側根は失活しているものと考えた。

■最終手段ではあるが確実な生死判定診査法：切削診

電気歯髄診では生活反応が認められたものの、X線写真による所見、更には、問診で得られた左上頬部の打撲から考えて、少なくとも、 6 の近心根は失活しているものと考えられた。そこで、無麻酔下で近心頬側根を目がけた切削診を行ったところ、何ら痛みを起こすことなく全ての根管に到達できた。

決して無麻酔治療にこだわったわけではなく、切削中に患者が違和感や疼痛を訴えたら局所麻酔を行うつもりでいた。本症例のように、電気診などを行っても判定が困難な場合には、切削診は確定診断を下すために極めて重要な診査法である。特に多根歯で、どの根は失活し、どの根が生活しているかを確実に判定するために、有効な方法である。

■局所麻酔診：患歯の特定

この症例では行わなかったが、痛みや違和感を訴えている歯に局所麻酔を施すことにより、症状が消失すれば、間違いなく患歯であることになる。また、この方法は慢性痛（症）患者*を特定する意味でも重要な診査法である。

■歯髄の生死から診断名を決定

上記診査による歯髄生死の判定のみでなく、表2に示した事項を考察することで、歯内疾患の診断鑑別が確実になる。この際、図1に示したチャートに沿って進めれば、正確な診断が可能になる。

本症例をチャートでみると、
歯髄の生死 → （死） → 急性症状 → （無） → 根尖部X線透過像 → （有） → 6 ：慢性根尖性歯周炎 となる。

より診査・診断の重要性を知るために「症例1の具体的治療経過」を追ってみる(図7)。

治療日	治療内容
●年1月8日 感染根管治療 FG貼薬、仮封 R-dam	歯髄の生死を確実に判定するために、無麻酔で髄腔開拡を行った（切削診）。 全ての根管を無麻酔で明示できた。
●年1月15日 根管拡大・形成 EMR FC貼薬、仮封 R-dam	DB根は根管口まで石灰化し、拡大できず（5年前の転倒事故によるび漫性炎症が原因による石灰化と考えた）。フィステルに目立った変化はなかった。FCを貼薬し、根尖通過療法を行った。 MB根　♯35、17mm、　P根　♯40、17mm
●年1月28日 再根管拡大 根管貼薬（FG） 仮封、R-dam	FCによる根尖通過療法で、フィステルは縮小した。 MB根を♯60、P根を♯50まで拡大した。 根管拡大でホワイトデンティンが確認できたので、次回根管充填を予定した（根管貼薬前に、根管内をEDTA-Naで満たし、Hファイルで円周ファイリングを行った）。
●年2月5日 再根管拡大 FG貼薬、仮封 R-dam	フィステルは消失していたが、その中央に黒色小物質が出現していた。 貼薬綿栓が汚れていたので、MB根は♯70、P根は♯55まで拡大した。
●年2月19日 亀裂修復 水酸化カルシウム製剤貼薬 仮封 黒色物を病理検査に出した	R-damをかけたところ、これまでは見えなかった亀裂が、遠心隣接面に見出された（図8）。 綿栓は汚れていた。 これ以上の広がりを防ぐために、ただちにクランプを外した。亀裂部に線状窩洞を形成し、スーパーボンドを充填（図9）。その後、水酸化カルシウム製剤（ウルトラカル）を貼薬した。
●年3月3日、10日 水酸化カルシウム製剤貼薬 仮封	根管内にある水酸化カルシウム製剤を生理食塩水で洗浄除去後、過酸化水素水と次亜塩素酸ナトリウムでの交互洗浄を行った。その後、生理食塩水で洗浄、ブローチ綿花で清拭。再度、水酸化カルシウム製剤を貼薬した。
●年3月17日 根管充填 リン酸セメント仮封 デンタルX線写真撮影	GPとキャナルスで側方加圧根管充填を行った。
●年3月24日 口腔内確認 病理検査結果説明	口腔内や臨床症状に問題はなかった。 黒色物は長期間の不適切なレーザー照射で生じたHemosiderinを含んだマクロファージであり、悪性新生物ではないので、問題はないことを説明した。
●年4月末 紹介してくださった先生より	補綴が終了したという連絡があった。

図7　症例1の具体的な治療経過

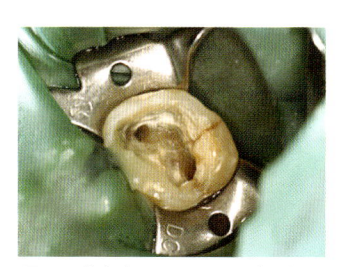

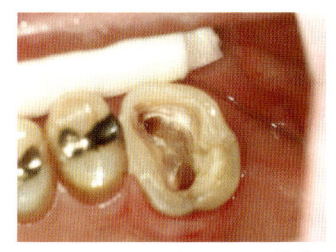

図8　遠心部に見られた亀裂　　図9　スーパーボンドでの修復

【参考文献】　1）庄司 茂：レーザー照射によって生じたHemosiderinを取り込んだマクロファージが観られた症例：
レーザー歯学会誌，20：9-13, 2009.

MEMO

【一般既往歴】
　本症例では、甲状腺炎で10年前に投薬により治癒している。今回の痛みの原因とは考えにくいものの、甲状腺炎はＴリンパ球やＢリンパ球にかかわる自己免疫疾患なので、根尖孔外歯周組織での治癒反応への配慮が必要である。また、甲状腺炎が線維筋痛症と合併することも多いので、注意が必要である。他の全身疾患に関しては、「２章　Ⅲ．禁忌症はあるのか」（p.40）を参照。

【家族歴】
　本症例は特記すべき事項はなかったが、甲状腺炎も糖尿病と同じく、遺伝因子と環境因子の複合で発症するので、家族状況への注意が必要である。

【打診】
　根尖性歯周炎の場合、打診反応が判定の大きな要素になる。ただ、患者が咬合痛を訴えている際には、必要以上の痛みを与えないために行うべきではない。また、開口が不十分で打診が難しい場合には、割り箸などを嚙んでもらって１歯ごとに判断することも有用である。

【ポケット診査】
　歯内歯周疾患だけでなく、患者によっては歯周疾患の痛みを「歯の痛み」として訴える場合があるので、ポケット診査を行うことは重要である。

【問題がないと言われた】
　Ｘ線的に問題がなく、抗菌薬投与で症状がある程度改善したので、Ａ歯科医師は問題がないと言ったと考えられる。しかし、患者がまだ違和感を訴えている場合は、１ヵ月後に来院を予約し、何かあったらいつでも連絡をするようにと話し、患者に安心感を与えて経過を観ること（待機診）が重要である。

【レーザーを照射したときはよくなるが、数日後に腫瘤が再発】
　レーザーによる病巣の一部除去により、炎症症状は一時的に改善する。しかし、根本的治療法ではないので、再発を繰り返してしまった。この症例に限らず、レーザー照射を行う際は、照射目的・回数・部位に注意を払うとともに、照射後の組織変化を十分に観察し、照射効果を判定すべきである。

【温度診】
　金属冠やメタルインレーで電流が歯肉のほうに流れるために電気歯髄診が不可能な場合には、ストッピングを用いた温熱診やパルパーによる冷熱診も歯髄生死判定の１つの選択法である。

【慢性痛（症）患者】
　患者が訴える患歯や歯科医師が患歯と判断した歯に局所麻酔を施しても、はっきりとした痛みの消失は得られない。

症例をめぐるQ&A

若い歯科医師　W先生　：　研修医を終え、歯科医院に勤めたばかりの歯科医師
中堅の歯科医師　C先生　：　開業して20年目を迎えた歯科医師
専門医　　　　S先生　：　大学に勤務する50代の学会認定歯内療法専門医

W先生　症例1は「なぜ、不可解な症例」として紹介されたのですか。

C先生　4軒の歯科医院で、患歯を|5なのか|6なのかに特定できなかったこともあるが、一番は、|5も|6も電気歯髄診で生活反応が確認されたのに、根尖部付近にフィステルが見られたためだよ。

W先生　このような症例はよく観られるのですか。

C先生　4人の先生が原因を探求できなかったことからも分かるように、滅多に出合うことのない症例だと思うよ。

S先生　確かに、出合うことの少ない、難しい症例だったとは思われます。しかし、フィステルが発現している以上、原因はどこかにあるのですから、一つひとつ可能性を挙げて、原因かどうかを確認していくことが大事だと思います。

C先生　電気歯髄診は生死の判定しかできないと思っていたのですが、その値をどのように考えればよいのですか。

S先生　確かに電気歯髄診の値で、漿液性歯髄炎なのか化膿性歯髄炎なのか。あるいは、一部なのか全部なのかの判定はできません。ただ、反対側の同名歯や隣在歯との値の比較が大切です。この症例の場合にも、年齢の要素を加えたうえで標準的な値と比較しながら考えることが大切です。今回は、|4は28、|5は36、|6が55でした。年齢を考えても、|6は値が大きすぎるし、更に、多根歯という面を考えたことで、患歯の探索が可能になりました。

W先生　電気歯髄診で全て分かるのですか。

S先生　それは無理です。今回の症例では、転倒で隣在歯を抜歯していること、更にはGP挿入デンタルX線写真を根拠にして、|6の近心頬側根が失活していると判断しました。加えて、より慎重に判定するために切削診を行ったわけです。このように、確実なステップを踏みながら、診療を進めていく習慣を身につけることが、若い先生には非常に大切です。

W先生　パノラマX線写真を観て、|7欠損の重要性に気がついた先生はいなかったのでしょうか。

C先生　ついフィステルに目がいってしまい、|5と|6の歯間部しか考えない傾向が確かにあるね。

S先生　患部と思われるところだけでなく、反対側や対合歯など、口腔全体や全身疾患とのかかわりを考え、考えられる原因を消去していくのが大切です。特に、問診の際には十

分注意を払って進めるべきです。

W先生 フィステルにGPを挿入する方法は、有効なのでしょうか。

C先生 コーンビームCTならもっと詳しく分かるのに。

S先生 確かに、コーンビームCTならより詳細な情報を得られますが、全ての歯科医院にコーンビームCTがあるわけではないので、まず、GP挿入法と偏心撮影での情報から三次元像を創出することが基本だと思います。特に、挿入したGPの長さをきちんと把握しておくことが大切です。

W先生 この症例では歯髄の生死が判然としなかったので、切削診を行ったようですが、切削診はどのように考えたらよいのですか。

C先生 大学の授業で聞いたことはあったけど、実際には行ったことはないよ。

S先生 最近のレジン修復法が素晴らしいものであっても、安易に歯を削ることは厳に慎むべきです。例としては、高齢者の下顎前歯で、根管が細く、根尖付近の歯周病変をはっきり見出すことができない歯が対象の場合で、X線写真、電気歯髄診、そして臨床症状を総合的に判断しても生活歯かどうかを確定できないときに、切削診を行うべきだと思います。

W先生 レーザー照射ではフィステルは消えませんでしたね。

C先生 レーザーは万能と講習会でおっしゃる先生もいるのだが。

S先生 歯内治療に限らず、レーザーは万能ではありません。波長の違いがありますから、レーザーで何ができるかをきちんと把握して用いないと、組織を火傷させてしまい、逆に悪影響を与えることになるので注意が必要です。

W先生 この患者さんの場合に、甲状腺炎の病歴がありましたが、フィステルの原因を免疫学的に考える必要はなかったのですか。

S先生 確かに、生体の防御反応の基本である免疫反応に着目することはよいことだと思います。ただ、フィステルのような狭い領域での排膿路の場合には、全身ではなく局所に原因があると考えて原因探索に当たるのが重要です。

C先生 最近はFCを使ってはいけないということではなかったのですか。

S先生 確かに、FCのもつ強い殺菌作用は、逆に、強い組織刺激性や抗原誘発性を示すことになります。しかし、これらの負の作用は、通常の場合、短期間の貼薬では出現しませんし、過去に使われてきた長い歴史を考えて、得られるメリットが大きい場合には用いるのがよいと思います。

W先生 根尖通過療法というのは、大学の授業で習いましたが、実際の臨床応用を聞いたのは今回が初めてです。

C先生 私も何か怖くて行ったことがありません。

S先生 今、歯周病等でバイオフィルムという言葉が話題になっていますが、この言葉は、歯内療法の分野では50年くらい前から使われており、難治性の原因の一つといわれていました。私たちが行える歯内治療は、根尖狭窄部までがやっとで、根尖孔外の根面や歯周組織に対しては、治療法がありません。その

意味で、通常の治療で改善が得られない場合に、根尖通過療法を行うことで、改善がみられることがあります。

W先生　遠心部の亀裂は、最初の段階では見えなかったのですか。

S先生　1月28日の段階では、臨床症状も改善し、貼薬綿栓は綺麗で、ホワイトデンティンも確認できたので、次回、根管充填できると思っていました。次に診療した2月5日に、貼薬綿栓が汚れていた原因は亀裂だったのかもしれませんが、一般的に考えて、根尖孔外の炎症を考えてしまいました。ですから、2月19日に亀裂を見つけた際には、これが汚染原因かと、読みの甘さを実感しました。

C先生　近遠心的亀裂はX線写真に写らないでしょうから、どのように注意したらよいですか。

S先生　幅の大きな亀裂なら肉眼での発見は容易でしょうが、今回のようにマイクロクラックだったものが、クランプからの外力で押し上げられて明らかになったような場合には、発見は難しいと思います。ただ、今の接着性充填材の接着と歯を広げるような力がかからなければ十分保存可能と思われますので、慎重に修復処置を行うことが大切です。

W先生　貼薬剤を水酸化カルシウム製剤に変えましたが、FGではだめですか。

S先生　果たしてスーパーボンド修復がよかったのか、最近はフローレジンやナノフィルレジン等がありますから、今後の検討が必要だと思いますが、FGの溶剤がスーパーボンドと反応することがあるので使用を避けました。このことに加えて、充填できなかった亀裂残存部に存在すると思われる罹患物質の殺菌・溶解と組織修復賦活化を目指して、水酸化カルシウム製剤に変えました。

C先生　そういえば、水酸化カルシウム製剤を貼薬する前に、先生は生理食塩水で根管洗浄をなさっておられましたが、なぜですか。

S先生　通常の根管洗浄は、3％過酸化水素水と2.5％次亜塩素酸ナトリウムとの交互洗浄が一般的です。洗浄の回数や時間は多いほどよいので、安全な生理食塩水で長い時間洗浄しました。更に、根管内の完全な乾燥は難しく、残留してしまった交互洗浄液は刺激性もあるので、刺激性を除くために、生理食塩水で最後に洗浄しました(p.92、3章Ⅰ-8「根管洗浄」を参照)。

C先生　根管充填を側方加圧根管充填法で行っていますが、亀裂の拡大は心配ありませんか。

S先生　亀裂への影響を避けるために、シーラーの流動性を少し高めるとともに、側方加圧力を小さくするため、テーパー6°のスプレッダーではなく、2°の手用スプレッダーを用いました。更には、側方加圧力そのものも、通常よりも弱い力で充填しました。ただ、用いたシーラーがキャナルスなので、水酸化カルシウムによる硬化阻害を防ぐために、事前の根管洗浄は十分に行いました。また、遠心頬側根や遠心部歯質に負担のかからない補綴を、紹介してくださった先生にお願いしましたから、予後は大丈夫だと思っております。

2章

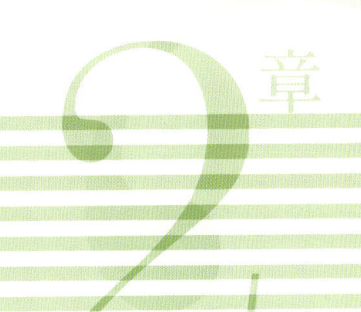

歯内治療の基礎となる全身医学

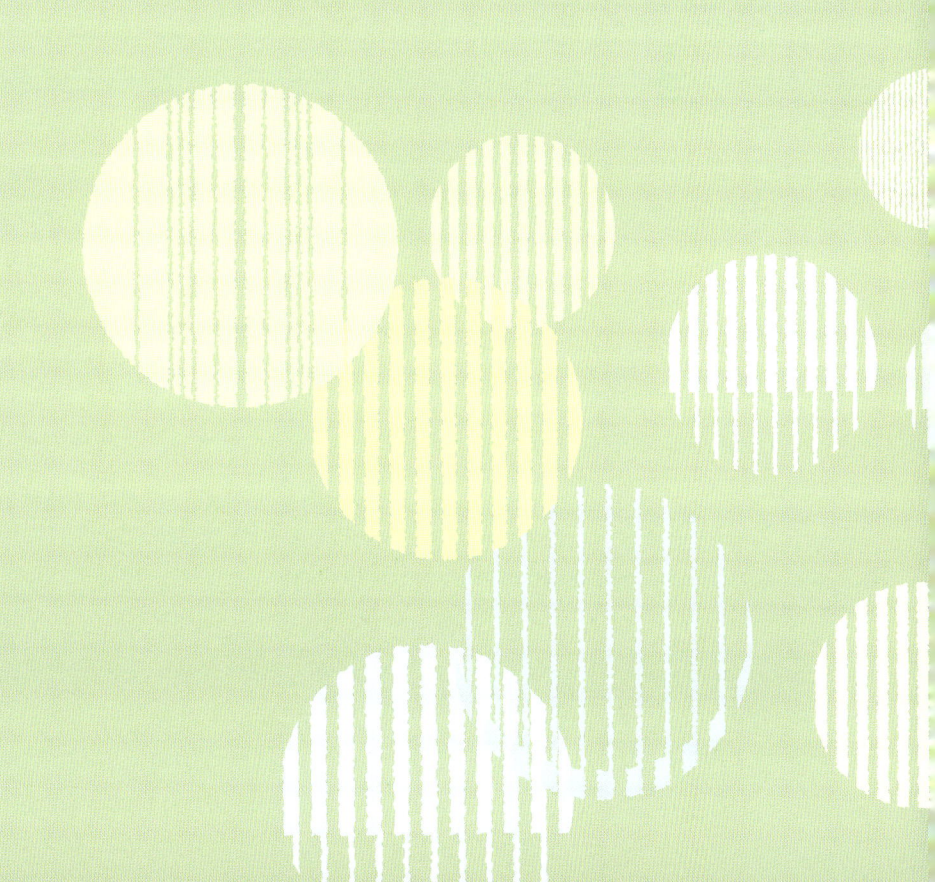

I 治療前に踏まえておくべき基礎生体医学

1. 生理学：神経伝達機構

歯内治療対象の患者の主な主訴は「痛み」である。この痛みの発現原因、神経伝達機構、最終的には痛みの認識機構についての基礎的知識を整理しておく必要がある。

1）痛みの発現原因
（1）歯髄内での痛み
①象牙質知覚過敏症の痛みの原因

象牙細管内液の移動によるAδ線維への刺激（図1）。神経膜へ直接作用。

②歯髄炎の痛みの原因

歯髄内圧の上昇によるAδ、C線維への刺激（図2）。

a：神経ペプチドによる血管拡張、細胞浸潤。
b：炎症メディエーターによる血管透過性亢進、血管拡張、血球の遊走・浸潤、組織破壊（表1）。

③歯髄炎のデス・スパイラルへの道（図3）

歯髄は周囲を象牙質という硬組織に囲まれており、動静脈の出入口が狭い根尖孔にもかかわらず血流量が歯肉組織より多いため、デス・スパイラル（後戻りが難しくなる）に陥りやすい。

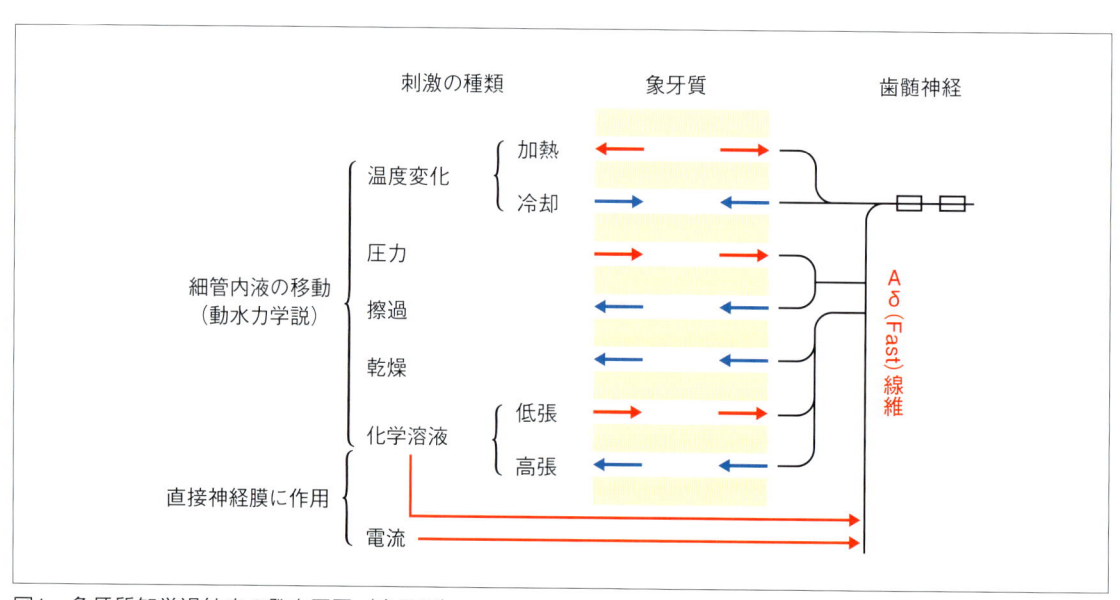

図1 象牙質知覚過敏症の発症原因（多元説）

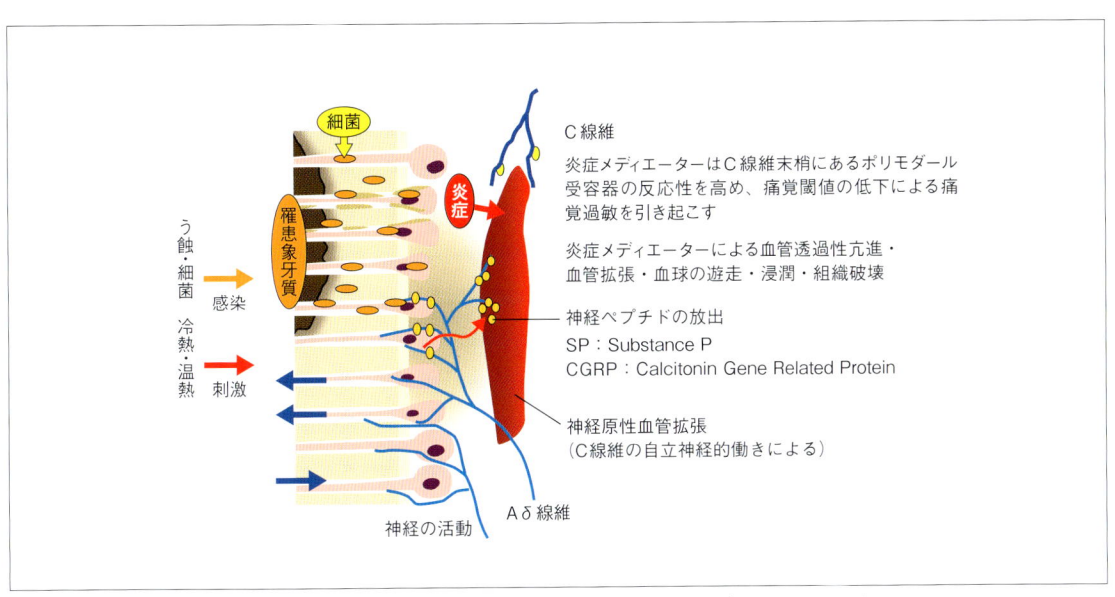

図2　神経ペプチドと炎症メディエーターによる血管への影響（参考文献[1]より引用改変）

表1　炎症メディエーター

損傷された組織及び炎症部位に浸潤した白血球・肥満細胞・マクロファージ及びC線維末端から放出される生理活性物質を炎症メディエーターといい、血管透過性亢進、血管拡張、血球の遊走・浸潤、組織破壊などの作用を引き起こす	
発痛物質	ブラジキニン、セロトニン、ヒスタミン
プロスタノイド	プロスタグランジン、ロイコトリエン
サイトカイン	インターロイキン、TNF-α、血小板活性化因子
フリーラジカル	活性酸素、NO

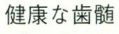

図3　歯髄壊死への道（デス・スパイラル）

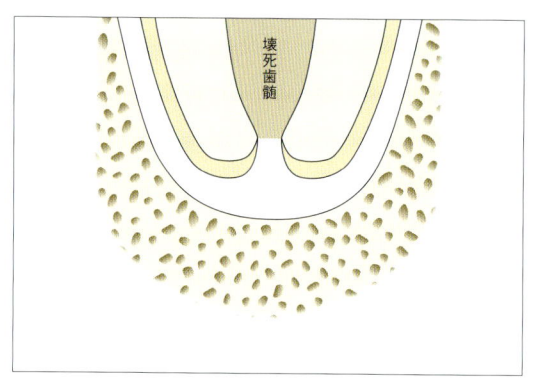

図4　壊死歯髄時の根尖部歯周組織

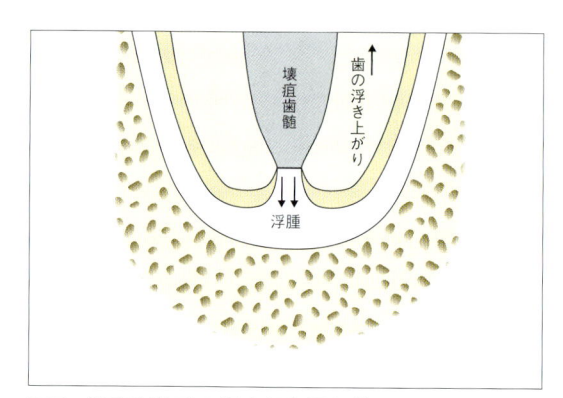

図5　壊疽歯髄時の根尖部歯周組織

2）根尖部歯周組織での痛み
(1) 歯根膜腔内での浮腫

　定義的には壊死歯髄と壊疽歯髄は根尖部歯周組織には何ら影響を与えないとされている。しかし、実際には全部性歯髄炎でいったん腫脹し治まった歯根膜腔の拡大が、壊疽歯髄組織からの刺激により歯根膜腔内での血管拡張・透過性亢進などの炎症反応が生じ浮腫になる。そのため、患者は歯が浮き上がったような感覚（挺出感）になる（図4、5）。

(2) 歯根膜腔内での膿瘍形成・組織破壊

　感染根管になると、歯根膜腔を中心とした根尖部歯周組織での炎症反応が生じ、根尖性歯周炎となり、まず好中球を主体とした防御反応があり、膿瘍が形成される。この段階では、膿瘍による神経圧迫、つまり痛覚に関したAδやC線維に加えて圧覚を司るAβ線維が中心となって痛みが発現する。

　好中球による防御反応が不十分な場合には、マクロファージや樹状細胞などの抗原提示細胞によりTリンパ球に情報が伝えられ、Bリンパ球・形質細胞による抗原抗体反応が生じる（図6）。この過程において、多量の膿瘍形成による神経圧迫、更には活性酸素や一

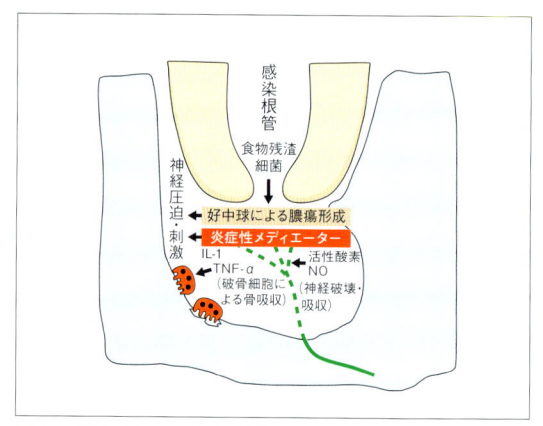

図6　根尖部での膿瘍形成と神経破壊

酸化窒素（NO）などの神経メディエーターによる直接的神経破壊や吸収により強い痛みが生じる（図7）。更に、膿瘍が骨膜を破って粘膜まで進むまでの骨膜下期は、骨膜を押し上げるという大きな圧力が生じるので、痛みの程度は眠れないくらい激しいものになる。

3）痛みの神経伝達と認識機構
(1) 正常な歯髄での刺激伝達経路（図8）

　歯髄の生死を判定する電気歯髄診は、パルス波の電流を流して歯髄内にあるAδ線維を興奮させ、中枢で痛みとして認識される。

(2) 痛みを認識する神経線維（図9）

　歯髄内ではあらゆる刺激を痛みとして感じ、

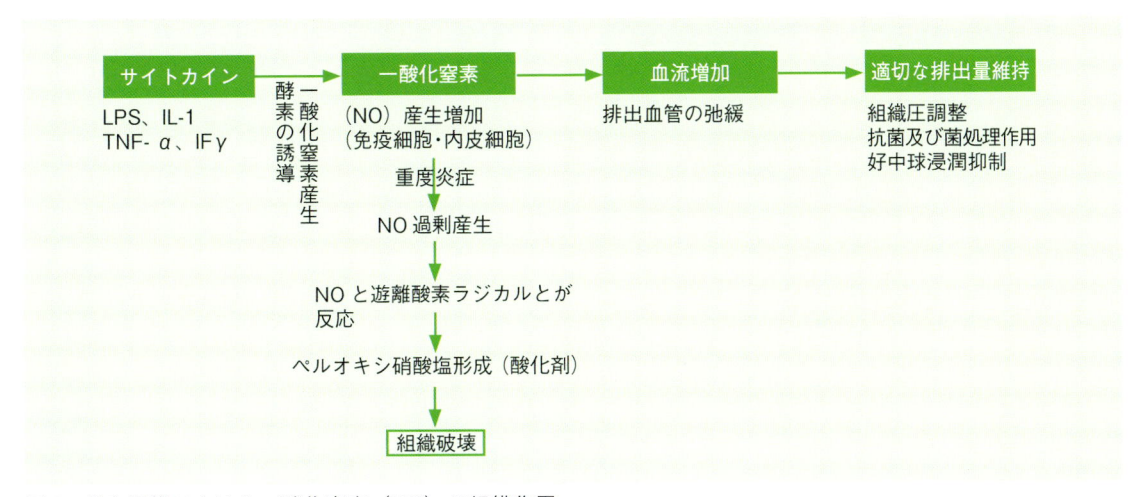

図7　炎症組織における一酸化窒素（NO）の組織作用

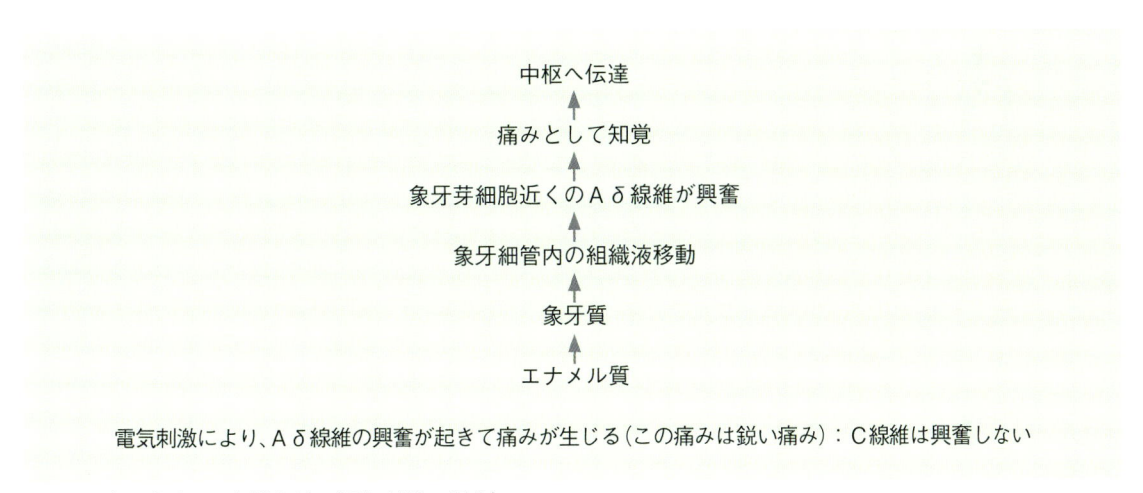

電気刺激により、Aδ線維の興奮が起きて痛みが生じる（この痛みは鋭い痛み）：C線維は興奮しない

図8　正常な歯髄での刺激伝達（電気刺激の場合）

神経線維のタイプ、機能、直径及び伝導速度

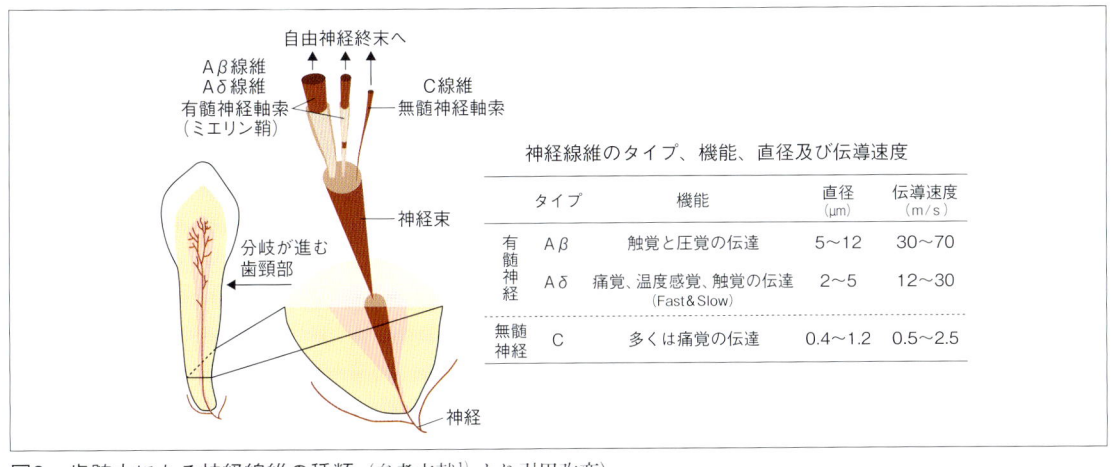

	タイプ	機能	直径 （μm）	伝導速度 （m/s）
有髄神経	Aβ	触覚と圧覚の伝達	5〜12	30〜70
	Aδ	痛覚、温度感覚、触覚の伝達 （Fast & Slow）	2〜5	12〜30
無髄神経	C	多くは痛覚の伝達	0.4〜1.2	0.5〜2.5

図9　歯髄内にある神経線維の種類（参考文献[1]より引用改変）

I. 治療前に踏まえておくべき基礎生体医学

表2　皮膚感覚（Cutaneous sensation）。皮膚及び粘膜の感覚

痛覚	C線維の自由神経終末（その主体はポリモダール受容器）。実際の痛み感覚は、他の感覚受容器の情報を加えて認識されている 痛覚の分子機構：外因性発痛物質カプサイシン受容体で、陽イオンに反応するTRPV1（バニロイド受容体；VR1）チャンネルが主体を占める
触覚	メルケル触板、マイスナー小体、ルフィニ小体、自由神経終末
圧覚	ルフィニ小体、パチーニ小体、自由神経終末
温覚	自由神経終末、ルフィニ小体

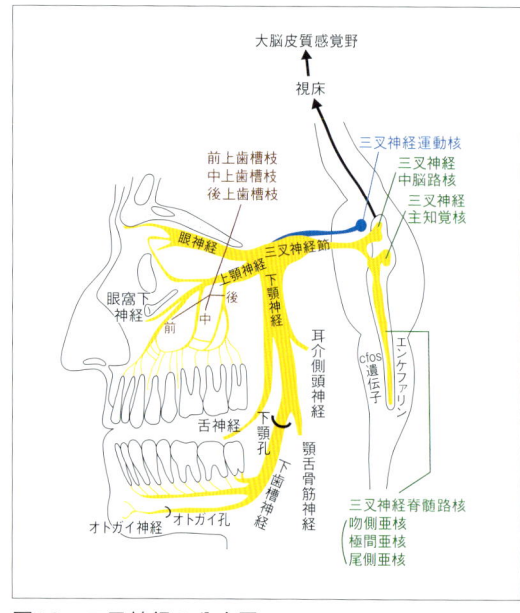

図10　三叉神経の分布図

その主体はAδ線維とC線維である。Aδ線維のうち伝導速度の早い線維（fastと呼ばれている）は、象牙芽細胞近くに分布し、象牙質知覚過敏症で大きな役割を果たしている。一方、Aβ、Aδ線維（slow）とC線維は歯髄内部の血管周囲に分布し、歯髄内圧の変化を感知している。特に、C線維が自律神経の役割を果たして、主たる働きを担っている（表2）。

（3）歯での神経分布

三叉神経（図10）；歯の痛みに関する神経は三叉神経の第二枝（上顎神経）と第三枝（下顎神経）であるということはわかっていても、実際にどのように分布しているのかを知ることは極めて重要である。特に、上顎前歯部での分布は神経の吻合も見られるので重要である。

（4）中枢への伝達と痛みの下行性疼痛抑制機構（図11）

通常、痛覚は上行し、最終認識領域である大脳皮質（前頭葉・帯状回・島皮質）に痛みとして認識される。認識後、大脳皮質は皮質下に投射し、中脳中心灰白質（PAG）－吻側延髄腹内側路（RVM）系を介して疼痛を抑制している。

（5）実際の痛み認知機構

痛み認知機構を知るためには、皮膚感覚（表2）を一つの基準として捉えるのがよい。

各種刺激（刺・触・冷・熱・圧）に対して受容器（図12）があり、痛みに関しては、C線維の自由神経終末であるポリモダール受容器（図13）が重要な役割を果たしている。ポリモダール受容器は原始感覚器と考えられており、外因性発痛物質カプサイシンに反応するバニロイド受容体を始め、ブラジキニン、ATP、ヒスタミン、プロスタグランディンなどの受容体を表出している。ただ、実際の痛み感覚はポリモダール受容器だけでなく、他の感覚受容器の情報を加えて「痛み」とし

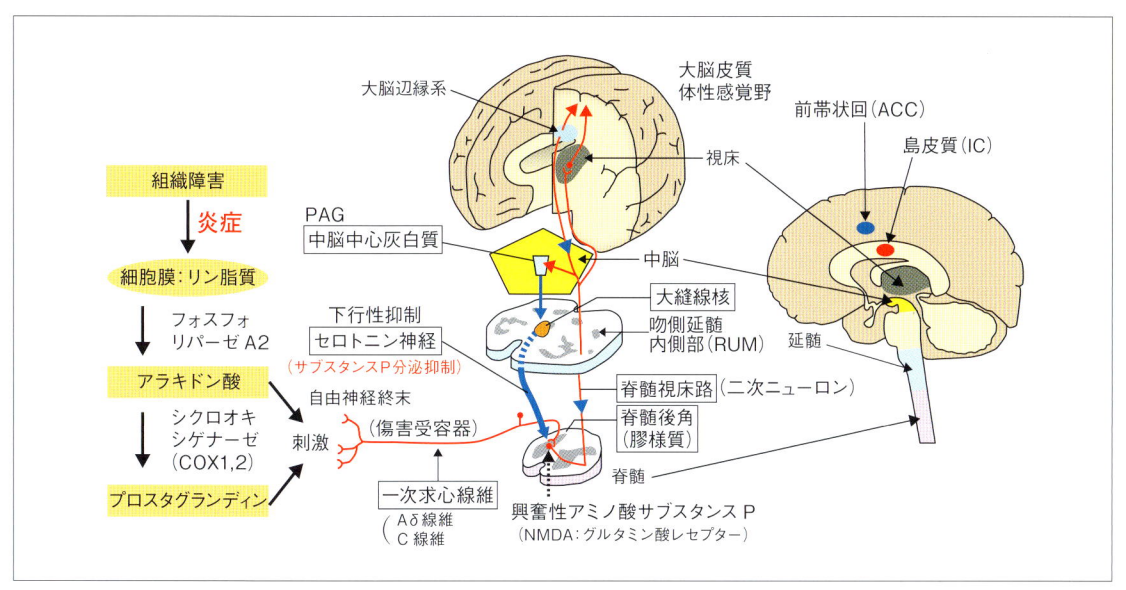

図11 下行性疼痛抑制系の傷害

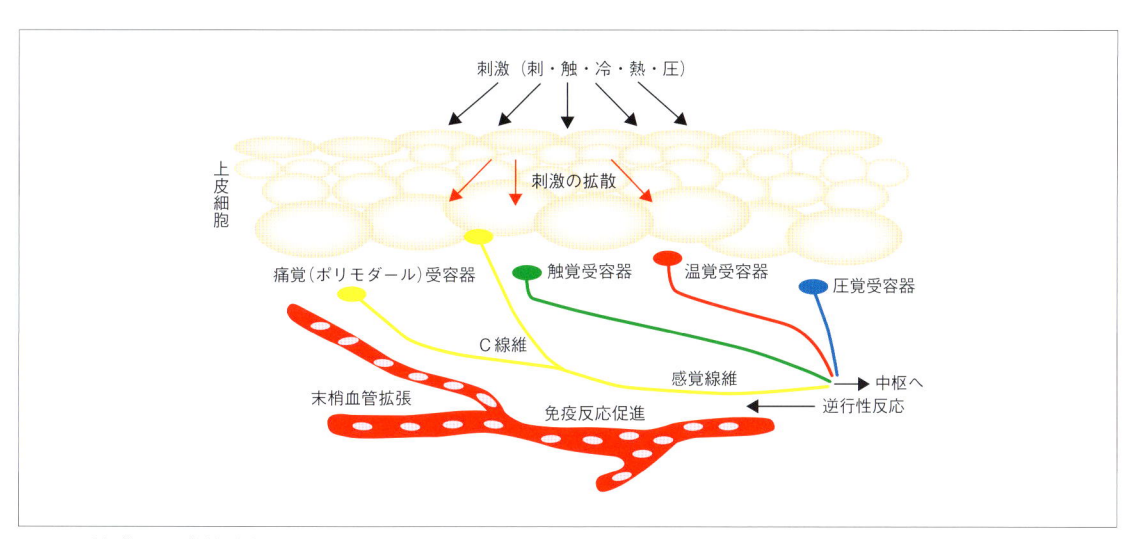

図12 粘膜での感覚受容器

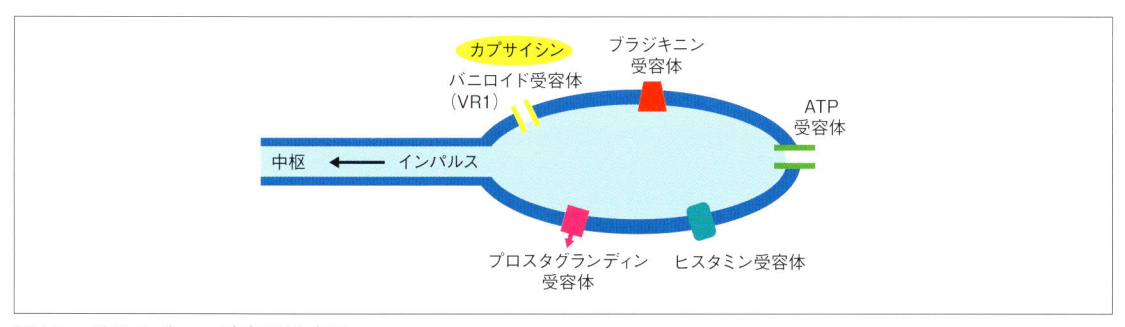

図13 ポリモダール受容器模式図

I. 治療前に踏まえておくべき基礎生体医学　33

て認識されている。

2．病理学：炎症反応と治癒機構

歯髄組織であれ、根尖部歯周組織であれ、何らかの組織傷害を受けた場合の炎症反応と組織治癒機構は、生体の他の組織と同様の過程を辿る（図14）。この過程を考えて、歯内治療時の治療に当たることは重要である。

歯髄組織での変化に関しては、外傷と感染によって生じるものの、象牙質-歯髄複合体として捉えるべきである（表3）。

特に歯内治療で病理学的反応を考慮すべき事項は、根管充填材と根尖部歯周組織の境界での反応である。根管充填材の材質によって、根尖部歯周組織との界面での反応は異なっている。著者らは、イヌを用いて根管充填材の反応を病理組織学的に検討した[1]。

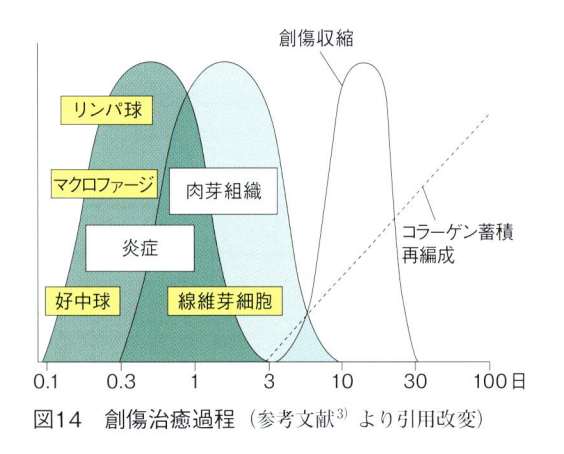

実験に用いた材料はキャナルス（Can：昭和薬品化工社製）とガッタパーチャポイント（GP：GC社製）で、これらの併用充填後2週目には、GPを包み込むように排出されたCanを取り囲んで炎症性細胞が出現（図15）していた。しかし、根管充填後8週目には、炎症は沈静化し、線維化が進んでいた（図16）。一方、組織性激性の少ない試作合成多孔質ハイドロキシアパタイト（PHAP）を用いた充填後8週目では、炎症性変化はなくなり、PHAPを包み込んで線維化が起きていた（図17）。これらの界面での反応は、以下に述べる肉芽腫性炎症（異物肉芽腫）反応によると考えられる。

根管充填材に対する根尖部歯周組織での経時的変化は、根管充填材によって引き起こされる急性炎症反応と、炎症が消退した後の異物処理反応である。

異物肉芽腫性炎症は慢性炎症のなかでも特徴的なパターンを取り、腫大した扁平上皮様

図14 創傷治癒過程（参考文献[3]より引用改変）

表3 歯の外傷及び感染に対する象牙質-歯髄複合体での反応と治療

組織反応	象牙質-歯髄複合体の傷害レベル	病理反応	治療
可逆期	窩洞・歯冠形成、知覚過敏	一過性の漿液反応	鎮静療法で回復
	咬合性外傷	歯根膜腔内炎症	刺激除去で回復
侵襲期	深い窩洞、点状露髄	限定的炎症（感染僅か）	適切な治療で修復
	外傷性咬合	歯根膜腔内炎症	固定・安静で治癒
不可逆期	深いう蝕、高齢者	石灰変性	経過観察
	深いう蝕、潰瘍性露髄	不可逆性歯髄炎	歯髄除去療法で改善
	亜脱臼・脱臼	歯根膜・歯槽骨内炎症	整復・固定で改善
傷害期	歯髄壊疽	根尖性歯周炎	感染根管治療で改善
	歯の脱落	歯髄死	再植で定着を図る

の組織球（類上皮細胞）の集合である。肉芽腫は比較的少数の病原体や異物に対して形成され、例えば、縫合糸や豊胸材料に対するものは異物肉芽腫と呼ばれる[2]。つまり、消化不能な物質に対して、T細胞が分泌したサイトカインによりマクロファージが類上皮細胞や巨細胞へ変形し、異物を包み込んでいる。時間が経過すると、肉芽腫は線維芽細胞と結合組織によって縁取られる（図18、19）。このようにして、肉芽腫形成原因となった異物（有害因子）を封じ込めている。

従って、根管充塡材は、根尖孔外に突き出すべきではない。

3．免疫学：生体防御反応としての機構

防御反応の最初の主体が好中球で、炎症が長引くとTリンパ球を主体とした免疫反応が生じて、細菌や異物などの刺激源に対処する。

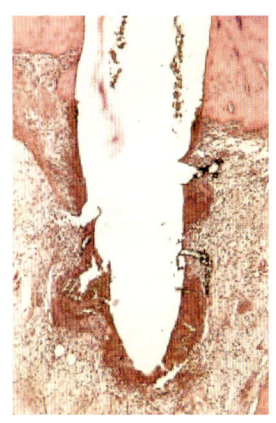

図15 キャナルスとGP併用充塡後2週目の病理組織像

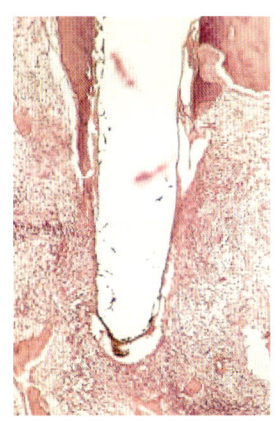

図16 キャナルスとGP併用充塡後8週目の病理組織像

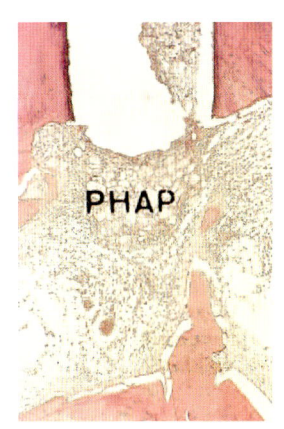

図17 試作ハイドロキシアパタイト充塡後8週目の病理組織像

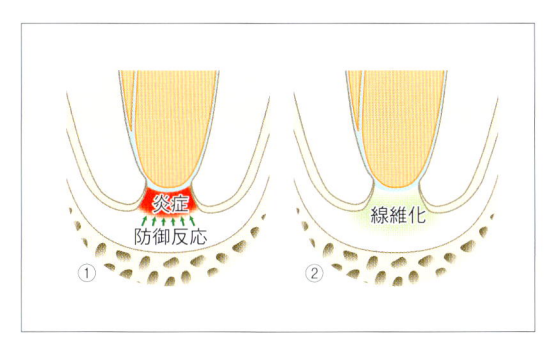

図18 根尖部界面の組織反応

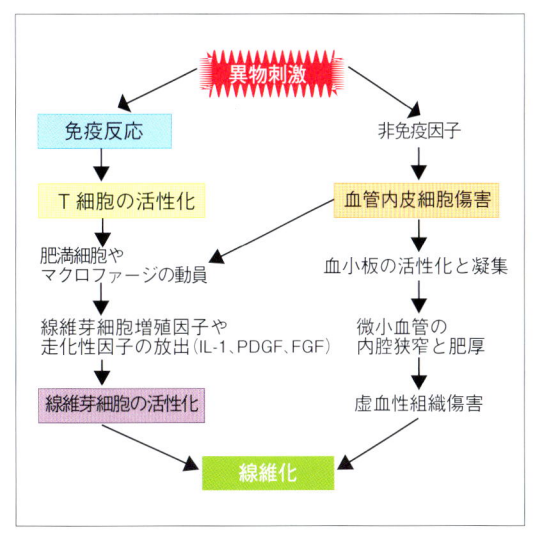

図19 根尖部歯周組織での結合組織形成（線維化）
（参考文献[3] より引用改変）

歯内治療で特に注意すべきなのは、根管拡大時のリーマーやファイルの突き出しである（図20）。この突き出しにより細菌やマクロファージがケモカインを分泌し、好中球遊出を促し、好中球による細菌貪食が始まる（図21）。

　このような一次防御に続いて、Tリンパ球を主体とした抗体産生による二次防御が始まる。ただ、刺激が急激で細菌等が大量に溢出されると根尖部に急激な腫脹と疼痛が発現する。この急性化には大きく分けて2つの種類がある（表4）。

　1つ目はフェニックス膿瘍といわれるもので、慢性的経過を辿っていた根尖性歯周炎が急性化（抗体産生の急性化：図22）したものである。根管開放を行うと多量の排膿がみられ、痛みも軽減される。通常のNSAIDs（非ステロイド性消炎鎮痛剤：ロキソニン等）や抗菌薬の投与も有効である。

　2つ目はアレルギー反応（Ⅰ型＆Ⅲ型）によるもので、治療終了直後から発現し、8時間くらい続く。根尖部に腫脹が見られるものの、根管を開放しても排膿は見られず、透明な液体が見られるのみである。

　特にⅠ型アレルギー（図23〜25）反応を

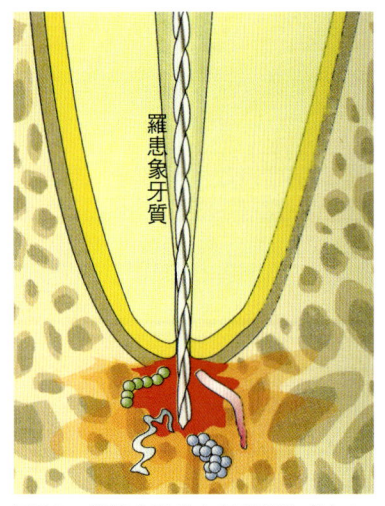

図20　根管内異物や細菌押し出しによる根尖部歯周組織における急性炎症発現

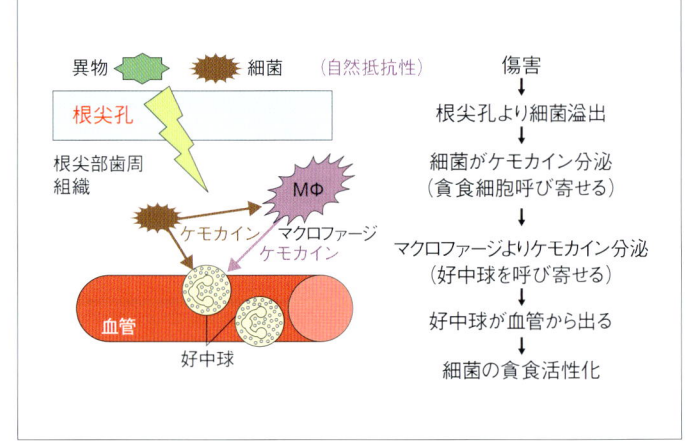

図21　細菌侵入に対する一次防御

表4　根尖部腫脹と疼痛：Flare-up

1. 慢性的経過をとっていた歯に対して、治療後に根尖部腫脹と疼痛が生じ、根管開放により排膿を確認できる
（フェニックス膿瘍）
2. 治療後短時間のうちに、根尖部腫脹と疼痛を生じ、根管を開放しても排膿が認められない
（Ⅰ型アレルギー、Ⅲ型アレルギー）

正確に把握しておくべきである。この発症機構はIgEが主役で、以下のようである。
①根管から大量の細菌や異物が押し出された。
②通常の好中球による貪食では、細菌が余りに多いため対応が間に合わない。
③マクロファージや樹状細胞などの抗原提示細胞が、急いで情報を伝える。
④ヘルパーTリンパ球を経て、Bリンパ球に情報が伝わり、更にBリンパ球が形質細胞に変化するまでに時間を要する。
⑤そのため、肥満細胞が急いで対応しようとして自己融解して、ヒスタミンやプロスタグランジンEを放出する。
⑥その後、形質細胞での産生が早いIgE抗体を産生する（アレルギー体質の人はよりIgEを産生しやすい）。
⑦IgE抗体が他の肥満細胞に付着して自己融解を開始する。
⑧同じようにIgE抗体が好塩基球に付着する。
⑨好塩基球も自己融解してヒスタミンを放出する。
⑩ヒスタミンにより毛細血管が拡張、そのため血漿が組織内に溢出し組織が腫脹して神経を圧迫、そのため疼痛が生じる。

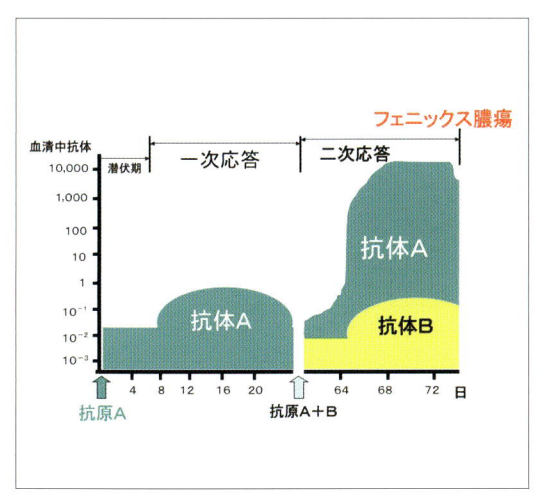

図22　典型的な抗体応答の経過

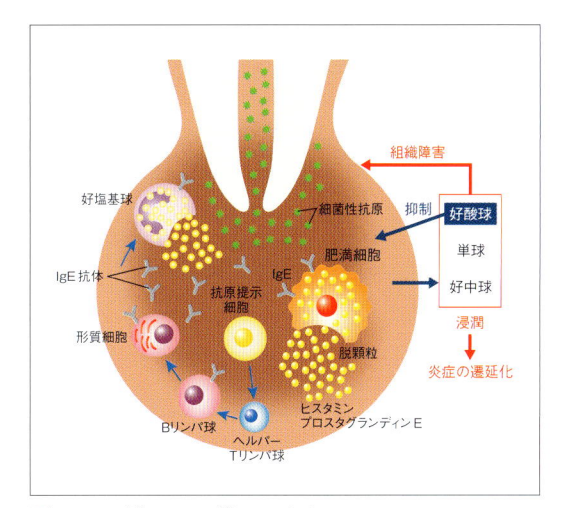

図23　I型アレルギーによるFlare-up

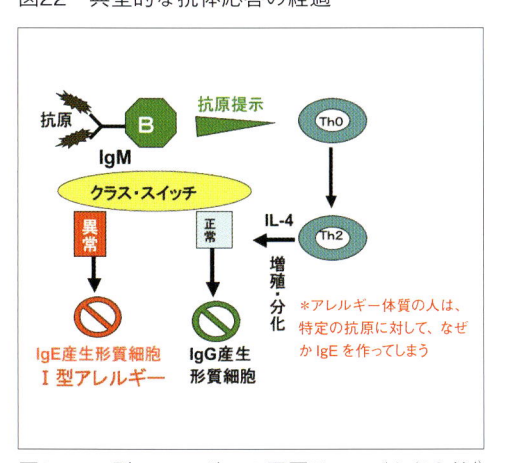

図24　I型アレルギーの原因はIgE（参考文献4)より引用改変）

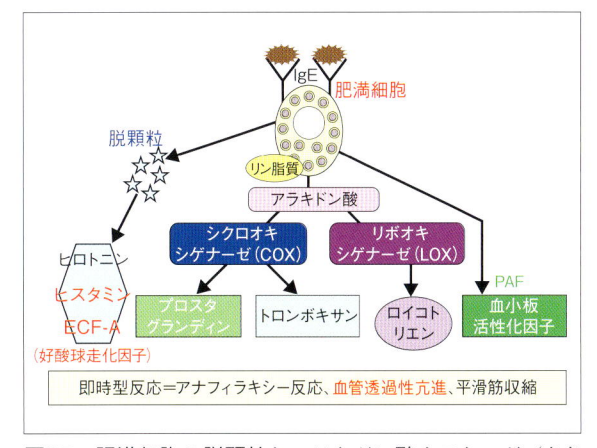

図25　肥満細胞の脱顆粒とアラキドン酸カスケード（参考文献4)より引用改変）

I．治療前に踏まえておくべき基礎生体医学　37

⑪同様に、ヒスタミンより平滑筋が収縮し、痛みを生じさせる。

ここまでの反応は1時間くらい続き、次いで好酸球が主体の反応に移り、痛みが長く続く（図26）。このような場合、根管開放や通常用いるNSAIDsや抗菌薬を投与しても痛みの軽減化は進まず、最善の治療法は歯科適応はないものの抗ヒスタミン剤の投与である。

もう一つのアレルギー反応は、補体が活性化し、抗原と抗体が結合した免疫複合体が形成され、この免疫複合体が組織傷害を引き起こすⅢ型アレルギー（図27）である。この場合は、NSAIDsや抗菌薬はある程度有効である。ただ、Ⅰ型アレルギーとは大きく異なるので、臨床症状の時間的経過に注意して、判断することが重要である。

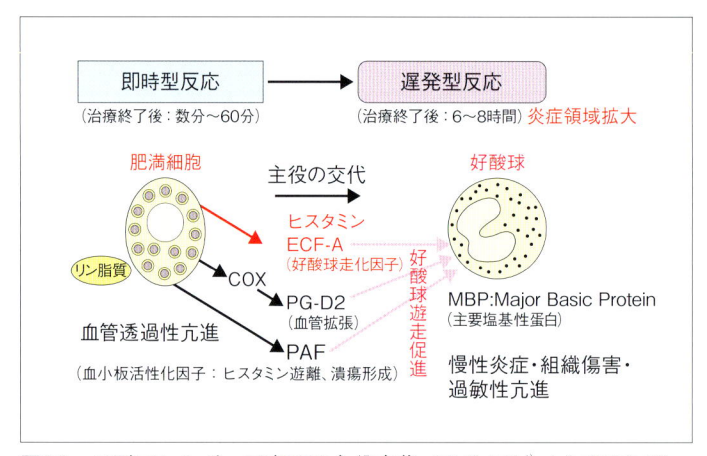

図26　Ⅰ型アレルギー反応での主役交代（参考文献[4]より引用改変）

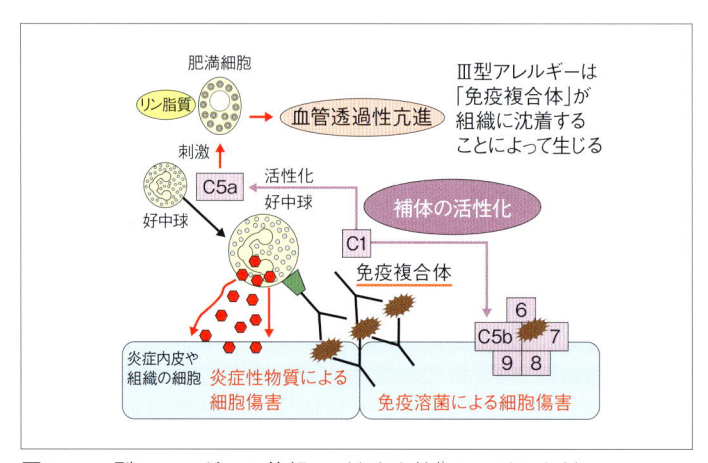

図27　Ⅲ型アレルギーの仕組み（参考文献[4]より引用改変）

【参考文献】1）須田英明総監訳：バイオロジーに基づいた実践歯内療法学．クインテッセンス出版，東京，2007．
2）庄司 茂，石川潤一，蝦名徹哉，八巻恵子，堀内 博：常温硬化型リン酸三カルシウム（α-TCP）の歯内療法への応用　1．根管充填材料として．日保誌，27：1021-1028，1984．
3）森 亘，桶田理喜監訳：ロビンス　基礎病理学　第6版．廣川書店，東京，49，1999．
4）斎藤紀先：休み時間の免疫学．講談社，東京，2004

II 治療前に踏まえておくべき歯周治療の違い
——根尖性と辺縁性歯周炎の相違点

　根尖性歯周炎と辺縁性歯周炎は、ともに歯周組織における炎症ではあるが、「場」の違いが大きく治癒反応に影響を与える。

　辺縁性歯周炎は歯頸部付近の細菌が歯肉溝上皮から侵入して、免疫反応などの防御反応を越えた歯周組織破壊が生じる（図28）。つまり、歯周病を予防するためには、歯肉溝の上皮結合を保ち、患者の口腔清掃努力がより重要である。

　一方、根尖性歯周炎は根尖孔からの刺激が原因となり、根尖部周囲組織が破壊される。特に、破壊は時系列で破壊部位の広がりがみられることに注意すべきである。すなわち、
①歯根膜腔での血管拡張による拡大→歯の挺出感（図4、5参照）
②歯根膜腔内での好中球を主体とした防御反応→根尖部の違和感・疼痛
③防御の場の確保：根尖部周囲歯槽骨の吸収（辺縁性の場合は、歯肉の腫脹で対応）
　→辺縁性の場合の歯槽骨吸収は歯の動揺を引き起こすが、根尖性では、免疫反応などの二次防御の場（図23参照）となる。
④もう一つの特徴は、歯髄炎と同様に「閉鎖系」で炎症が生じるので、痛みを感じるAδ線維やC線維だけでなく、圧力を感じるAβ線維も痛みという感覚を増幅させている（図9参照）。従って、口腔内にフィステルを出現させるまでの痛みは、非常に激烈なものである。
⑤もう一つ注意すべき点は「マラッセの上皮遺残」の炎症に対する動態である。根尖部での炎症が刺激になり上皮が増殖を始め、歯根肉芽腫から歯根嚢胞に変移していく（図29）。
⑥辺縁性の場合は、患者の努力が治癒に大きな影響を与えるが、根尖性の場合は歯科医師の努力が全てなので、責任ある治療が求められる。

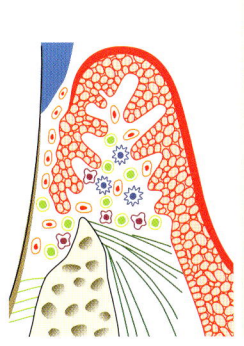

発展期病変
↓
歯周炎の成立

真性ポケットの成立
（アタッチメントロス）
接合上皮の根尖側深行増殖
細菌の組織内侵入
免疫反応の活発化
結合組織性付着の破壊
歯槽骨の吸収

図28　歯周組織破壊による歯周炎の成立

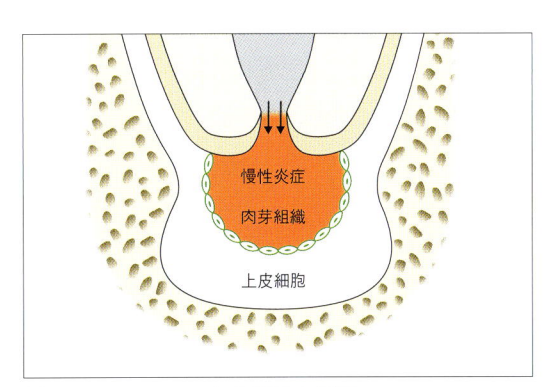

図29　マラッセの上皮遺残の増殖

III 禁忌症はあるのか

　全身疾患や麻酔への感受性が原因で、歯内治療禁忌の患者は存在しない。ただし、注意を払うべき患者はいる。

①糖尿病
②免疫不全症
③心疾患
④高血圧
⑤妊婦
⑥歯科恐怖症（Dental-phobia）
⑦慢性痛（症）
⑧麻酔奏効不全

1．糖尿病

　糖尿病は、グリコーゲンを肝臓に貯蔵するために必要なインスリンが不足（1型糖尿病）するか、あるいはインスリンのもつ機能が何らかの原因で阻害されて生じる（2型糖尿病）がある。日本では、遺伝的因子と生活習慣がからみあって出現する2型が90％を占める。

　日本国内の発症状況には地域性がみられ、10万人当たりの死亡率をみた場合、2006年の時点で徳島県が14年間ワースト1位である。徳島県は車社会で、1日の歩数が全国平均よりも1,000歩少ないことと、遺伝的要因が考えられ、糖尿病と歯周病に関する研究が多くなされている。

　徳島県に続いて悪いのは鹿児島県、福島県、鳥取県そして青森県が挙げられている（表5）。これらの県では、患者が来院した場合には、糖尿病への質問が重要になってくる。

　糖尿病が問題となるのは、高血糖が長期間続くと体中の微小血管が破壊されていき、目・腎臓を含むさまざまな臓器に重大な障害が出現することである。特に糖尿病神経障害、糖尿病網膜症、糖尿病腎症は3大合併症といわれている。

　歯科に関するものとしては、歯周病に関しての研究が進んでいる。歯周ポケット内の細菌により内毒素（エンドトキシン）が放出されると、歯肉組織内に炎症性サイトカイン（インターロイキン1、インターロイキン6、TNF-α等）が出現し、血管を拡張させたり、透過性を亢進させる。このことにより、内毒素と炎症性サイトカインは、肝臓に取り込まれてしまい、血糖値が上昇するとともに、膵臓からのインスリンの分泌を抑制し、より高

表5　日本で糖尿病による死亡率に高い県
（2006年　厚生労働省人口動態統計による）

1位	徳島県	19.5人
2位	鹿児島県	14.2人
3位	福島県	14.1人
4位	鳥取県	13.7人
5位	青森県	13.6人

（人口10万人当たり）

血糖を引き起こす。

歯内治療でみた場合、軽度歯髄炎の治療として覆髄や生活断髄を行う際には、血管がもろくなっているとともに、感染への抵抗力が下がっていることが多い。従って、糖尿病の患者では、年齢を考えて、積極的に歯髄保存を行わないほうがよいと考えられる。

一方、根尖性歯周炎の場合には歯周病と同じく、根尖病変部に多くの炎症性サイトカインが出現してくるので、可能な限り、早期に炎症を抑える治療を行うべきである。また、糖尿病の患者はすぐに感染が悪化する傾向があるので、積極的に抗菌薬や消炎剤を投与すべきである。

結論として、糖尿病の患者に対しては感染の広がりに注意し、乱暴な器具操作を行わなければ、十分に治癒が見込まれるので、治癒が長引く可能性を患者に説明しながら、慎重に治療を進めていくことが重要である。

2．免疫不全及び自己免疫疾患

免疫不全は、外部からの感染などに対しての防御反応に異常が生じていることである。遺伝子に問題がある原発性免疫不全症候群と長期間の重症疾患の後やHIVウイルス感染などによって発症する後天性免疫不全がある。

発症原因は免疫システムのどこかに破綻が生じたものである。原発性免疫不全では、免疫グロブリンに異常のある体液性免疫不全が43.7％、Tリンパ球に問題がある細胞性免疫不全が10.3％、Bリンパ球とTリンパ球の両方に問題がある進行性免疫不全が17.8％、好中球などの食細胞に問題がある食細胞機能不全が17.6％、補体が欠損する補体欠損症が2.4％の割合でみられることが、厚生労働省の研究（2006年）で報告されている。

免疫不全症の患者を治療するに当たって特に注意すべきことは、感染の広がりを抑えることである。そのためには、治療前に抗菌薬を投与しておくことが重要である。更には、B、Tリンパ球の両方に問題がある進行性免疫不全症の患者では、創傷治癒が遅れて慢性肉芽腫症になりやすいので、可能な限り根尖孔外に異物や細菌を押し出さないように心がけることが大切である。

また、臓器移植を受けて、副腎皮質ホルモン等の免疫抑制剤を投与されている患者についても、可能な限り感染の広がりを抑制するとともに、感染原因物質を押し出さない治療を心がけることが重要である。

AIDS等の患者については、二次感染を防止することに配慮しながら、抗菌薬の事前投与など、感染の広がりを防ぐ治療を行うことで、十分対応可能である。

一方、自己免疫疾患は、通常は自己を攻撃しない免疫系に何らかの異常が生じてしまい、自己抗原やリンパ球が自己細胞を傷害することをいう。代表的疾患として、全身性エリテマトーデス（SLE）と関節リウマチ（RA）がある。

SLEの患者では、血管が破れさまざまな臓器に血漿タンパク質が沈着して傷害を起こすフィブリノイド変異が起きている。従って、SLE患者の歯内治療を行う際は、リーマーやファイルを根尖孔外に突き出して、血管を破損させることは厳に慎まなければならない。

また、RA患者のB細胞はIgGに対する自己抗体であるリウマトイド因子を産生し、免

疫複合体を形成する。この複合体を好中球が貪食し活性化する。活性化した好中球は、プロスタグランジン、リソゾーム酵素、活性酸素などを産生し、組織傷害を引き起こす。このような背景があるので、RA患者の歯内治療を行う際にはIgGを産生させないように、細菌や異物の根尖孔外への押し出しを極力抑え、免疫反応が生じないように配慮した慎重な器具操作が求められる。

従って、免疫不全症の患者であれ、自己免疫疾患の患者であれ、歯内治療が行うことができない患者はいない。しかし、通常の患者以上に、抗菌薬の事前投与で感染の広がりを防ぐとともに、細菌や異物の押し出し、リーマーやファイルによる根尖孔外歯周組織損傷を防ぐ、より慎重な操作が求められる。

3．心疾患（狭心症・心筋梗塞）

心疾患は、日本とフランスでは死亡原因の2番目に位置するが、他の世界の国々では一番の死亡原因である。歯科治療とのかかわりでは、細菌性心内膜炎など歯周病と密接な関連があることが分かってきている。

歯内療法とのかかわりでは高血圧症と同様に、局所麻酔を使用する際に血管収縮剤が含まれているかどうかへの注意〈エピレナミン：市販局所麻酔剤としては2％キシロカイン（＋E）〉が重要である。

それ以上に重要なことは、心疾患が原発であるにもかかわらず、強いストレスが加わった際に、顎の痛みや歯の痛みを訴えることがある（関連痛、放散痛）。このようなことが起きる原因としては、交感神経や迷走神経支配領域の情報が他の知覚神経へ誤って伝えら れ、歯や顎が痛いと脳が認識してしまうことが考えられている。従って、痛みの真の原因がどこにあるかを確認してから治療に当たることが重要である。

心疾患との関連痛を表6に示す。歯に明らかな痛みの原因を見出すことができず、身体の左側が痛んでいる場合は、心疾患に注意すべきである。

4．高血圧

日本人の成人の約3割が高血圧患者と推定されている。このことから、歯科医院に来院する患者の血圧管理状態に関して注意を払う必要がある。

日本高血圧学会のガイドラインによれば、最高血圧が140mmHg以上、最低血圧が90mmHg以上を高血圧と定義している。

加齢とともに血管が厚くなるが、高血圧が重なると血管の内腔が狭くなり、動脈硬化が進んでしまう。一番太い血管は心臓から出ている大動脈で、直径は20〜30mm、末梢に向かって細くなり、毛細血管では7μmになる。ただ、赤血球が8μm、白血球が10〜20μmなので、毛細血管を通るときは変形しながら通る。このため、血管が細いと抗炎症作用の遅延や組織治癒遅延が生じるとともに、心疾患（狭心症、心筋梗塞）、脳血管疾患（脳内出血、

表6　心疾患と関連痛

病名	関連痛
心筋梗塞	胸の中央、左胸部、左肩、首、下顎、咽頭、歯、みぞおちなどの痛み
狭心症	胸壁、左腕、咽頭、歯（部位は不明確）などの痛み

脳梗塞）そして腎臓病などの合併症を生じやすくなる。

◎歯科治療時の血圧反応（図30）

歯科治療を受ける際に患者の血圧は上昇する傾向がある。その原因として、①〜④が挙げられる。

①治療への不安や恐怖などのストレス
②治療時の痛み
③局所麻酔に含まれる血管収縮剤
④高齢者では尿意の我慢

従って、患者が高血圧の可能性が考えられた場合、内科で血圧管理されているかどうかの確認を最初に行うのが重要である。もし、なされていない場合は、内科受診を勧めるべきである。

そして、抜髄処置などで局所麻酔を行う必要がある場合は、エピレナミンなどの血管収縮剤が添加されていない麻酔剤やシタネストなどの安全性の高いものを使わなければならない。

また、例え白衣性高血圧であっても、重度高血圧といわれる最高血圧が180mmHg以上、最低血圧が110mmHg以上であった場合は、血圧が下降安定するまで待って歯科治療を行うべきである。

ただし、待っていても血圧の下降がみられない場合は、内科医の診察で心臓にも問題がなく、白衣性高血圧の場合は、短時間作用型の降圧剤（アダラートL）を治療前に服用してもらって治療することも考えるべきである。

5．妊婦

妊娠と歯科の関連では、歯周病との関連が歯肉炎や早産の面で注目を集めている。歯科治療を行うのは、比較的安定期と考えられている妊娠中期（5〜7ヵ月）が望ましい。ただし、妊娠前に歯科治療を終えておき、口腔清掃に努めて妊娠中に病状を悪化させないことが一番重要である。

歯内治療と妊娠の関連を考えると、まず診断のためのＸ線写真撮影、歯髄炎なら局所麻酔や鎮痛剤の投与、根尖性歯周炎なら抗菌薬投与が問題になってくる。このような処置は胎児への影響を考えた場合、極力避けたほうがよいが、その危険性以上に得られるものが大きい場合は、患者に説明し、了解を得て行うべきである。

歯内疾患は歯周病とは異なり、口腔内全体の歯が罹患する可能性は低いものの、炎症増悪因子で子宮を収縮させ早産を引き起こす可能性のあるプロスタグランジンＥ２は、根尖性歯周炎でも出現するので、注意が必要である。

◎ 治療の実際

歯髄炎に関しては、カンファーフェノールで可能な限り鎮静させて、局所麻酔量を少しでも減らして治療に当たるべきである。

根尖性歯周炎での治療で根管貼薬する場合

治療への不安や恐怖などのストレス
治療時の痛み
局所麻酔に含まれる血管収縮剤
高齢者では尿意の我慢

↓

まず、内科医での診察

最高血圧が180mmHg以上、最低血圧が110mmHg以上であった場合は、血圧が下降安定するまで待って歯科治療を行うべきである。ただし、内科医の診察で心臓に問題がなく、白衣性高血圧の場合は、短時間作用型の降圧剤を服用してもらって治療することも考えるべきである。

図30　歯の治療中の血圧変動

は、ホルマリン系薬剤の影響を考えて、排膿がみられても症状の悪化を防げる水酸化カルシウム製剤を用いるべきである。薬剤投与が必要な場合は、安全性が高いと考えられている抗菌薬（ケフラール）や鎮痛剤（カロナール）を投与するも、できるだけ投与薬剤量や期間を減らすのがよい。

6．歯科恐怖症

一般的に歯科治療を好む人はいない。歯科治療に対して何らかの不安を抱くのは、自然なことである。ただ、歯科治療の意義や必要性を理性では理解しているものの、実際の歯科治療による負荷やストレスに見合わないほどの過大な恐怖感に圧倒されて、激しい情動反応（血管迷走神経由来の血圧低下や心因性ショック）が起こり、歯科治療を受診できないような病態は、不安神経症（Anxiety neurosis）のなかの特定の恐怖症に分類される（表7）。

不安神経症の治療は、薬物療法（抗不安薬や抗うつ剤）と認知行動療法を併用するのが一般的である。治療で問題になるパニック障害は、薬物療法によりかなり改善が期待できる。

実際に歯科治療に当たる場合、歯科医院に来院し、診療室に入ることができるならば、時間を要するものの治療を行える可能性は高い。最善の方法は静脈鎮静を施した後に治療することであるが、歯科恐怖症の患者は注射や出血に対しても障害を発現するので、時間をかけて静脈鎮静法が行えるように信頼関係を構築していく必要がある。

◎歯内治療からみた歯科恐怖症患者

このような患者は、長期間歯科治療を受けていないためう蝕が多く、歯質崩壊も進んで歯髄炎や根尖性歯周炎を引き起こしている。あまりにも痛みがひどい場合は、全身麻酔下での歯科治療が第一選択となり、可能な限り多くの歯の歯内治療を行う必要がある。

通常は鎮痛剤等で痛みをしのぐが、予約の無断キャンセルや直前キャンセルが多く、系統だった治療が難しい。来院し治療が可能な場合は、可能な限り治療を進めるのが望ましい。ただ、患者自身が「痛みを何とか我慢し、歯がなくなって入れ歯にするのが楽だ」と思っていることが多いので、対処が難しい患者ではある。

表7 不安神経症（障害）の分類

主たる不安障害 （過剰に不安に苦しむ）	パニック障害
	強迫性障害（OCD）
	社会不安障害（社会恐怖）
	全般性不安障害
	外傷性ストレス（PTSD）
	特定の恐怖症（歯科恐怖症）
身体表現性障害 （原因となる身体疾患がないのに身体症状がある）	心気症
	身体化障害

7．慢性痛（症）

これまで、痛みは傷害の発生・部位を認識し、忌避行動を促すための警告信号的意味合いがあるものと考えられてきた（図31）。

しかし最近では、痛みに警告的な意味合いのない、「痛み」という疾病と考えるべき慢性痛（症）が広く認められてきている。そのため、これまでの痛みの持続時間の長さで痛みを分類してきた急性痛と慢性痛という定義ではなく、「急性疾患の通常の経過あるいは創傷治癒に要する妥当な時間を越えて持続する痛み」を、慢性痛症と呼ぶようになってきている。

慢性痛症の原因としては、末梢神経終末部付近での異常、末梢神経への傷害が波及して中枢神経系に生じた機能異常、中枢神経系での傷害及び心理的機序などが考えられている。

抜髄を行っても痛みが消えない、あるいは抜髄するとすぐに隣の歯の痛みを訴える患者は、慢性痛（症）を発現している可能性が高いので、安易に抜髄を行うべきではない。このような痛みを訴える患者に対しては、これまでの歯科治療の履歴や家族での発現状況などの話をして、可能な限り痛みを感じさせない治療に努めるべきである。しかし、実際には完治が難しい疾患なので、患者に痛みとの共存を理解した生活を過ごしてもらうようにすることが大切である［第3章 Ⅳ．慢性痛（症）の発現予防と対処法、p.161を参照］。

8．麻酔奏効不全：麻酔が効きにくい患者はいるのか

歯内治療の禁忌とは異なるが、抜髄を行う際に、局所麻酔が奏効しない患者に出会うことがある。特に、連日お酒を飲む患者は麻酔が効きにくいとも言われている。実際の臨床で、麻酔が奏効しない理由を知り、対処することは極めて重要である。

その理由としては、解剖学的形態、組織内炎症状態、精神的状態、術者の術式、過敏化、麻酔阻害物質の出現（MTBC）などがある（表8）。

1）解剖学的形態

下顎大臼歯で皮質骨が厚いため、麻酔薬が浸透しにくいことがある。そのため、麻酔を

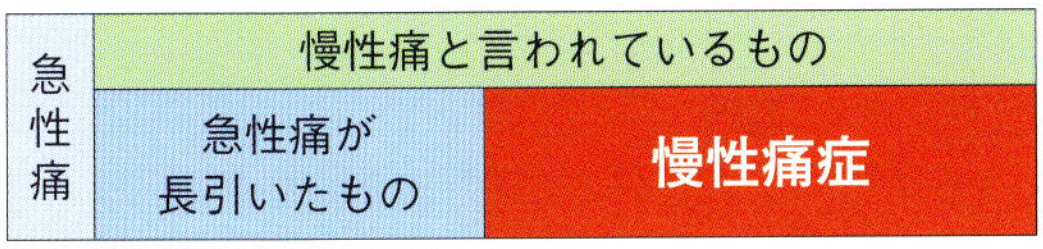

原因	組織での傷害	創傷治癒後の機能不全・異常
トリガー	感覚受容器の興奮	神経伝達系・抑制系の可塑的異常
意味合い	警告信号	警告信号的役割はない 逆にQOLを下げている
鎮痛剤	NSAIDs、オピオイド有効	NSAIDs、オピオイド無効で、抗うつ剤が有効

図31　急性痛と慢性痛（症）の分類

表8　麻酔奏効不全の原因

1. 解剖学的形態
2. 組織内炎症
3. 精神的状態
4. 術者の手技能力
5. 痛みの過敏化（末梢・中枢）
6. 麻酔薬阻害物質出現（MTBC）

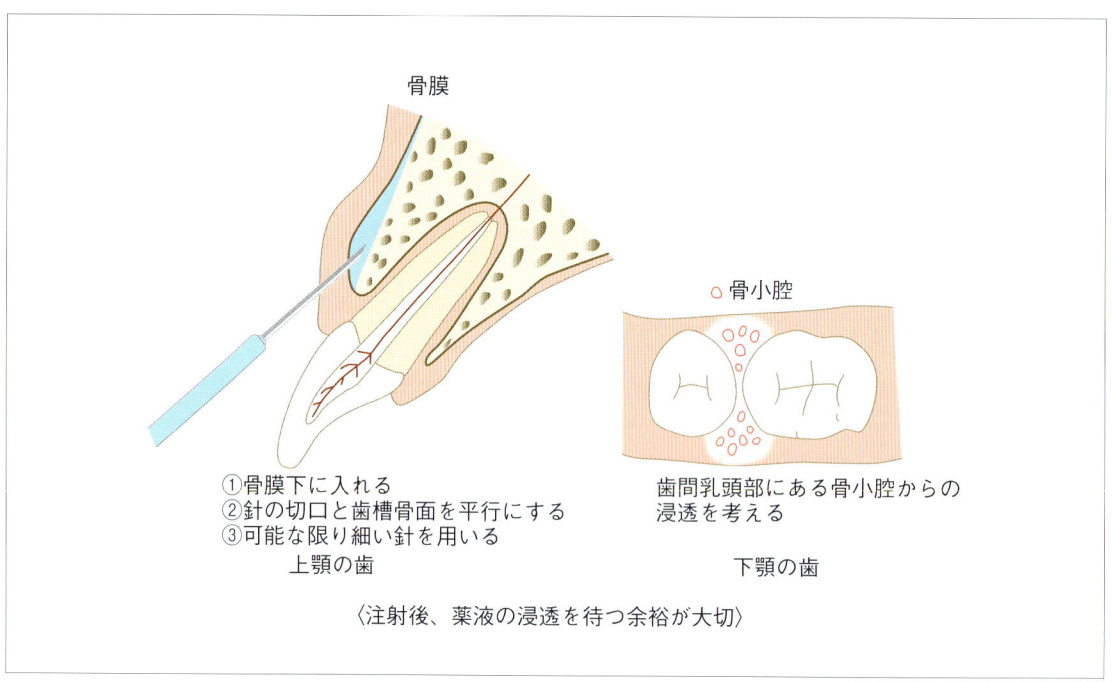

図32 上顎、下顎骨局所麻酔での配慮

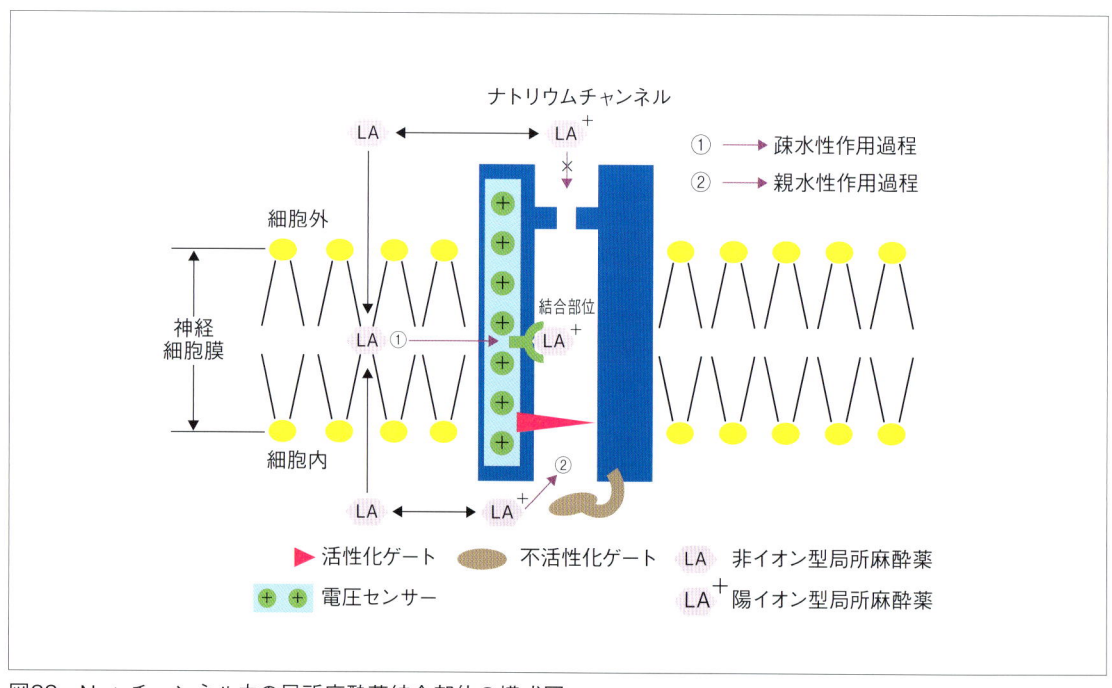

図33 Na+ チャンネル内の局所麻酔薬結合部位の模式図

46 | 2章 歯内治療の基礎となる全身医学

打つための配慮が求められる（**図32**）。
2）組織内炎症状態
　炎症のある場所は酸性のため、麻酔薬が作用部位（**図33**）に到達できない。
(1) 薬理学的反応機構
①一般に使用されている局所麻酔薬2％キシロカイン（リドカイン）はアミン型の弱塩基であり、そのままでは水に溶けないので塩酸塩になっている。
② pH 7 付近ではイオン型と非イオン型の両方が存在し、非イオン型のみが神経線維膜を通過でき、細胞内でイオン型となり結合して、麻酔作用を発現する（局所麻酔薬は Na イオンチャンネルの外側からチャンネルに入り、チャンネル内の結合部位に到達することができない）。
③酸性環境では水素イオンと結合して陽イオン型になり、作用部位への到達が困難になる。
④組織の炎症が強いときは、その部位の pH は酸性に傾いていると考えられ、塩基型の割合が減少し、局所麻酔薬の効果は減弱する。
(2) 実際の対応
　急性炎症が強い場合には組織は酸性になっていると考えられるので、可能なら、歯髄鎮静療法や薬剤投与（消炎鎮痛剤・抗菌薬）、切開・排膿などで炎症を改善したあとに、再度、局所麻酔を行うのが望ましい。
3）精神的状態
　歯科恐怖症に代表される「痛み」への不安や恐怖感が強いと、実際の感覚的な痛みが何倍にも修飾される。そのため、やさしさや思いやりにあふれた術者の態度や治療に加えて、表面麻酔、笑気麻酔、静脈内鎮静法が必要な場合がある。
4）術者の術式
　局所麻酔薬を急激に注入すると薬液が拡散してしまい、骨内に浸み込んでいかない。また、何ヵ所も刺入点を作ってしまうと薬液が漏れ出してしまい、効果が発現しにくくなる。
5）過敏化（末梢性・中枢性）
　麻酔効果が十分に発現する前に治療を開始すると、痛みを与えてしまう。一度痛みを与えてしまうと疼痛閾値が下がり、麻酔効果を得にくくなる（末梢性）。
　一方、疼痛に関する中枢ニューロンの反応性の亢進（中枢性過敏化）のために「痛い」

表9　中枢側における痛み閾値の低下

う蝕などの刺激で炎症等の病的状態にある歯髄では 以下の状態の発生により痛みが増幅されている	
痛み刺激	
Hyperesthesia（痛覚過敏）	特殊な感覚を除く刺激に対する感受性の増大
Hyperalgesia（痛覚過敏）	通常痛みを感じる刺激によって誘発される反応（感覚）が通常よりも（痛みが）強くなった状態
Hyperpathia（痛覚異常過敏）	繰り返し刺激で過敏感が増幅
非痛み刺激	
Allodynia（アロディニア）	通常では痛みを引き起こさない刺激によって生じる痛み

と感じてしまう患者がいる。特に、通常では痛みを引き起こさないような弱い刺激でも痛みが生じるアロディニア等の痛みがある（**表9**）ことを把握して治療に当たることが重要である。

6）麻酔阻害物質の出現（MTBC）

お酒を大量に飲む人が麻酔が効きにくいのは、血液が酸性に傾いているためか、あるいは分解酵素が多いためだという考え方がある。最近、この考え方とは異なるMTBC（1-methyl-1, 2, 3, 4-tetrahydro-β-carboline）というアルカロイドが飲酒によって増加し、このMTBCが非イオン型麻酔薬の膜内流動性を阻害するために、麻酔効果が発現しにくくなる[1]ことが分かってきた。

7）3人の先生の体験談

W先生 局所麻酔が効かない患者さんに時々出会うのですが。

C先生 打ち方が悪いのでは？

S先生 確かに麻酔の効きにくい患者さんはいらっしゃるし、お酒をたくさん飲むヒトは効きにくいことがあります。

C先生 そのときは、どのように対処なさるのですか。

S先生 友人だったので、3日間の断酒をお願いしました。その結果、麻酔は効いたのですが、30分くらいで醒めてしまいました。下顎なら伝達麻酔も有効ですが、上顎前歯だったので断酒を勧めてみました。2人の友人で有効でしたので、何かの機会に試してみてください。

【参考文献】 1）林 英明：局所麻酔薬の膜流動化作用とアセトアルデヒドーインドールアミン縮合物との相互作用. 岐歯学誌, 34：1～20, 2007.

3章

痛みを踏まえた歯内治療の実際

I 痛みを生じさせずに基本的歯内治療を成し遂げるために

I-1 麻酔

1. 麻酔法

　歯内治療を行ううえで、麻酔は極めて重要な処置である。なぜなら、歯科医院を受診する患者の主訴の大部分は痛みで、鎮痛処置を施したあとでなければ適切な治療は不可能である。この鎮痛を行えるのが麻酔である。

　麻酔は局所麻酔と全身麻酔に分かれる。麻酔のように痛みを消すことはないが、患者の不安や恐怖を除くことを主目的とした鎮静法があり、併用されることもある（図1）。深静脈内鎮静は、意識下静脈内鎮静と全身麻酔の間に位置し、意識下よりも投与薬剤量が多いこともあるので、全身管理（血圧、脈拍、SpO_2）が極めて重要である。

　最近は歯科恐怖症の患者が増えてきて、歯内治療を行う前に、笑気麻酔や静脈内鎮静法が施されてきている。特に、静脈内鎮静法は適切な全身管理の下で行うことが求められている[1]。ミダゾラム®等を用いた一般開業医による静脈内鎮静法は、インプラント治療でも使用されるようになってきている[2]。

　歯内治療では、表面麻酔や浸潤麻酔といった限局的麻酔が頻繁に用いられているが、必要に応じて伝達麻酔も用いられている。

　通常の局所麻酔の他には、以下のものがある。

1) 歯根膜腔内麻酔

　注入に大きな圧力を要し、感染の危険も考えられるが、伝達麻酔と同様に通常の浸潤麻酔効果が不十分な際に有効な方法である。特に、下顎大臼歯分岐部への麻酔は有効である。

2) 髄腔内麻酔

　直接歯髄に注入するので即効性はあるが、その際の衝撃は激烈なものなので、勧められない。

3) 失活剤

　全身的問題で局所麻酔薬が使えない場合や治療途中で歯髄が残っている場合に用いられ、亜ヒ酸は直接歯髄に触れなくてもよいが、他の薬剤は触れなければ効果は発現しない。

(1) 亜ヒ酸

　生産を止めた会社もあることで、入手困難

表面麻酔
局所麻酔
伝達麻酔
笑気麻酔
静脈内鎮静法 （意識下鎮静、深鎮静）
全身麻酔

図1　各種鎮痛・鎮静法

ではあるが、どうしても通常の麻酔ができない患者には極めて有効な薬剤である。最近は亜ヒ酸性歯根膜炎や根尖部腐骨形成は少なくはなってきているが、深達性が高いということを常に意識し、貼付期間や量を考慮して治療に用いる必要がある。

(2) パラホルムアルデヒド

失活作用としては亜ヒ酸に劣るが、塩酸ジブカイン等の麻酔薬と一緒に用いられている（ペリオドン®）。深達性が低いので、根管内に貼薬しても比較的安全である。ただ、歯髄も固定されるが、根尖孔付近の象牙質も固定されるので、貼薬前は根尖孔に到達できた湾曲根管で、次回の治療の際に到達が難しくなることがある。

(3) 石炭酸（フェノール）

浸潤麻酔下でラバーダム防湿を施して抜髄を行っている際に、根尖近くで痛みが出現した場合に、100％石炭酸を貼薬し、2～3分待つことで残った歯髄を除去することができる。

2. 麻酔薬選択

表面麻酔薬としては安息香酸メチルを主成分とした塗布剤（ハリケーン®）やリドカインを主成分としたスプレー（キシロカインスプレー®）などが一般的である。

局所麻酔では、塩酸リドカインに血管収縮剤エピレナミンを加えた2％キシロカインが主に用いられている。血管収縮剤は、麻酔効果が続くように薬剤吸収を遅らせるためや、急に血中濃度が上がるのを防ぐ意味で用いられている。

ただし、血圧の高い人や心臓に問題がある人では、エピレナミン含有リドカイン剤では麻酔後に心臓や呼吸に違和感を訴えることがあるので、塩酸プロピトカイン（3％シタネストオクタプレシン®）を用いたほうがよい。肝臓や腎臓など全身疾患が疑われる場合には、塩酸プロピトカインを第一選択とするのが安全である。この他に、塩酸メピバカイン（スキャンドネスト®）も市販されている（表1）。

麻酔薬の効果はその物理学的性質の影響を受ける。現在市販されているものはアレルギー発現の少ないアミド型で、局所麻酔薬は神経膜のナトリウムチャンネルをブロックし、活動電位の伝導を可逆的に制御して麻酔効果を発現する。実際には、細胞内のpHと麻酔薬の解離乗数（pKa）によって一定の割合で解離したイオン型局所麻酔薬が、ナトリウムチャンネル孔内の結合部位に浸入して結合し、麻酔効果を示す。麻酔薬の脂溶性やたんぱく質結合率の高いものほど結合が強いので、麻酔効果時間が長い。

安全性の面から考えた場合、1.8mLのカー

表1 代表的局所麻酔薬の物理化学的性質（アミド型）

局所麻酔薬	分子量	脂溶性	蛋白結合率	解離常数 (pKa)
塩酸リドカイン（キシロカイン）	234	366	64	7.9
塩酸メピバカイン（スキャンドネスト）	246	130	78	7.6
塩酸プロピトカイン（シタネスト）	257	114	55	7.9

トリッジであれば、理論的には10本程度用いても問題はないとされている。しかし、患者によって感受性が異なる以上、用量・反応曲線と薬理作用に従った、最少使用量が望ましい（図2）。

3．局所麻酔の実際

実際に浸潤麻酔を行う場合は、以下の点に注意して行うべきである。

1）神経分布

歯の痛みに関する神経は、三叉神経の第二枝（上顎神経）と第三枝（下顎神経）であることはわかっていても、実際にどのように分布している（図3）のかを知ることは極めて重要である。特に、上顎前歯部での分布は神経の吻合も見られるので重要である。

2）表面麻酔（図4、表2）

浸潤麻酔前に行う表面麻酔として4％と10％リドカインの効果の違いを調べた石井ら[3]によると、麻酔薬の濃度差は関係なく、塗布後2分間待つことが重要であるとしている。他の安息香酸メチルを主成分とした表面麻酔でも、2分間待つことが除痛対策として重要で、少しでも患者の記憶に痛みが残らないように努めるべきである。

3）浸潤麻酔

歯内治療での麻酔の究極の目的は、根尖孔部の神経を麻痺させることである。そのためには、上顎骨は海綿骨で、下顎骨は小児を除いて骨全体が緻密骨であるので、図5に示した配慮が必要である。特に浸潤麻酔では注入圧と速度への配慮が痛み発現防止のために重要で、電動麻酔器（オーラ注[R]：図6）の使用も有効である。

つまり、刺入点はできるだけ少なくして薬液の漏れを防ぐとともに、注入圧や速度を抑えてできるだけ痛みを与えないようにし、痛み閾値が下がるのを避けるべきである。更に、大切なことは効果が発現するまで待つことである。あせって切削すると痛みを与えてしま

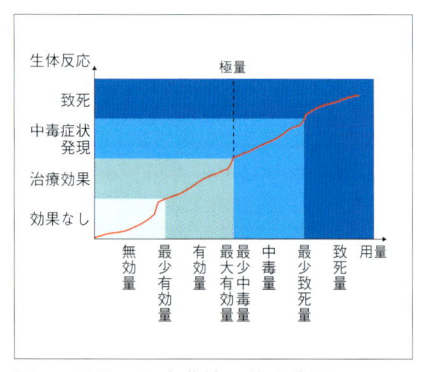

図2 用量・反応曲線と薬理作用

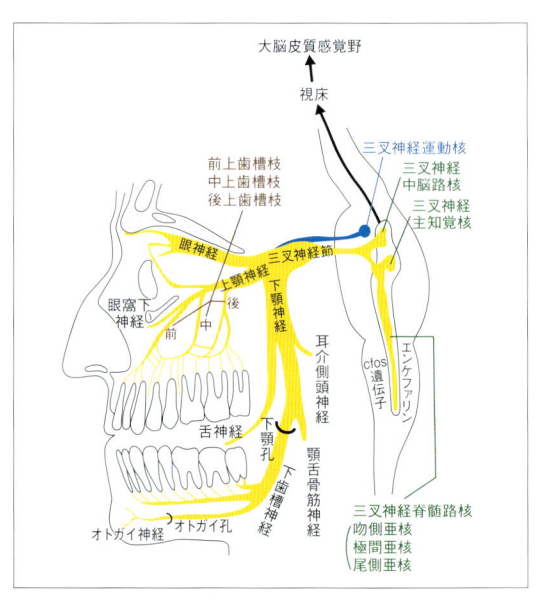

図3 三叉神経の分布図

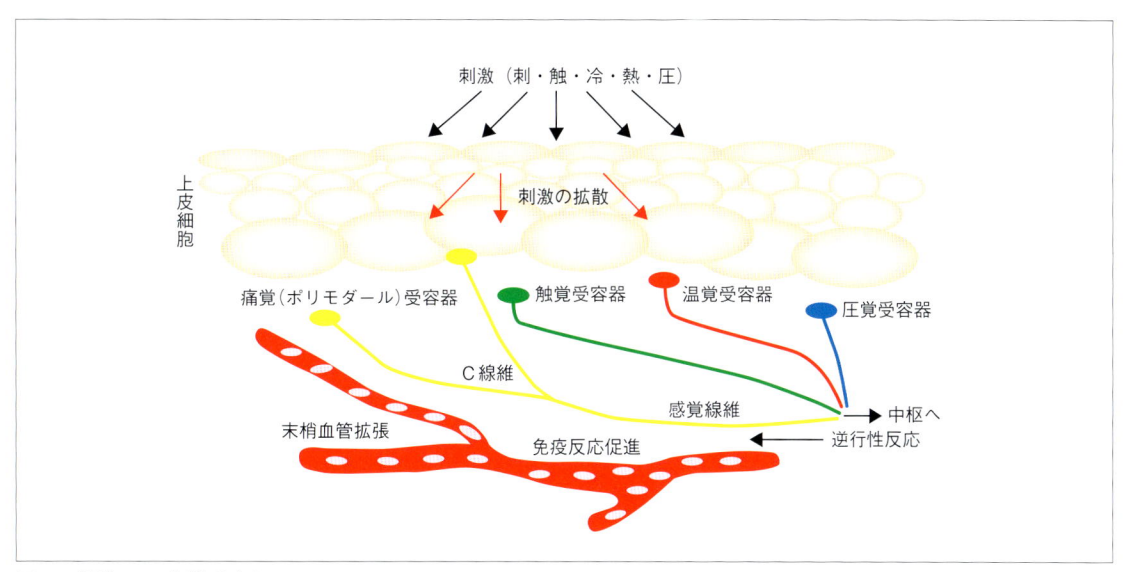

図4　粘膜での感覚受容器

表2　皮膚感覚（Cutaneous sensation）。皮膚及び粘膜の感覚

1. **痛覚**：C線維の自由神経終末（その主体はポリモダール受容器）。実際の痛み感覚は、他の感覚受容器の情報を加えて認識されている
2. **痛覚の分子機構**：外因性発痛物質カプサイシン受容体で、陽イオンに反応するTRPV1（バニロイド受容体；VR1）チャンネルが主体を占める
3. **触覚**：メルケル触板、マイスナー小体、ルフィニ小体、自由神経終末
4. **圧覚**：ルフィニ小体、パチーニ小体、自由神経終末
5. **温覚**：自由神経終末、ルフィニ小体

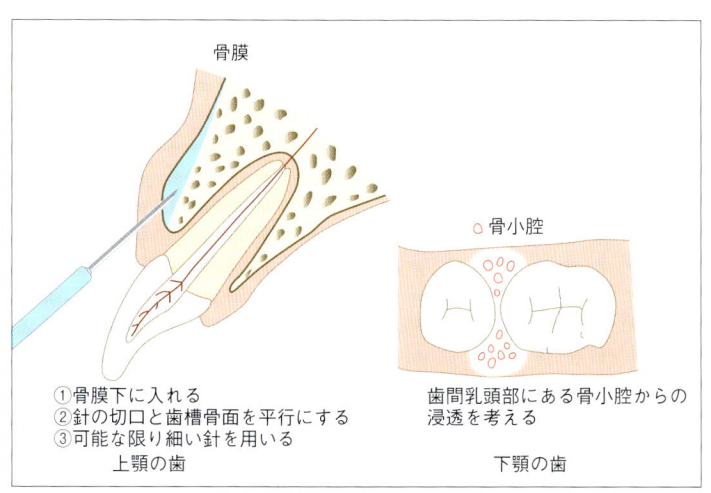

①骨膜下に入れる
②針の切口と歯槽骨面を平行にする
③可能な限り細い針を用いる
上顎の歯

歯間乳頭部にある骨小腔からの浸透を考える
下顎の歯

図5　上顎、下顎骨局所麻酔での配慮

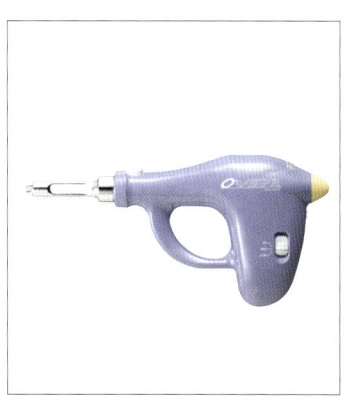

図6　電動麻酔器（オーラ注®：昭和薬品化工）。3段階にスピードコントロールが可能

い、痛み閾値が下がり、その日の治療が難しくなる場合があるので、注意が必要である（表3）。

4）伝達麻酔

神経分布（図3）で分かるように、麻酔が効きにくい下顎臼歯部では下歯槽神経は分岐も少ないので、下顎孔での伝達麻酔が有効である。ただ、内筒を引いて血管内に直接針が入っていないことを確認することが極めて重要である。

4．麻酔後異変への対処法

局所麻酔薬を過量投与した場合、中枢神経症状としては呼吸停止、心血管症状としては心停止が問題になる（図7）。

このような異変への対処法としては、呼吸の確保に努めるとともに、周りのヒトに大きな声で麻酔科医や内科医への連絡を依頼するとともに、AEDを持ってくるように伝えることが大切である（図8）。

表3　確実な浸潤麻酔を行うには

1．適切な刺入点を決める
2．必要以上の刺入点を作らない（薬液が漏れてしまう）
3．適切な圧力とスピードで注入する
4．麻酔効果が発現するまで、可能な限り待つ（5〜10分程度）
5．安易に治療して痛みを発現させると痛み閾値が下がるので、下がらないように注意する

呼吸の確保が第一！
　必要なら人工呼吸を施す
麻酔科や内科への応援依頼
　症状に応じた薬剤投与
　振戦・痙攣が著明 → ジアゼパムまたはチオペンタールナトリウム
　心機能抑制・血圧低下 → カテコールアミンによる昇圧
　心停止 → 心マッサージ、AED処置

図8　救急処置

中枢神経症状
不安、興奮、多弁、口周囲の知覚麻痺、舌のしびれ、ふらつき、聴覚過敏、耳鳴り、視覚障害、振戦
⇩
意識消失、全身痙攣
⇩
低酸素血症、高炭酸ガス血症
⇩
呼吸停止

心血管系症状
血圧低下、徐脈、心拍出量低下
⇩
心室性頻脈・不整脈
⇩
循環虚脱
⇩
心停止

図7　局所麻酔薬過量投与

【参考文献】
1）渋谷 鑛，山口秀紀，一戸達也，他：静脈内鎮静法の安全運用ガイドラインに関する研究．日歯医学会誌，25：42-53，2006．
2）松本昌直，他：歯科診療所での静脈内鎮静法の実際と考察．デンタルダイヤモンド，33（9）：122-127，2008．
3）石井聡一，他：浸潤麻酔時の疼痛への表面麻酔薬濃度差の影響．九州歯会誌，49：533-538，1995．

I-2 髄腔開拡

歯内治療の目的は、罹患した根管を可能な限り無菌的状態にした後、その空間を生体為害性のない材料で物理的に填塞（充填・封鎖）することで、歯を歯槽骨内に長期間安定的に保つことである。

1. 髄腔開拡の目的と基本原則

髄腔開拡は、冠部歯髄腔から根尖孔へのスムーズなアプローチを達成させ、根管への歯冠側からの二次的感染を防ぎ、治療中の痛み発現を防止するために、極めて重要な処置である（表4）。

歯内治療を行う際に最も難しいと感じられるのが、便宜抜髄である。なぜなら、う蝕があればX線写真との比較により歯の欠損部と歯髄腔との位置関係がつかめ、容易な髄腔開拡が可能になる。では、便宜抜髄など冠部歯髄腔がX線写真でしか推測できない場合、どのように対処すべきかといえば、解剖学に基づいた基本原則に沿って治療を進めていくのが大切である（図9）。

その際、冠部歯髄腔と根管の三次元的イメージの下、目標とする根管の入り口（根管口）を目指して髄腔開拡を進めていくべきである。特に注意すべき点は、上顎中切歯と上顎大臼歯口蓋根以外では、根管の幅が近遠心よりも頬舌的な幅が広いので、根管が見つからない場合には頬舌的に探索することである（図10）。

表4 髄腔開拡の目的

1. 天蓋を完全に除去して、冠部歯髄腔内の罹患組織を消失させ、無菌的空間を作る
2. 直視での根管把握（根の見落とし防止）ができるよう根管口を明示する
3. すべての根管が含まれる窩洞外形にする
4. 根管口から根尖孔へのスムーズな器具の到達が可能な形態にする

1. 歯質の保存
 →破折防止、歯冠側からの漏洩防止
 →仮封材の保持
2. 歯種ごとの歯冠軸・歯根軸の傾きを把握する
 →穿孔防止
3. 術前に冠部歯髄腔形態を把握する
 →髄床底の保存
4. 黄色味がかった石灰化冠部歯髄と灰色味がかった髄床底の色合いに注意する
 →髄床底の穿孔防止と裂溝保持(根管探索)
5. 近心からの観察に沿った外開き形態にする
 →直視下での治療遂行

図9 髄腔開拡の基本原則

● 目標根管
　　前歯 → 舌面小窩少し上
　　上顎小臼歯 → 口蓋根
　　上顎大臼歯 → 口蓋根
　　下顎大臼歯 → 遠心根

● 注意すべき点
上顎中切歯と大臼歯口蓋根以外の根管テーパーは、近遠心的方向より頬舌的方向のほうが大きい
→根管口が不明の場合には、近遠心的に拡大するのではなく、頬舌的に拡大すること

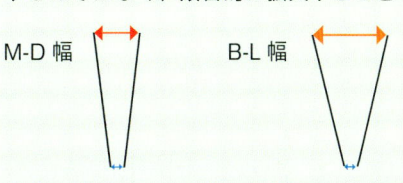

M-D 幅　　　　B-L 幅

図10 髄腔開拡での目標根管

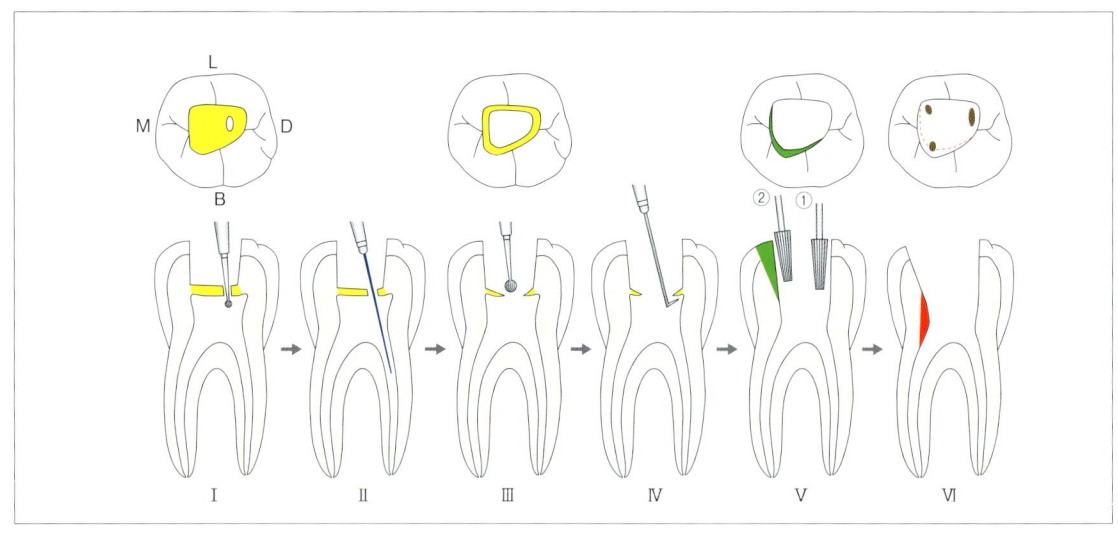

図11 髄腔開拡の流れ（天蓋除去から根管口明示）

また、FCKが入ったままでの髄腔開拡は、歯根軸の方向をつかむのが極めて難しいので、咬合面を大きく近心方向に開けて治療を行うが、歯頸部付近での穿孔を防止するためにも、必要に応じてX線写真で切削方向と歯根軸の位置関係を確認しながら治療を進めていくべきである。

2．髄腔開拡の実際

実際の治療の流れに沿って、髄腔開拡の考察を進める（**図11**）。

1）天蓋の露出

天蓋を露出させる場合、歯冠軸と歯根軸の傾きの違いや根尖部の湾曲の方向を踏まえて行わないと、大きな問題になってくる。歯種ごとの注意点に関しては後述するので、ここでは一般原則を述べる。

前歯部の髄腔開拡で頬側のエナメル質に穿孔してしまうことがあるのは、歯冠軸の方向のみに注意して、深さに関する配慮が欠けているためである。実際、高齢者において冠部歯髄腔が石灰化して冠部歯髄腔を見出すことが困難な場合がある。この際、ただ頬側に向かって切削していくのではなく、**図12**に示すように、一定の基準で深さを判断して治療を進めていくのが望ましい（深くなりすぎたと思ったら、切削を舌側や口蓋側方向にして、根管口を目指す）。

2）天蓋への穿孔

歯種によって異なるが、その歯種で一番太いと考えられる根管を目標にして（**図10**）、小さなラウンドバーで天蓋を穿孔すべきである（**図11-Ⅰ**）。ただ、**図13**に示したように、単に天蓋の一部に穿孔したのみで、根管口を明示したと思い込んでしまい、治療を進めてしまう歯科医師が散見されるので、注意が必要である。このようなことが起きないようにするには、穿孔部からブローチ針を挿入し、根管の方向や深さを確認すること（**図11-Ⅱ**）が大切である。

根管の方向が確認されたら、大きめのラウンドバーで天蓋の80％を削除する（**図11-Ⅲ**）。

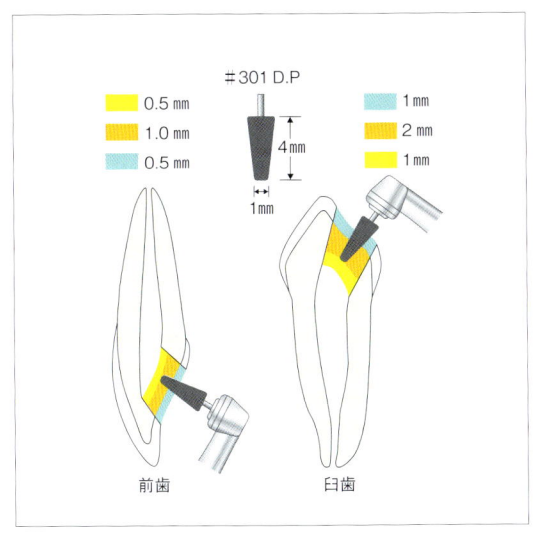

図12　天蓋の露出

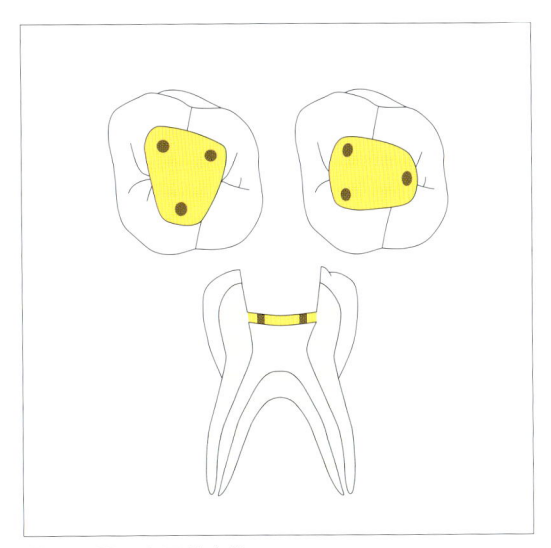

図13　誤った天蓋穿孔

この際、髄角を少し残す気持ちで行ったほうが側壁の整理が容易になる。

3）天蓋除去（髄角の完全除去）

有鉤探針を用いて髄角の残存を確認（図11-Ⅳ）しながら、髄角全てをフィッシャーバーで除去する。

4）側壁の整理

側壁をフィッシャーバーで整理（図11-Ⅴ①）し、その仕上げとして、近心頬側に少し拡大（緑色の部分）する（図11-Ⅴ②）と、髄腔全体が見やすくなり、その後の治療が確実で容易なものになる。

3．歯種ごとの注意点

下顎小臼歯はう蝕に罹患しにくく、歯根もまっすぐのことが多いので、単根管と思い込みやすい。そのため、抜髄を行っても症状が消失しないことで判断がつかなくなり、大学に治療を依頼してくる場合がある。このとき、第1小臼歯では約20％、第2小臼歯では約10％で2根管の歯があることが頭に浮かべ

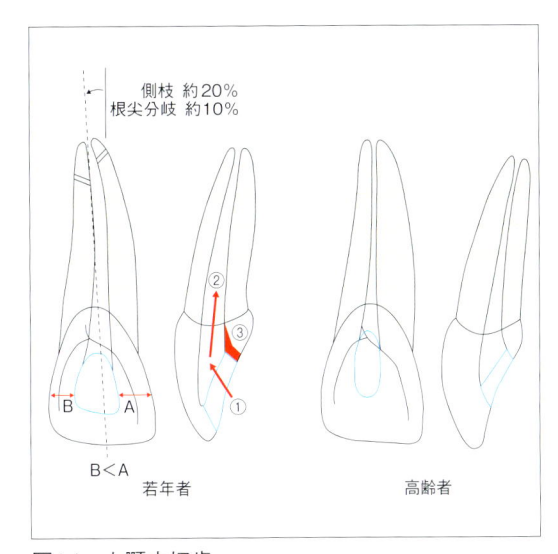

図14　上顎中切歯

ば、対処できたはずである。

このようなことを避けるために、以下に歯種ごとの注意点を述べるので、治療中に問題があった場合には、この注意点を思い出して対処していただきたい。

1）上顎中切歯（**図14**）

切縁と近遠心の辺縁隆線、臼後結節に囲まれた帯円状三角形が基本となる。根管は単根

なので、根尖に向けて髄腔開拡を進めていける。ただ、歯冠軸と歯根軸がやや遠心に傾斜していることを意識して、頰側への穿孔を注意しながら行うべきである。

実際には図に示したように、頰側に進めた開拡（①）を、歯冠幅の中央部付近から根尖孔へと方向を変えて（②）いくべきである。このように開拡すると、臼後結節に遊離エナメル質が生じるので、その部位を丸める必要がある（③）。

髄角の石灰化の進行は極めて遅いので、髄角が筋状に残ると言われているが、高齢者においては冠部歯髄全体が石灰化し、髄腔開拡の形態が卵状になる。

2）上顎側切歯（図15）

中切歯と同じく帯円状形態で、単根である。ただ、歯根の先1/3で急激に遠心口蓋側に向かって根尖部が湾曲していることが多いので、注意すべきである。必要に応じて、近心壁を削除する（緑色の部分）と根尖への到達が容易になる。また、口蓋側のほうに根尖が湾曲しているため、通常の麻酔で効果を表す頰側への浸潤麻酔が効かない場合がある。このような場合には、口蓋側に麻酔すれば問題はない。

3）下顎切歯（図16）

基本的には上顎中切歯と同じ形態で髄腔開拡を進めるべきである。ただし、2根管1根尖孔が約20％、2根管2根尖孔が約5％みられる。この点から、症状が消えない場合には、舌側を少し切削して2根管目を探すべきである。また、2根管の場合には根面溝があり根も細いので、スリットパーフォレーションに注意した根管拡大が必要である。

根尖孔への到達が簡単ということで、切縁中央から髄腔開拡を行う人や、頰側面中央から行う人がいるが、歯冠や歯根の破折、更には充填物に衝撃が生じて変色や漏洩の恐れがあるので、行うべきではない（図17）。

4）上顎犬歯（図18）

根管は単根でまっすぐか、遠心に湾曲している。根管口の明示までは容易である。ただ、

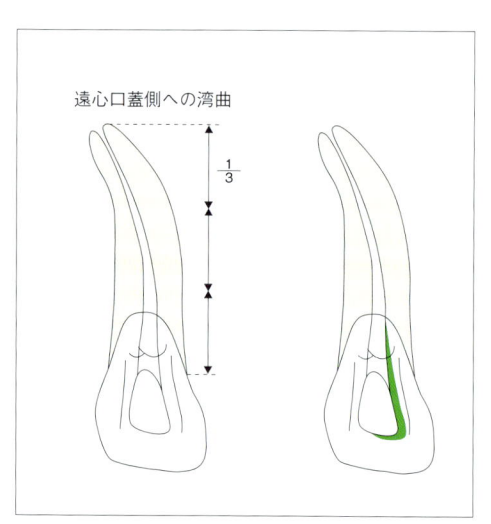

図15　上顎側切歯

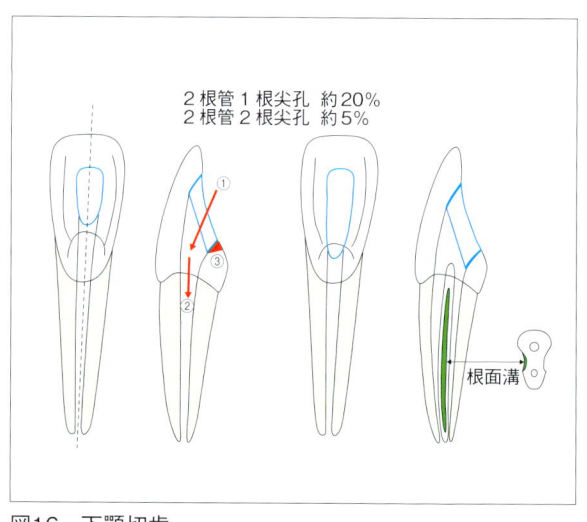

図16　下顎切歯

側枝が約25％、根尖分岐が約10％みられることから、電気的根管長測定における指示値の変化に注意が必要である。

5) 下顎犬歯（図19）

う蝕になりにくいため、髄腔開拡が行われることは少ない。しかし、2根管2根尖孔が約5％あり、また根管にフィン（鍵穴状形態）がみられることも多いので、注意が必要な根管をもつ歯である。

6) 上顎第1小臼歯（図20）

2根管が約90％で、そのうち約15％で1根尖孔、残りの75％が2根尖孔なので、口蓋根と頬側根の2つの根管口を見出して頬舌的に繋ぐように拡大するのがよい。ただ、イスムスが存在する場合もあるので、注意して根尖方向への拡大を進める必要がある。

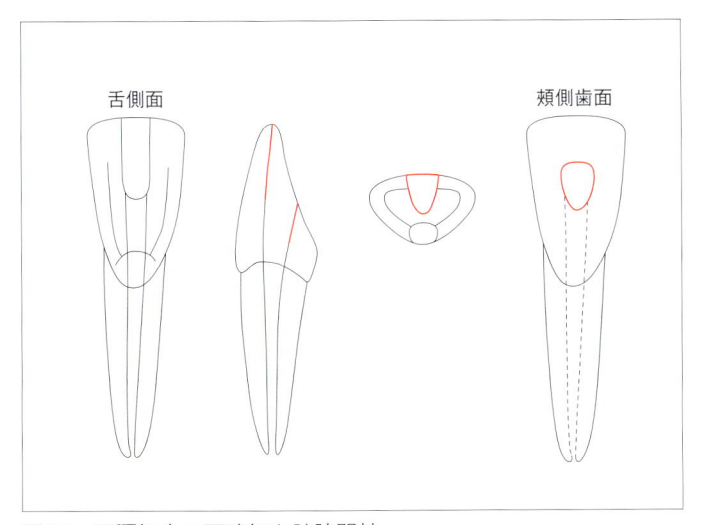

図17　下顎切歯の不適切な髄腔開拡

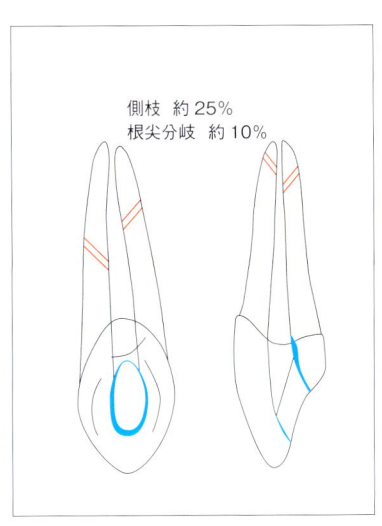

図18　上顎犬歯

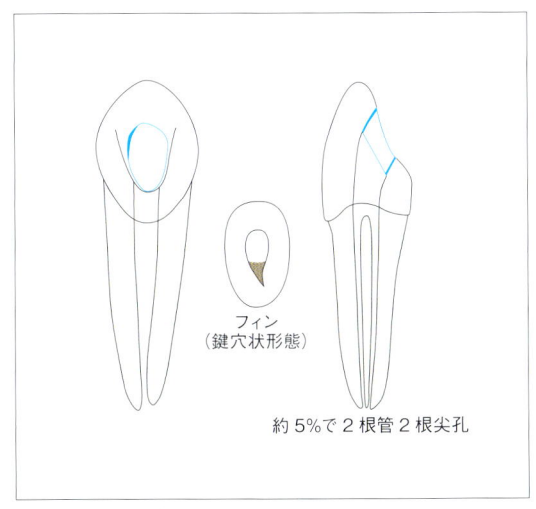

図19　下顎犬歯

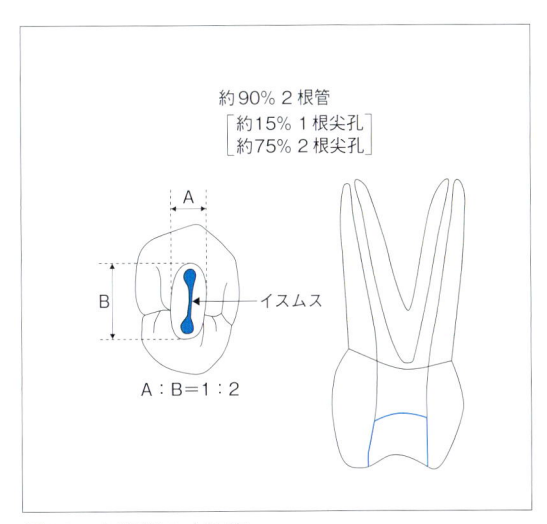

図20　上顎第1小臼歯

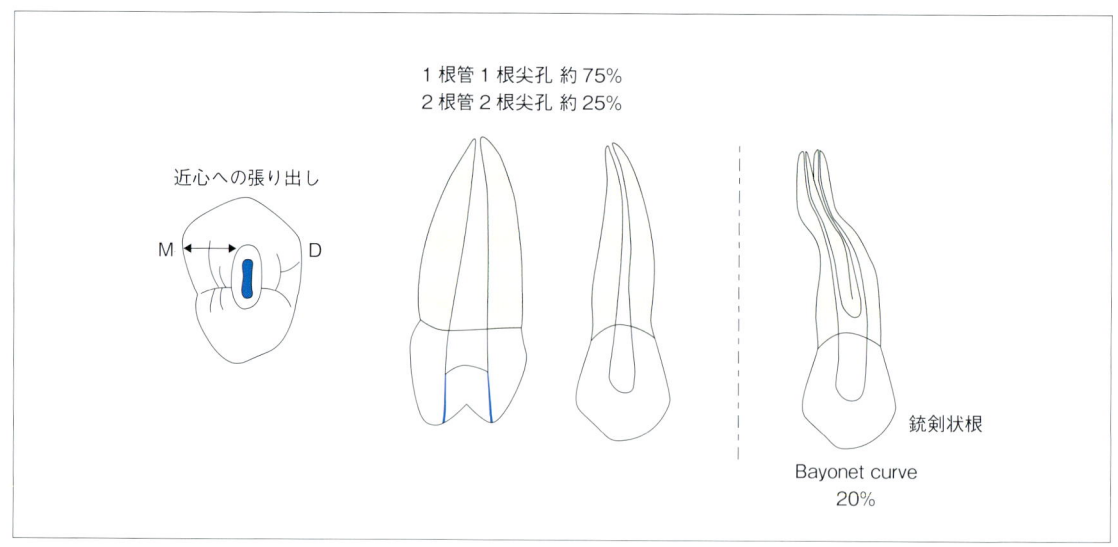

図21　上顎第2小臼歯

7）上顎第2小臼歯（図21）

1根管1根尖孔が約75％なので、近心の張り出しに注意して、やや遠心よりと思われる部位から根管を目指して髄腔開拡を進めるべきである。ただ、歯根がBayonet curve（銃剣状根）を呈する歯が約20％あるので、デンタルX線写真の観察を注意深く行うべきである。必要に応じて偏心投影を行うこともある。このような歯では、例えニッケルチタンファイルを用いても根尖孔までの根管拡大が難しいので、可能な限り歯髄の保存に努めるべきである。

8）下顎第1小臼歯（図22）

犬歯と同様に下顎小臼歯はう蝕になりにくいため、髄腔開拡を施すことが少ないが、注意が必要な歯である。まず、歯冠軸と歯根軸の傾きが大きくズレている（約30°）ので、頬側への穿孔に注意すべきである。次には、約20％で2根管2根尖孔なので、症状の改善がみられない場合には、偏心投影で根管の分岐を確かめるべきである。特に、分岐の位置が根尖に近い低い位置なので、この点も注意すべきである。

9）下顎第2小臼歯（図23）

ほとんどが単根であるが、約40％の歯で根尖が遠心に湾曲しているので、髄腔開拡の際に近心頬側を少し広げる（緑色）と根尖孔への到達が容易になる。

10）上顎第1大臼歯（図24）

頬側面、近心面そして斜走隆線に囲まれた、頬側に底辺をもつ三角形が髄腔開拡の原則である。実際には斜走隆線の幅の半分くらいは遠心側に切削するほうがよい場合が多い（緑線）。側壁の項目で述べたように、根管口を把握するため近心頬側壁を削除する（赤い部分）のがよい。特に注意が必要なのは、近心頬側根で2根管観られるのが約60％なので、もし、歯科用顕微鏡を有しているのなら積極的に活用すべきだが、なくても歪みのできない表面反射型ミラーでの根管直視が重要であ

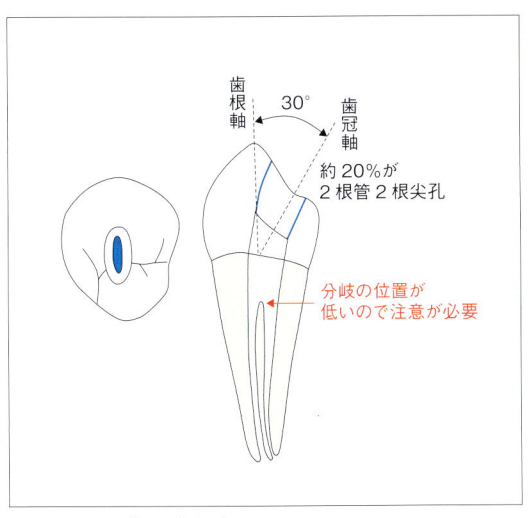

図22 下顎第1小臼歯

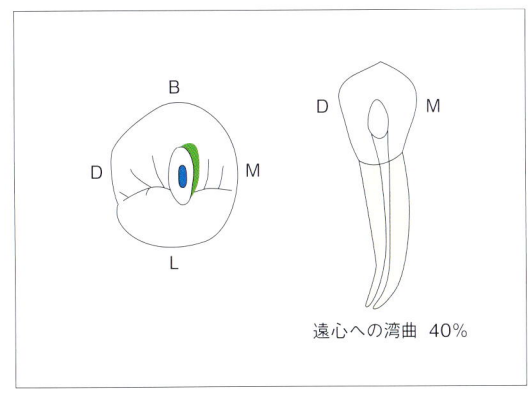

図23 下顎第2小臼歯

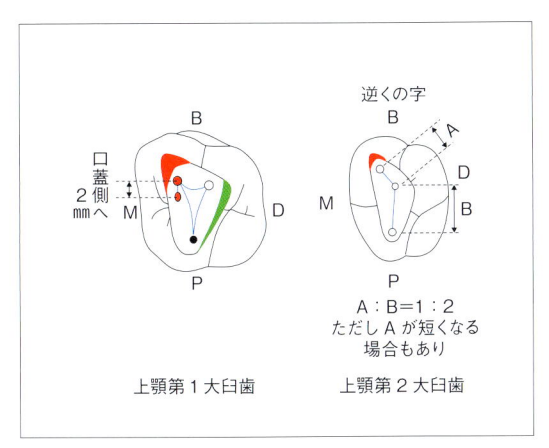

図24 上顎大臼歯

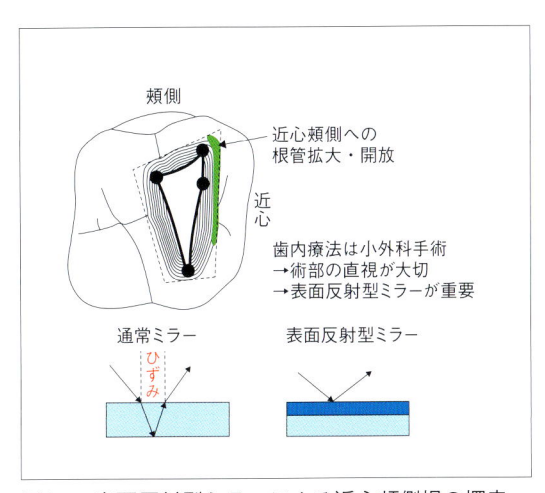

図25 表面反射型ミラーによる近心頬側根の探索

る（図25）。近心頬側頬側根管は見出しやすいが、近心頬側口蓋根管は見出すのが難しい。見つけるためには、見つかった近心頬側根から約2mm口蓋側方向に離れた部位を直探針で探ってみるのがよい。

確かに多くの場合、近心頬側口蓋根を根尖孔まで拡大するのは困難である。困難であるという理由だけで、根管拡大を行わないと、違和感などの症状がいつまでも続く場合がある。

11）上顎第2大臼歯（図24）

3根管を結ぶと「く」の字（逆「く」の字）になるのが基本ではあるが、近心頬側根と遠心頬側根の間隔が極めて短くなっている場合もあるので、注意が必要である。

遠心頬側根が見つからない場合は、近心頬側根と遠心頬側根が近接している場合が多いので、近心頬側根から口蓋根にかけて色の変化を注意深く観察すべきである。

12）下顎第1大臼歯（図26）

　近心側の張り出しが大きいので、髄腔開拡の近心開始位置に注意しないと穿孔が起きることがある。近心根は2根管が多いが、頰側根と舌側根の間にイスムスが観られることもあるので、注意して観察すべきである。一方、遠心根の約30％が2根で、遠心頰側根が小さい場合、遠心舌側根と離れている可能性が高いので、少し広めの四角形に拡大する（緑色）のがよい。

13）下顎第2大臼歯（図26）

　咬合面形態が四角形で、遠心根の90％が単根なので、三角形を基本として髄腔開拡を進めていけばよい。

　特に、大臼歯では根管口明示のためにエンド三角（図11-Ⅵと図26の赤色部）を除去するとよい。

　髄腔開拡を行う場合は、常に冠部歯髄腔、根管口、根の湾曲や数を三次元的に頭に浮かべて治療を進めていくべきである。最近では、コーンビームCTが一般開業医にも広がってきている。このCTを使えば、根管数や湾曲の程度をより詳細に知ることができる。図27は、6|のCT画像（Fine cube、ヨシダ）で、近心頰側根が2根管であることが分かる。

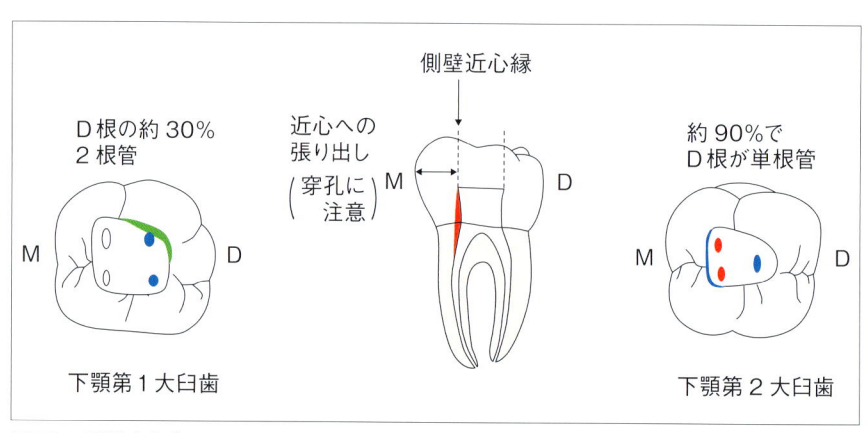

図26　下顎大臼歯

Column

コーンビームCTでどこまで分かるのか

W先生：コーンビームCTで撮影した6̲の近心頬側根の図（図27）が載っていましたが、どこまで分かるのですか。

C先生：今回、インプラント前の顎骨検査に使おうと、コーンビームCTを購入したけれど、歯内療法での検出精度はどれくらいですか。

S先生：画像上の検出精度としては50μmなので、それ以下のことは判断が難しいと考えられます。ただ、50μm以下であっても続いて線状になれば、何らかの判断が可能になります。図27で示した患者さんの他の画像も使って、考えてみましょう。

◎症例　56歳、男性、6̲

亀裂が生じたため、亀裂部を修復。その後、急激に痛んだため、抜髄を受けたとのこと。

①上顎洞底がかなり下がってきており、特に6̲の近心頬側根根尖部付近の遠心口蓋側部で、上顎洞底骨の欠損が認められる。根尖部の炎症により骨吸収が起きたと考えられる。このため、右眼窩部まで炎症が波及して目が腫れたと思われる（図28、31）。

②髄腔開拡・根管口明示のために、近心頬側根のエンド三角を削除するのがよいと思われる（図29）。

③エンド三角を削除することにより、近心頬側根が2根管であることが分かる（図27）。

④歯頸部付近で、遠心頬側根と口蓋根の間にイスムス様の裂溝が見られる（図30）。

⑤近心頬側根の根尖部に、根管の分岐が見られる。ジャスティⅢで測定したら、指示値が一度進んだのが戻り、もう一度上がって根尖孔の値を示す（図31）。

このように、実際に歯や根管を見なくても、髄腔開拡や根管拡大の様子を把握することが、コーンビームCT画像により可能であることを分かっていただけたと思います。せっかくコーンビームCTを買われたのですから、インプラントだけでなく、機会があれば、歯内病変の様子や髄腔開拡や根管拡大をチェックするとよいと思います。

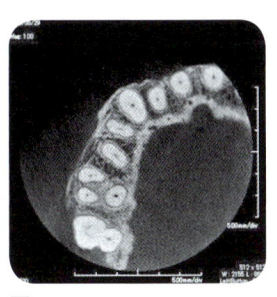

図27

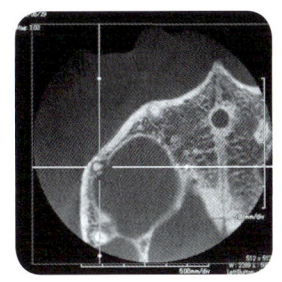

図28

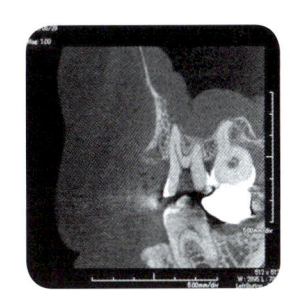

図29

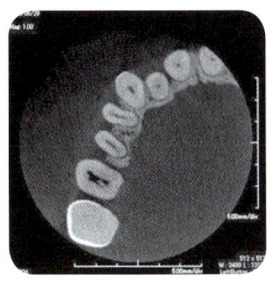

図30

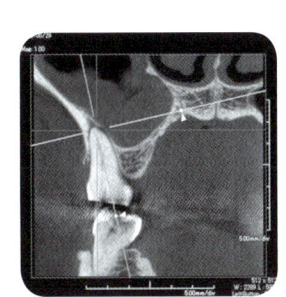

図31

I-3 ラバーダム防湿（イソライトを含む）

小児歯科や障害者歯科でのラバーダム防湿の有用性（図32）をみれば、その重要性が分かる。ただ、歯質の状態が一番であるが、ラバーダム防湿を施す条件（表5）を踏まえて治療に当たるべきである。

ラバーダム防湿による安全性や抗感染性に加えて、顎関節症患者での開口器としての疲労防止の面も考慮すべきである。

1．誤飲・誤嚥防止を考える

歯科治療中に起こる可能性がある「誤飲・誤嚥」は、患者への負担も大きく、生命にもかかわる場合もあることから、可能な限り避ける努力が求められる。特に、歯内治療で用いるリーマーやファイルは針状の器具なので、万が一誤飲・誤嚥した場合は、組織に刺さり、しかも重度の感染を引き起こす可能性が高い。

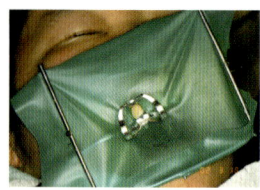

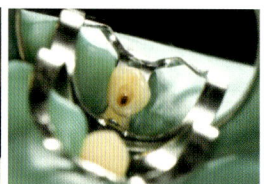

図32　ラバーダム防湿

表5　ラバーダム防湿を施す条件
1. 術者の経験や技量
2. 残存歯質の状態
3. 歯列弓での患歯と隣在歯の位置関係
4. 根管の解剖形態の複雑さ
5. 患者の協力度（体動、開口）

2．これまでの誤飲・誤嚥予防法

1）診療時に心がける事項
（1）診療体位での対処法
①水平位での診療を心がける（背板が中途半端に起きた位置での診療は行わない）。
②水平位で頭部を枕等で上げ、気道へ直接的にモノが行かないようにする（図33）。
③最も誤飲・誤嚥を起こしにくい側臥位にして治療を行う。
（2）口腔内での対処法
①口腔内に十分なガーゼを置く。
②ラバーダム防湿をできる限り行う。

2）注意すべき点
（1）高齢者に対して
①嚥下反射が低下している場合が多いのでむせやすく、誤嚥を起こしやすい。
②咳反射も低下しているので、誤嚥をしても自覚がない場合がある。
③咳き込む様子がない場合でも、診療中は常に誤嚥に注意する。
（2）幼児・小児・障害者に対して
①診療中の突然の体動に注意する。
②常にあらゆる変化に応じられる心構えで診療に当たる。
③診療時間を可能な限り短くする。
④可能な限り介助者の協力を得る。
（3）手袋での診療は滑りやすいことを常に踏まえておく

3．誤飲・誤嚥防止からみたイソライト・プラス®の機能

1）イソライト・プラス®（クロスフィールド）とは
アメリカのDr. Thomas Hirschによって考

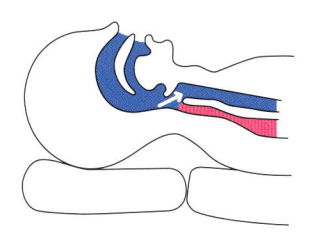

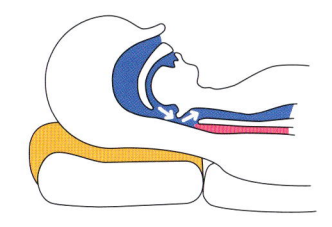

①水平位での診療を心がける（背板が中途半端に起きた位置は避ける）
②水平位で頭部を枕等で上げる
③最も誤飲・誤嚥を起こしにくい側臥位にする（顔を横に向ける）

図33　診療体位での対処法

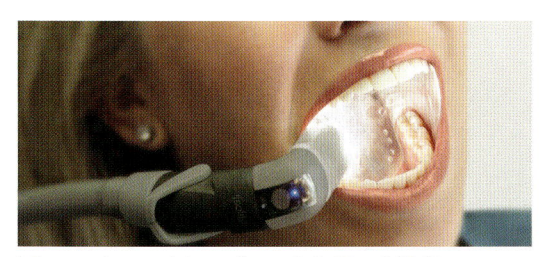

図34　イソライト・プラス®を用いた診療

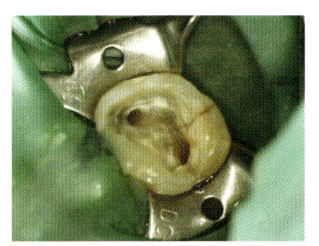

図35　クランプの把持力により明視化されたクラック

案されたもので、装着されたマウスピースによる口腔内照明に加えて、唾液吸引・舌圧排・頬粘膜保護排除・バイトブロック機能を併せもつ装置である。

2) イソライト・プラス®を用いた根管治療

　口腔内を照明することにより、患歯が明視でき、口腔内に入れたガーゼやワッテよりも誤飲・誤嚥を確実に防げるので、価格的問題はあるものの今後の広がりが期待できる（図34）。

4. ラバーダム防湿による傷害

　ラバーダム防湿による傷害は、術者が未熟な場合や患者が若年者の場合に、クランプが歯肉を挟んでしまうのが一般的である。

　ただ、クランプの把持力により、歯質のマイクロクラックが明示される場合（図35）があるので、外傷があった歯には、安易にラバーダム防湿を行うべきでない。

I-4　根管口明示

　根管口を明示せずに、闇雲に根管拡大しようとすると、頬側面への穿孔や髄床底穿孔が起きてしまう。

1. 根管口明示

　適切な側壁の整理を行えば、根管口を見出すのは容易である。更に、エンド三角（図

I.痛みを生じさせずに基本的歯内治療を成し遂げるために　65

11、26の赤い部分）を除去すると、より容易に根管口が見出され、根尖孔への器具の到達が容易になる（2章Ⅲ参照）。

2．根管口拡大

これまで、根管口の拡大にゲイツグリデンドリル、ピーソーリーマーあるいはラルゴリーマーなどの鋼製の器具が用いられてきた。しかし、鋼製であるため、根管口明示のためにドリルやリーマーを曲げたり、捏ねてしまうと破折することがあった。

最近、ニッケル・チタンファイル（Ni-Tiファイル）が実用化され、その特徴である超弾性が上顎大臼歯近心頬側根の根管拡大で実証されている。これには、テーパーが8、10、12°のオリフィス・オープナーと呼ばれているファイルが非常に有効で、根管の湾曲に順応して拡大が可能である（図36）。ただし、根管中央付近で根管は湾曲することが多いので、根管口を広げるとしても、その深さは2〜3mmで止めるのがよい。深くなくても根管口が拡大されていれば、リーマーやファイルが容易に根管へと導かれるばかりでなく、根尖孔へ到達しやすくなる。

つまり、側壁の近心側拡大、エンド三角の除去、根管口の拡大は根管の「く」の字現象の解消（図37）に繋がり、根尖孔拡大に極めて有益である。

3．根管口を見つけにくい場合

高齢者や重度のう蝕があった歯では根管が石灰化してしまい、根管口が見つからない場合がある。

このような場合には、以下の手段で根管口を探すのがよい（図38）。
①通常ある位置を直探針で探る。
②髄床底にある溝に添って探る。
③根管内に外から光を当てて、黒色の点を探す（光重合用レジン照射器でもよい）。
④根管内をヨードチンキで染めた後、根管内をアルコールで拭き取り、色の違う点を探す。
⑤EDTA-Naキレート剤（RCプレップ、ファイリーズ）で根管口付近を軟化させ、直探針で探る。

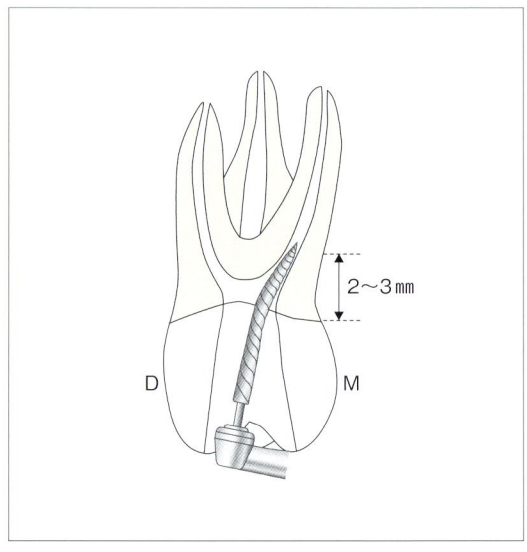

図36 Ni-Tiファイル（オリフィス・オープナー）による上顎大臼歯近心頬側根の根管口拡大

●通常ある位置を直探針で探る
●髄床底にある溝に添って探る
●根管内に外から光を当てて、黒色の点を探す
●根管内をヨードチンキで染めた後、根管内をアルコールで拭き取り、色の違う点を探す
●EDTA-Naキレート剤（RCプレップ、ファイリーズ）で根管口付近を軟化させる

図38 根管口探索法

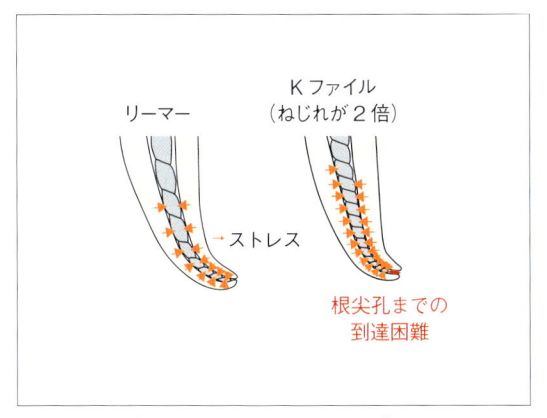

a：リーマーとKファイルのストレスの違い

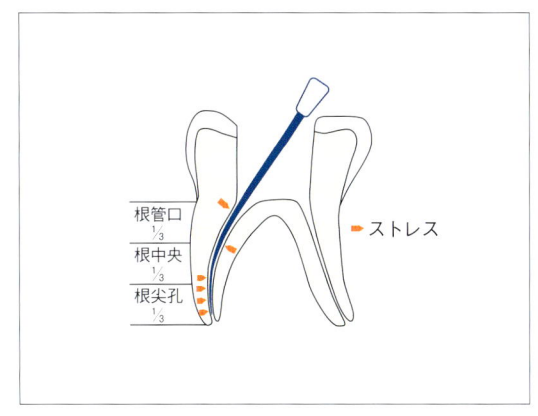

b：「く」の字現象

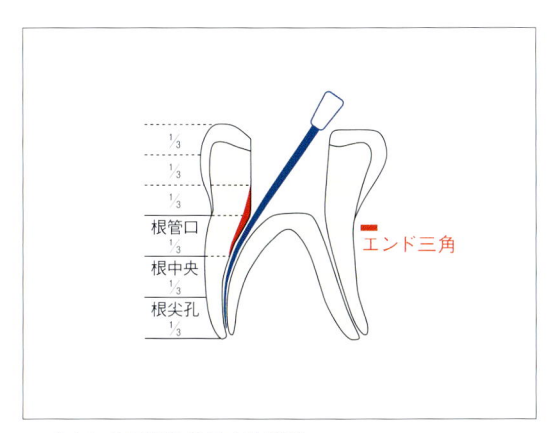

c：「く」の字現象の最大改善部

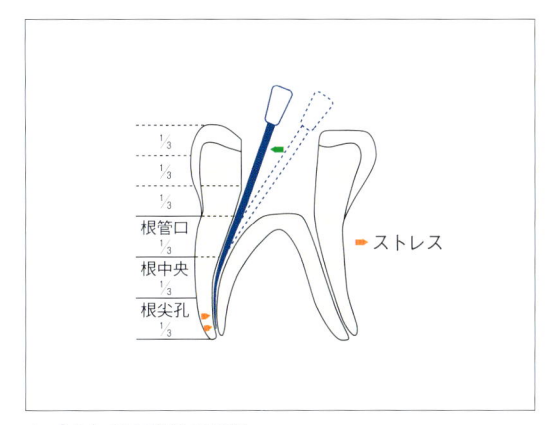

d：「く」の字現象の解消

図37a～d 「く」の字現象の解消

I-5 根管長測定

　歯内治療において、歯科医師が治療可能な領域はセメント質・象牙質境（CDJ）で構成される根尖孔までである（図39）。具体的治療としては、根管拡大・形成、根管洗浄、根管貼薬、そして最終処置である根管充填である。この一連の処置で、注意しなければならないことは、根尖孔を越えてリーマーやファ

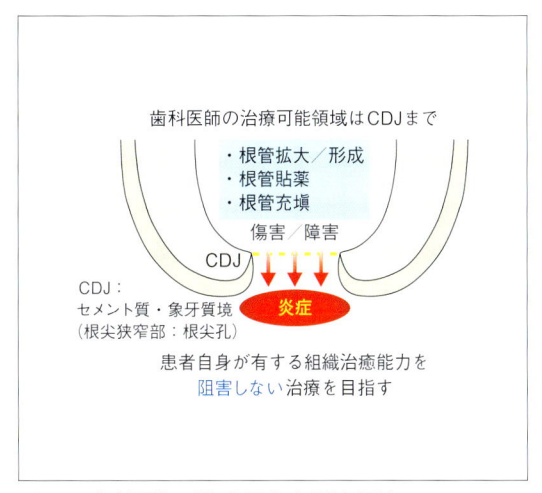

図39　歯科医師が治療可能な根管領域

I. 痛みを生じさせずに基本的歯内治療を成し遂げるために　67

イルを突き出し、根尖部歯周組織に傷害・障害を与えて（図40）、患者自身が有する組織治癒能力を阻害しないことである。

1．電気的根管長測定の基礎

根管長を測定するための方法として、手指感覚、X線写真での比例計算、電気的根管長測定が行われてきた。このなかで最も正確に根尖狭窄部を見出すことができる、電気的根管長測定から述べる。

1）各部位における電気抵抗値（図41）

健全歯面のエナメル質では600KΩ以上の抵抗値を示す（C_1）が、う蝕が進み、象牙質まで達すると250KΩ以下の値を示す（C_2）。露髄すると15KΩ以下（C_3）になり、根尖狭窄部では6KΩ（測定周波数が400Hzの場合）を示す。この電気抵抗値の変化を生体内の電流値の変化として捉えたもの（図42）が、電気的根管長測定器である。

2）電気的根管長測定器の変遷

電気的根管長測定法は、Custer[1]が1918年にその可能性を提唱したのが始まりである。その後、Suzuki（1942年）[2]がイヌの歯の根管に歯内療法小器具（リーマー、ファイル）を挿入して実際の測定を行った。つまり、この器具と歯根膜、歯槽骨、口腔粘膜、電極（排唾管）に直流電流を流し、その間の電気的抵抗を測定し、根尖孔で一定の値であることを証明した。

ヒトへの応用可能な装置としては、Sunada[3]がヒトでの測定で見出した、根尖孔での抵抗値が6.0KΩであることを基にしたRoot Canal Meter（小貫医科器械）が1969年に世界で初めて販売された。その後、測定時に患者が痛みを感じるなどの問題点を解決した新たな装

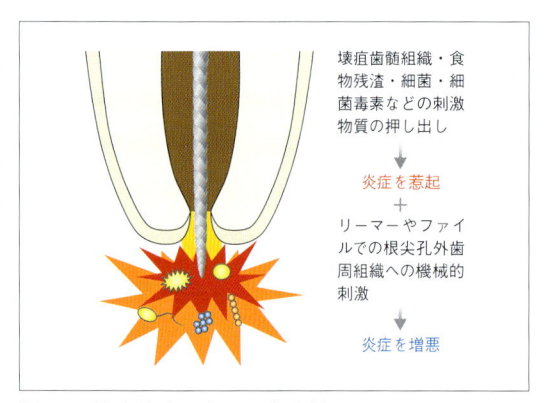

図40　根尖孔突き出しの為害性

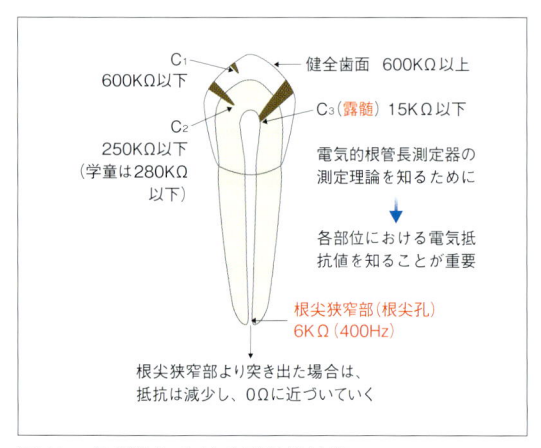

図41　各部位における電気抵抗値

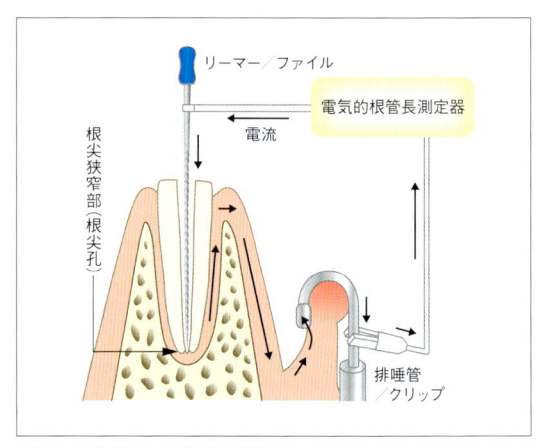

図42　生体内の電流の流れ

置として Endodontic Meter SII が現在も市販されている。しかしながら、Root Canal Meter 市販後にヨーロッパで発売された Dentometer (Dahlin Electromedicine, Copenhagen, Denmark) や Endo Radar (Electronica Liarre, Imola, Italy) の測定精度が極めて低かったため、電気的根管長測定法は長い間欧米で信頼を得ることができなかった。

このため、電気的根管長測定器の開発は主に日本で行われ（図43）、現在に至っている。

3）世代的流れと測定精度

(1) 第一世代の測定器

第一世代の電気的根管長測定器としては、ルートキャナル・メーターとエンドドンティック・メーター（小貫：EMと略す）が挙げられる。

これらの測定器を用いる場合に重要なことは、根管内を乾燥させて測定することである。第一世代の測定器は、測定に用いる電流が1種類（EMなら400Hz）で、電流をそのまま表示する（直示方式）。ただ、根尖孔からの出血や排膿、あるいは次亜塩素酸ナトリウムのような伝導性の高い溶液で根管内を洗浄すると、測定不能になるという欠点がある。

EMの測定器としての特徴を見出すために、人工根管を用いて電流値の変化を測定し

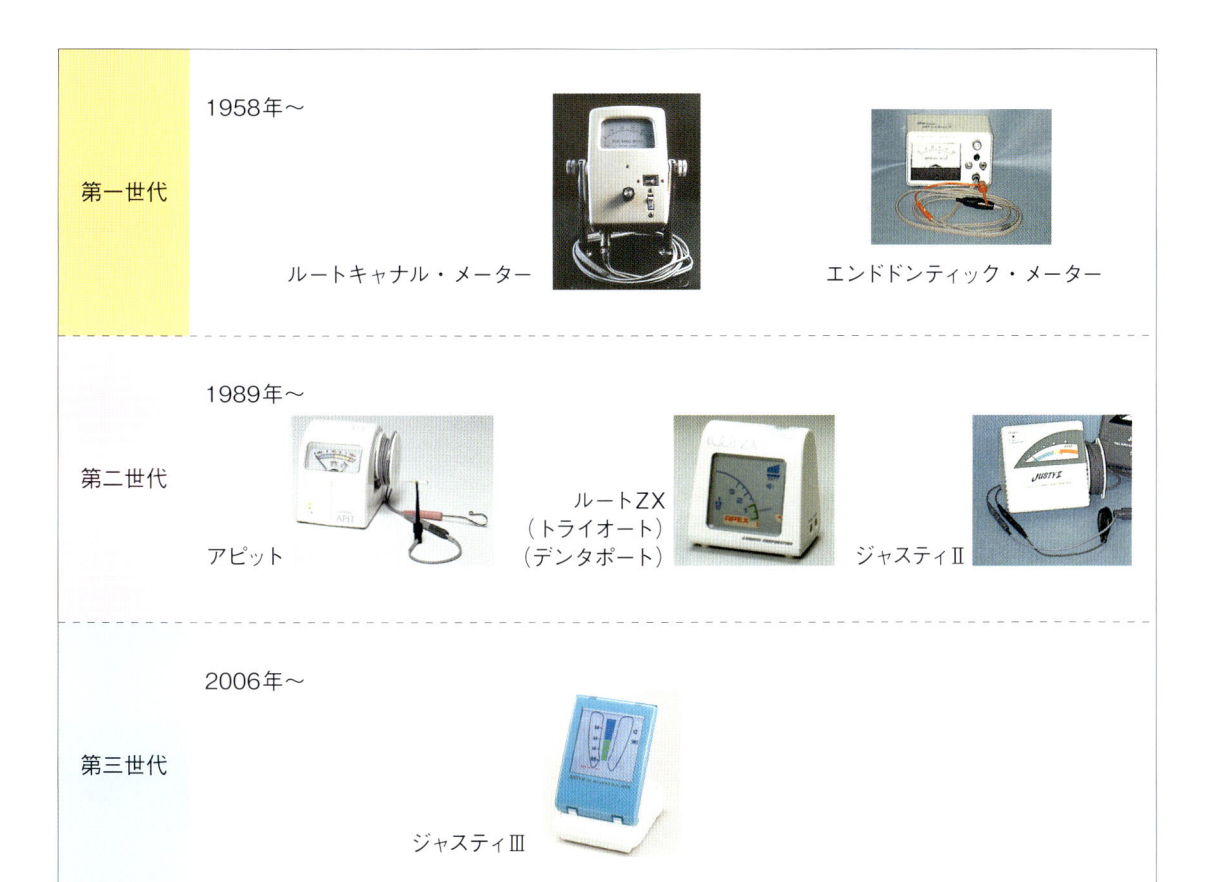

図43 測定機構からみた電気的根管長測定器の変遷

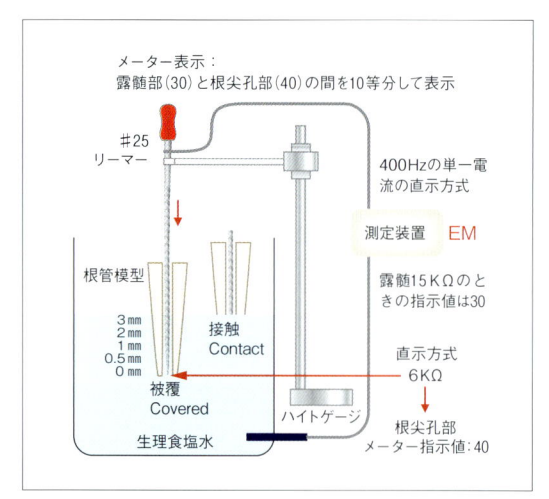

図44 人工根管の電流値測定法（EM）

た（図44）[4)]。その結果、砂田らが提唱した根尖孔を示す40では、突き出る傾向があることが分かった（図45）。特に細いリーマーやファイルで顕著で、どうしても根尖孔から突き出さないと測定に必要な電流量が得られなかった。現在は指示値38で使われている。

(2) 第二世代の測定器

第二世代の電気的根管長測定器は2波長の測定器で、第一世代のものとは異なり、根尖孔からの出血や排膿、更には電気伝導性薬剤が存在しても根尖孔の検出が可能である。そのため、EDTA-Na（RCprep®、ファイリーズ®）などのキレート剤存在下での根管拡大が可能である。製品としては、アピット®（長田：APと略）、ルートZX®（モリタ：ZXと略）そしてジャスティⅡ®（ヨシダ：JT2と略）である。

2波長測定器の最初のものはAPであり、5kHzと1kHzの周波数での電流値の差が急激に変化する部位（引き算方式）を根尖狭窄部としている。APは歯根被覆の影響を受けないが、根尖狭窄部よりわずかに手前を根尖孔と示す傾向がある（図46）。

根管ごとの調整を必要としていたAPを改善するため、8kHzの電流値を400Hzの電流値で割って（割り算方式）、その商が一番小さい部位を根尖狭窄部とするZXが作られた。その後、切削装置と組み合わせたトライオート、デンタポートと展開しているが、測定機構に変化はない。割り算方式のため、微小な変化が消失し、根尖近くで急激な指示値変化を示す。測定に多くの電流を必要とするため、やや突き出しの傾向が見られる（図47）。

第一世代の特徴である直示方式に、第二世代の比較補正概念を加えたのが、JT2である。500Hzの電流値を基準とし、2kHzと500Hzの電流で補正を加え（補正方式）、値の変化が一番著しい部位を根尖狭窄部としている。根尖狭窄部の検出精度は高い（図48）。

2. 根尖狭窄部からの長さが分かる電気的根管長測定器の開発

1) なぜ根尖狭窄部からの位置を把握する必要があるのか

リーマーやファイルを根尖狭窄部から突き出すことの為害性については既に述べた（図40）。特に、根尖での湾曲が常に観られる日本人の歯では、根管拡大・形成時の力の方向や強さをコントロールする必要がある。

このことから、根管拡大・形成時に自分が用いているリーマーやファイルの先端が、どの位置にあるかを正確に把握し、三次元的イメージで根管内を捉えながら治療を進めることが、痛み発現防止のために非常に重要である。

2) 根尖狭窄部からの長さ測定原理

電気的根管長測定に与える影響因子を考え

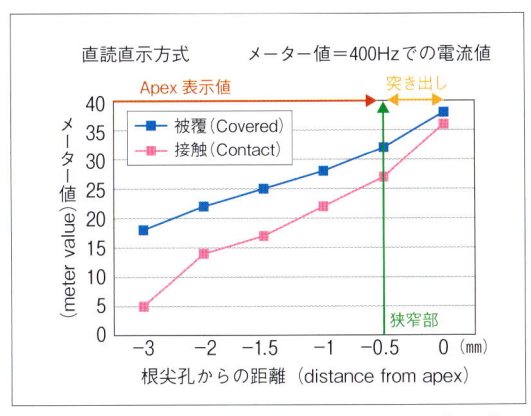

図45 エンドドンティック・メーターSⅡの指示値の変化

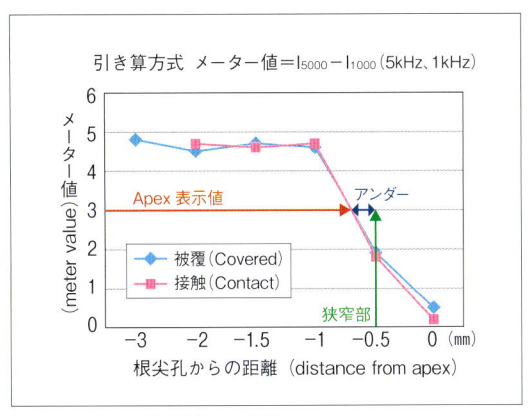

図46 AP7の指示値の変化

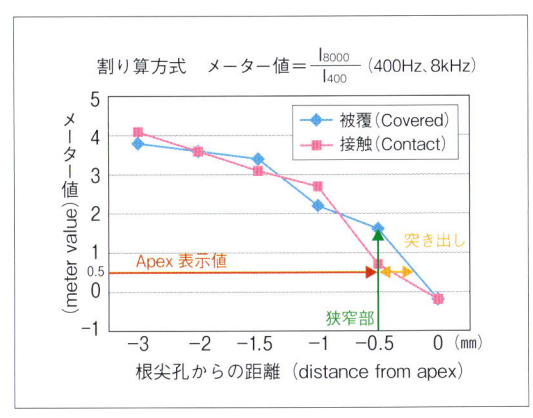

図47 ZXの指示値の変化

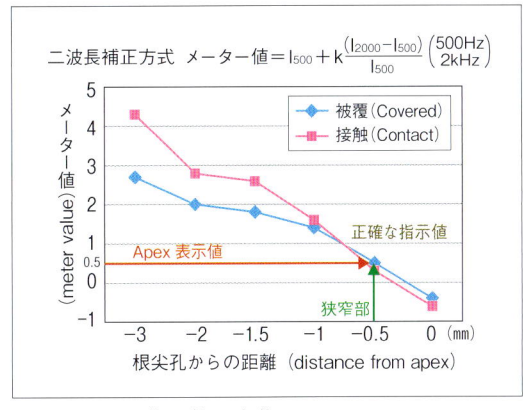

図48 JT2の指示値の変化

た場合、電気的抵抗は根管内の組織・溶液がもつ固有の抵抗率と根管の長さに比例し、根管の断面積に反比例する（**図49**）。このことから、長さは得られた電気抵抗と断面積を掛け合わせたものを抵抗率で割ったものと仮定できる。

この仮定のもと、断面積の影響を把握できれば長さが測定できることになり、このことが基本的測定原理である。

3）根管断面積を考えた根管形態と標準曲線

ある種の断面が積み重なったものが根管形態になるので、円筒型、円錐型、段付き根管の3種の人工根管を基礎実験対象として実験

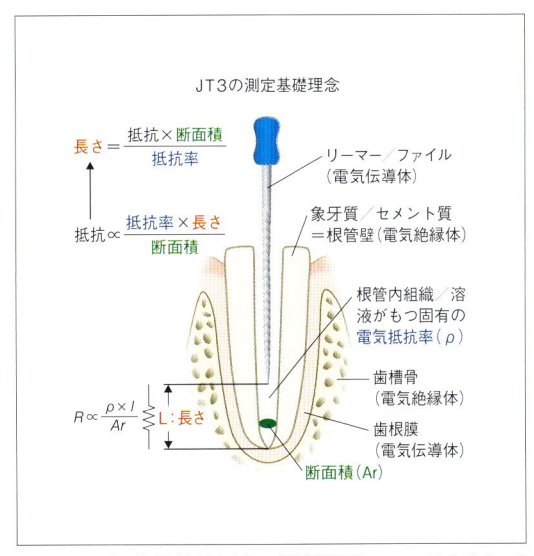

図49 電気的根管長測定の影響因子。Lの長さを知るために

Ⅰ．痛みを生じさせずに基本的歯内治療を成し遂げるために

を行い（図50）、3本の基準曲線が得られた。つまり、円筒根管には標準曲線A、円錐根管には標準曲線B、段付き根管には標準曲線Cが対応することが分かった（図51）。500Hzと2kHzの電流値をXY軸に、根尖狭窄部からの長さをZ軸に取り、実際の電流測定値がどの標準曲線上に合っているかを検証することで、根尖狭窄部からの長さが表示できる（図52）。

このように、得られたデータを統合し、補正して表示する方式（統合補正方式）の測定器として、著者らはジャスティⅢ（ヨシダ：JT3と略）を作り上げた。

4）抜去歯での検証

抜去歯でJT3の性能を検証したところ、3種の標準曲線があることが確かめられた（図53～55）。このことは、臨床での測定でも確認された。

3．第三世代の根管長測定器

電気的根管長測定器は常に患者の目に触れるものである。従って、測定コードが測定器

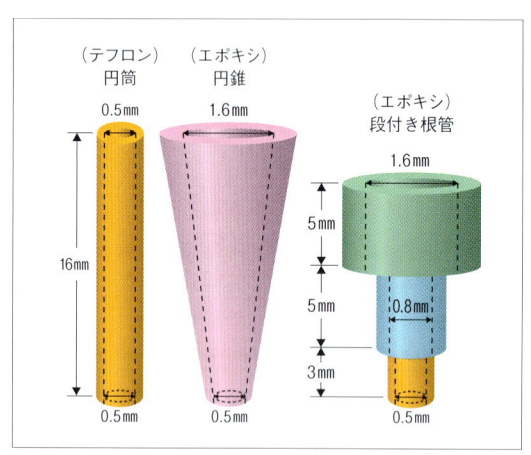

図50　人工根管における3種の形態

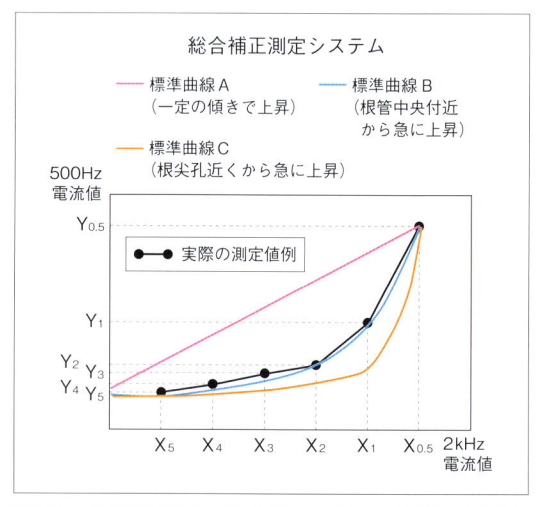

図51　2種類の電流値を用いたX・Y座標と3種の標準変移曲線

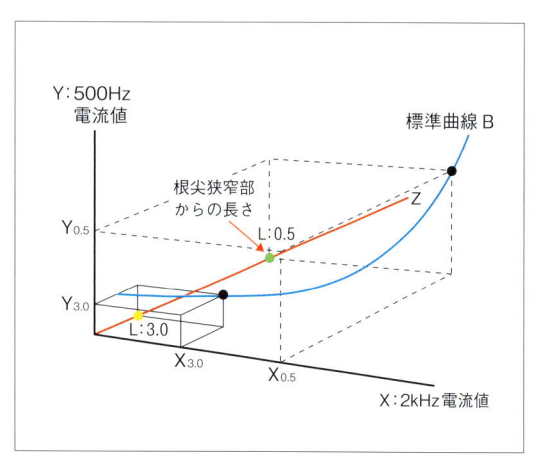

図52　JT3の三次元的測定指示値

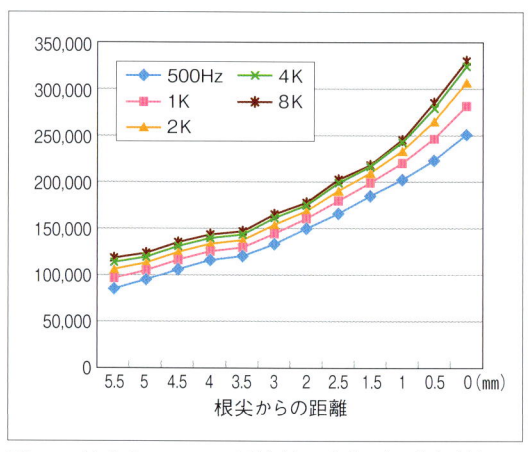

図53　抜去歯における電流値の変化（円筒根管）

に巻きつけてあるということは患者に違和感を与えかねない。JT3は、測定コードを本体に収納するだけでなく、表示画面の角度を変えることが可能なので、術者の背の高さに十分対応し、正確に測定値を読み取ることが可能になっている。

　測定精度としては、根尖狭窄部から3mm以内であれば、0.1mm単位で測定が可能である。つまり、患者に違和感を与えず、正確に根管内のリーマーやファイルの先端位置を把握した治療が可能になったことで、JT3は第三世代の根管長測定器と呼ぶに相応しい測定器といえる。

4. 電気的根管長測定器が今後求められる機能

◎穿孔部や側枝での電流の流れ

　根管拡大の途中で誤って穿孔した場合や側枝が存在した根管に電気的根管腸測定器を用いた場合には、電流は根管途中で一時的に根尖狭窄部に近い値を示す。しかし、その部位をすぎると電流は流れにくい状態になり、値が小さくなり（図56）、根尖狭窄部に到達すると正しい値を示す。従って、測定値の表示の変化を観察することで、根管内の状況を推測して治療することは、痛み発現防止や痛みの原因究明に有効である。

5. 側枝の検出・表示の可能性

　開業医にて半年前に治療が終了したと言われたが、左下小臼歯部の違和感が継続してい

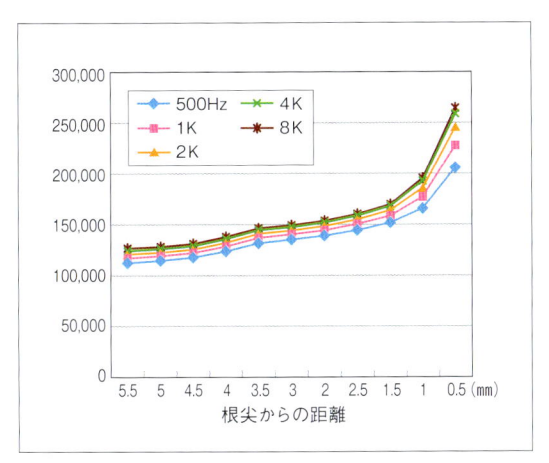

図54　抜去歯における電流値の変化（円錐根管）

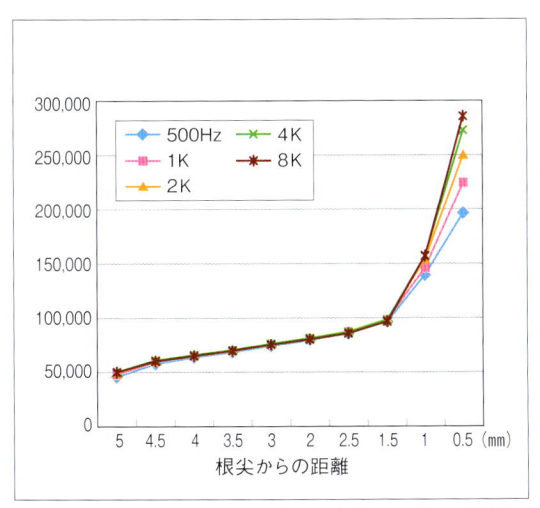

図55　抜去歯における電流値の変化（段付き根管）

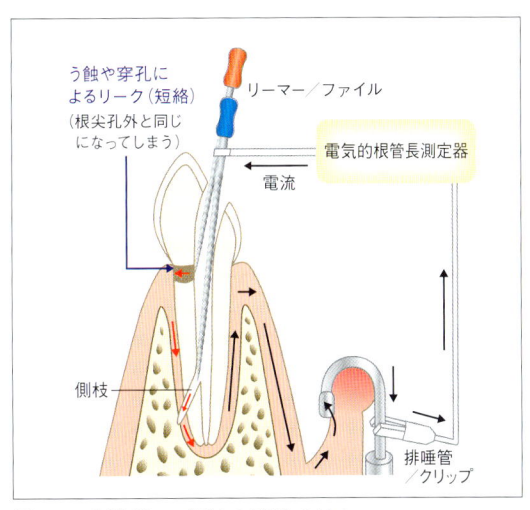

図56　穿孔部、側枝の電流の流れ

たため来院した患者のデンタルX線写真（図57）を観ると、└5 の根管の2/3は根管充塡されていて、歯根遠心屈曲部に側枝によって生じたと考えられる小豆大の透過像が観られた。このことが起きた原因としては、歯根が屈曲していたために拡大を止めたのか、あるいは根管長測定器の値が根尖狭窄部に近い値を示したことで、根尖狭窄部と誤って判断したためと考えられる。

著者らは人工的に側枝を形成し、電流値の変化を、JT3を用いて測定した（図58）[5]。図59はその結果の1例で、根尖狭窄部の大きさが0.3mmで、根尖狭窄部から4mm歯冠側に直径0.4mmの側枝を有したものの結果である。根尖狭窄部から0.34mm付近が突き出た大きなカーブが得られた。

この結果から、JT3での側枝検出、位置表示の可能性が見出された。今後は、この図のような変化から側枝の検出治療が可能になり、治療後の痛み発現が防止できるようになってくると考えられる。

6．X線写真での根管長測定

根管や根尖孔外歯周組織の状況・状態が、電気的根管長測定の基礎となる電流に影響を与え、測定がズレることも考えられる。また、根管が開かない場合や側枝が見出された場合のリーマーやファイルの先端の位置を肉眼的に確認する必要があるので、X線写真による根管長の測定確認は否定しないが、根尖部の湾曲を考えた場合、比例計算による根管長の決定は行うべきではないと考えている。

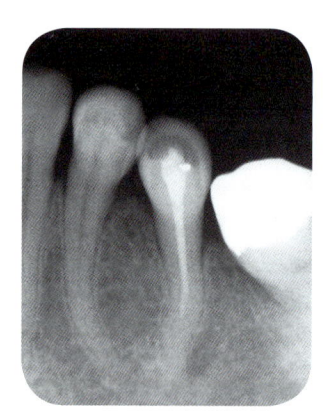

図57　根管充塡後、側枝のために痛みを訴えた症例のデンタルX線写真

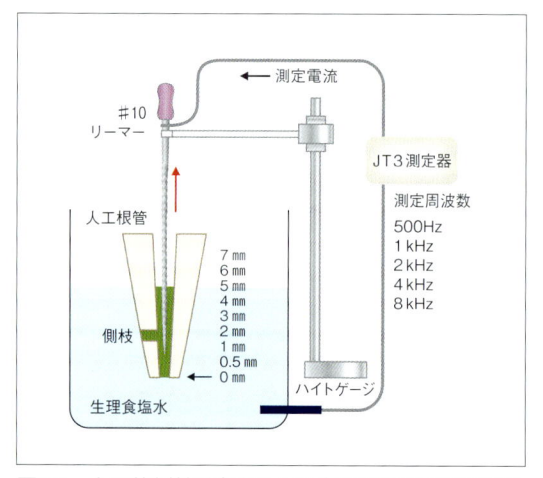

図58　人工的側枝を有する人工歯根模型での測定実験

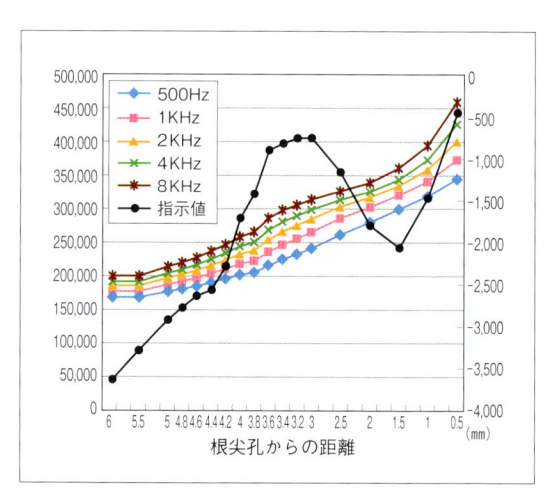

図59　JT3を用いた人工的側枝の検出例

7. 手指感覚での根管長測定

手指感覚だけでの根尖狭窄部検出は非常に難しく、根尖狭窄部の太さが0.4mmまでなら検出可能な場合もあるが、通常は行うべきではない。ただし、乳歯で外部吸収のために電気的根管長測定が不可能な場合には、行うこともある。

8. まとめ

安定した測定を行い、根尖部歯周組織を傷害させないためには、電気的根管長測定器を用いてイニシャルサイズを決定する際、根尖狭窄部の太さと測定に用いているリーマーの太さの比率が重要である（図60）。この割合が適正でないと、メーター値がふらついてしまう。このことは、根尖狭窄部の太さに対するリーマーの太さの割合が小さすぎるため（比抵抗が不適切）に生じたもので、次の太いサイズでの測定を行うことで適切な測定が可能になり、根尖孔外歯周組織に傷害を与えることがなくなると考えられる。従って、電気的根管長測定器の指示値が大きくふらついている場合は、すぐに次の号数のリーマーやファイルを用い、安定的な指示値を得るようにすべきである。

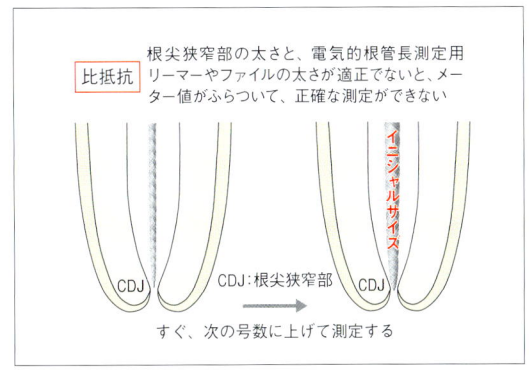

図60 根尖狭窄部の直径とリーマー・ファイルの太さの関連性

【参考文献】
1) Custer C: Exact methods for locating the apical foramen. J Nat Dent Assoc, 5: 815-819, 1918.
2) Suzuki K: Experimental study on iontophoresis. Jap J Stomatology, 16: 411-429, 1942.
3) Sunada I: New method for measuring the length of the root canal. J Dent Res, 41: 375-387, 1962.
4) 平田千賀子，平田政嗣，庄司 茂：測定機構の異なる4種の根管長測定器の根尖指示値の基礎的・臨床的比較. 日保誌，47：829-838，2004.
5) Shoji S, Yamaki K: Finding the location of lateral canal based on the absolute value of two electric current readings in vitro. 2007 IFEA 7th World Endodntic Federation, 2007 August, Vancouver, Canada.

I-6 根管拡大・形成（抜髄）

処置内容としてはほぼ同じであるが、歯髄炎での処置名である抜髄の場合と、根尖性歯周炎での処置名である感染根管治療には、痛みの発現防止という面での注意点は大きく異なっている。ただ、抜髄と感染根管治療で共通の注意すべき項目もあるので、まず、共通項目を述べ、ついでそれぞれの項目について述べる。

1. 共通の注意点

1）共通している注意項目

根管拡大と根管形成は似た用語であり、実

際の臨床では1つの操作にこの2つの内容が含まれていることが多い。

　根管拡大は、感染あるいは壊疽した歯髄組織、罹患した象牙前質や象牙質、更には根管内に残留した異物や細菌を物理的に除去し、可及的に根管内を無菌化しようとする処置法である。

　一方、根管形成は根管充填が適切に行えるように、根管形態を整えることで、特に根尖狭窄部にアピカルシートを形成することが主目的の処置法である（**図61**）。このアピカルシートが形成されず、根尖狭窄部が破壊されてしまうと、歯内治療の最終処置である根管充填で、根管充填材が突き出してしまい、根尖部歯周組織に対して傷害を与え、患者は常に痛みや違和感を感じることになる。ただし、

この突き出しによる根尖部歯周組織の反応は抜髄と感染根管治療の場合には異なる様相を呈することになる（**図62、63**）。

　抜髄の場合は、リーマーやファイルで根尖狭窄部を破壊した際に生じた根尖部歯槽骨欠損部での炎症が沈静化しかかっていたものが、根充材の突き出しによって炎症の再燃が生じる。更に、歯根膜腔内に突き出たガッタパーチャポイントや根管充填用シーラーによる物理的・化学的刺激による炎症が生じてしまう（**図62**）。

　一方、感染根管治療の場合には、治療前に存在していた骨吸収病変部が、治療によって肉芽組織に変化し治癒に向かっていたが、突き出たガッタパーチャポイントや根管充填シーラーによる物理的・化学的刺激によって炎

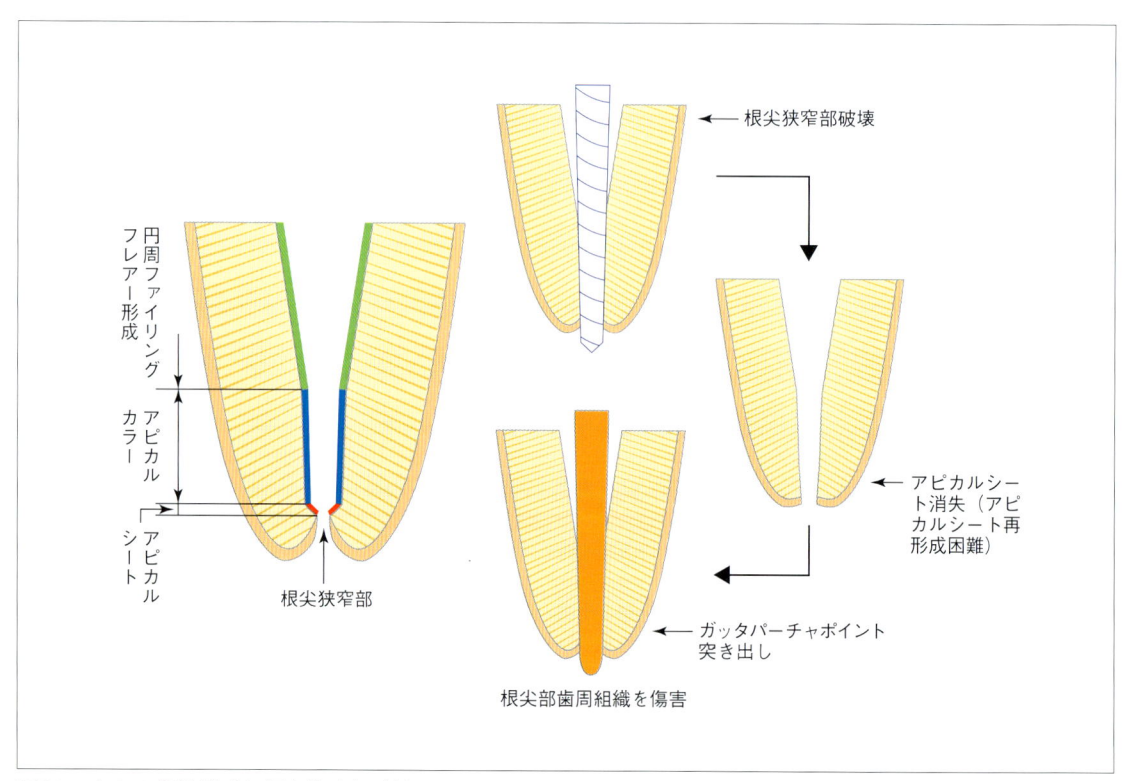

図61　本来の根管形成と根尖狭窄部破壊

症の再燃が起きてしまう（図63）。特に感染根管の場合は、根尖狭窄部付近の象牙質も細菌に感染し軟化している可能性が高いので、根尖狭窄部を破壊しないように、慎重な根管拡大・形成操作が求められる。

2）根管口から根尖孔までの根管形態

Ⅰ-2の「髄腔開拡」の項目で、根管の数や根管の湾曲について述べているので、参照願いたい。

根管口から根尖孔までの根管形態は、頬舌的に扁平な楕円形態が基本である（図64）。

しかし例外があり、上顎中切歯では近遠心的に扁平な楕円（図65）で、もう一つは、下顎大臼歯の近心根で円形の形態（図66）を示す。これらの点を踏まえて、フレアー形成や円周ファイリングを行わないと、根管内に罹患象牙質、異物、細菌などの取り残しや、スリットパーフォレーションを起こし、根管充填してしばらくあとに違和感や疼痛を訴える原因となる。

3）リーマーやKファイルの使用上の注意点

学生にリーマー、Kファイルそして H ファ

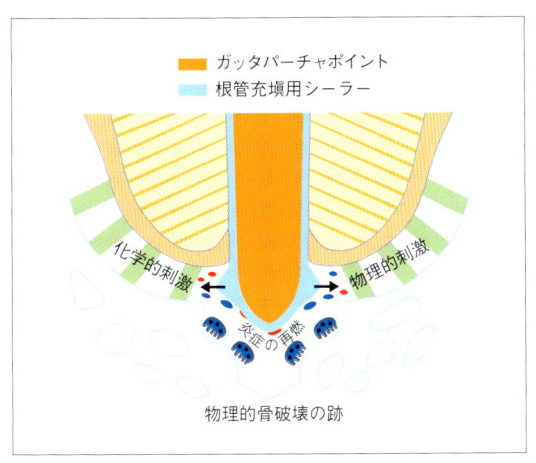

図62　抜髄症例における根充材の突き出し

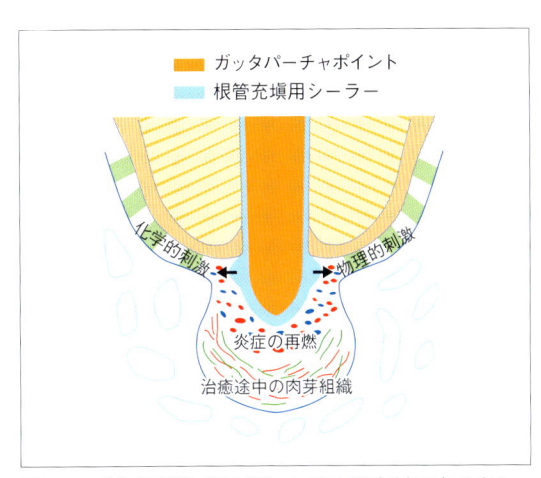

図63　感染根管治療症例における根充材の突き出し

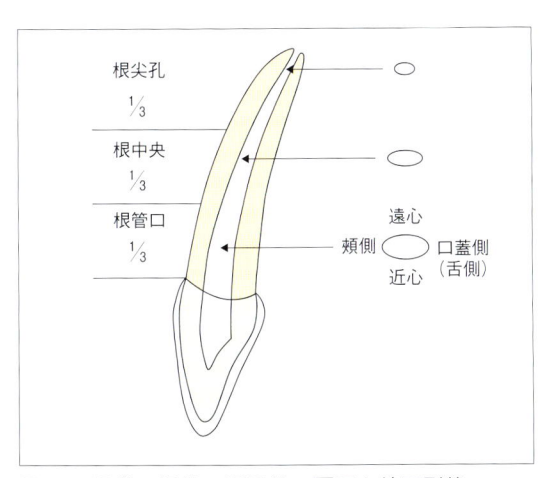

図64　通常の根管は頬舌的に扁平な楕円形態

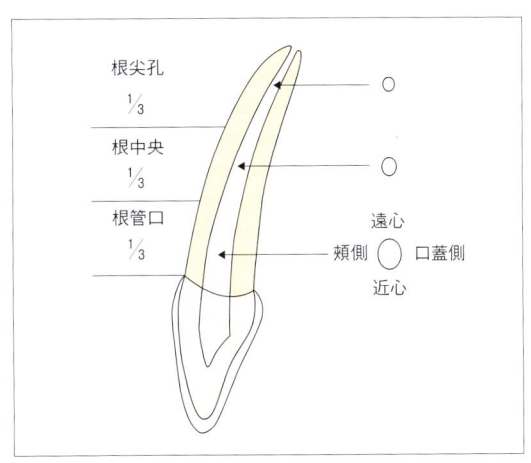

図65　上顎中切歯の根管形態

Ⅰ. 痛みを生じさせずに基本的歯内治療を成し遂げるために

イルの違いは何かと問えば、Kファイルはリーマーを2倍ねじったものとまず答える。次に、リーマーはリーミングによる根管拡大に優れ、Hファイルはファイリングに優れていて、Kファイルはリーミングもファイリングも可能と答えるのが一般的である。

Kファイルはリーマーを2倍ねじったものであるため刃部の山の部分が多い。湾曲根管では、根管拡大時に根管の途中で接する山の部分が多いため根管壁からのストレスが多くかかり、根尖孔までの拡大が難しい場合がある（図67）ので、注意が必要である。

ただ、Kファイルはリーマーを2倍ねじったものであり、同じ号数のリーマーよりはわずかに細い（ISO規格はリーマーのみに適用されている）ので、根尖孔までリーマーで拡大したあとの根管治療では、Kファイルを用いたほうが異物の押し出しが少なくなり、痛みの発現を防ぐことができる。

4）「く」の字現象の解消

髄腔開拡の根管口明示でも、下顎大臼歯根管口での「エンド三角」の除去について概説したが、ここでは根尖孔付近での根管拡大・形成に重点をおいて述べる。

リーマーやファイルに生じる「く」の字現象は、根管口、根中央部、根尖孔で生まれるストレスによって生じる現象である（図68）。これらのストレスは解消する必要がある。しかし、我々が治療可能なのは、根管口のエンド三角除去といった、大きく根管口を拡大することのみである（図69）。このことにより、「く」の字現象は改善され、根尖孔への到達が容易にはなるが、依然としてリーマーやファイルの物性としての弾力による、

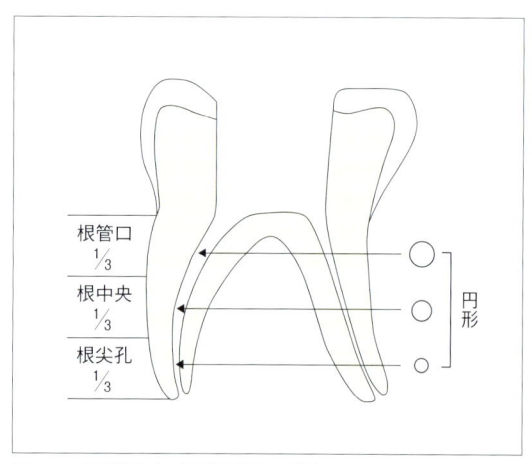

図66　下顎大臼歯近心根の形態

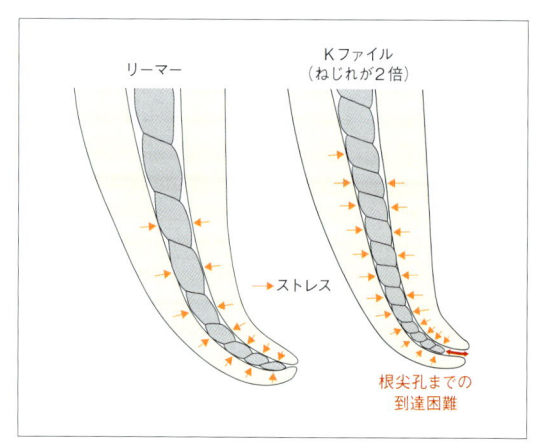

図67　リーマーとKファイルのストレスの違い

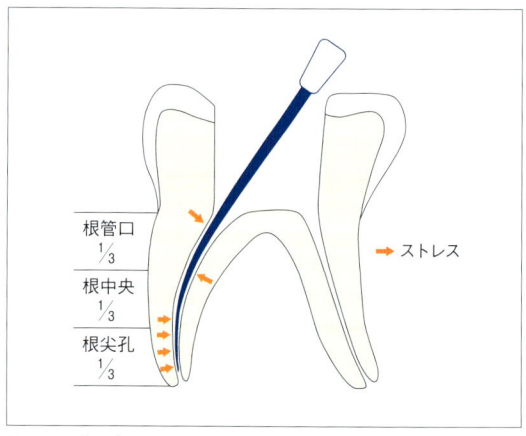

図68　「く」の字現象

外湾でのストレスが残っていることを忘れてはいけない（図70）。

5）根尖孔付近での注意点

根尖孔近くまで挿入したリーマーやファイルで、リーミングやファイリングを行う際に、外湾に生じるストレスに注意が必要である。

この外湾からストレスに逆らって、根尖孔に向かって過剰な押す力と回転力を加えてしまうと、レッジやパーフォレーション（穿孔）などの不適切な根管拡大（図71）になってしまう。

一方、湾曲根管に追随しながら、何とか根尖孔まで到達したのに、リーマーやファイルの外湾方向へのそりを考えずに、無理にリーマーやファイルを歯冠側方向に引き上げてしまうと、トランスポーテーションやジップなどの不適切な根管拡大になってしまう（図72）。このことで、根尖部歯周組織に傷害を与えて痛みを発現する可能性があるので、十分な注意が必要である。

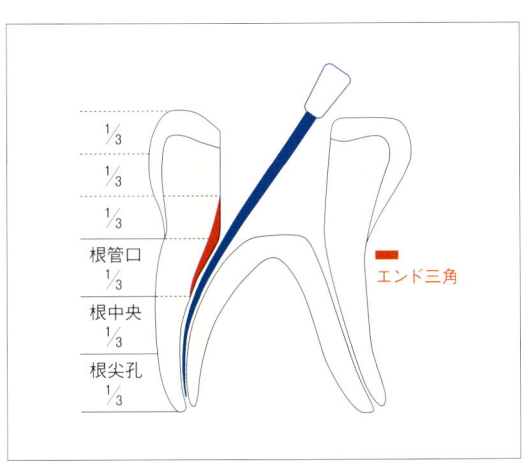

図69　「く」の字現象の最大改善部

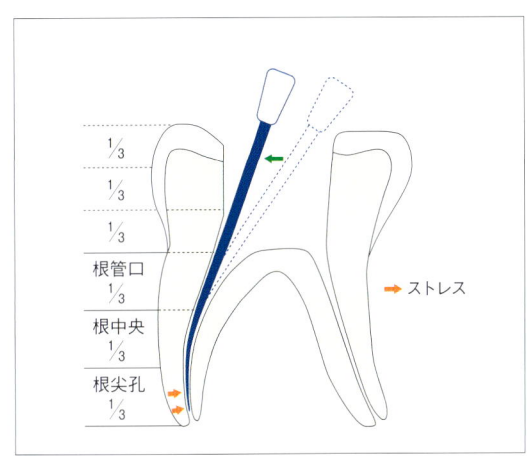

図70　「く」の字現象の解消

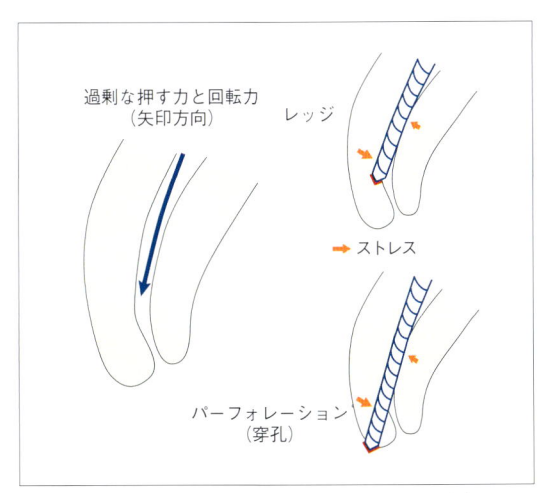

図71　不適切な根管拡大（過剰な回転切削力）

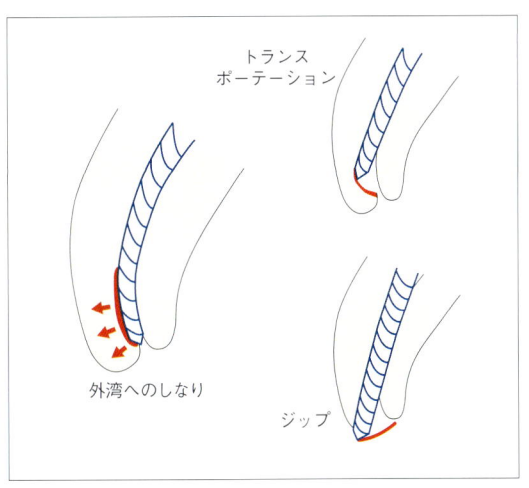

図72　不適切な根管拡大（無理な引き上げによる外湾への過大な力）

I. 痛みを生じさせずに基本的歯内治療を成し遂げるために

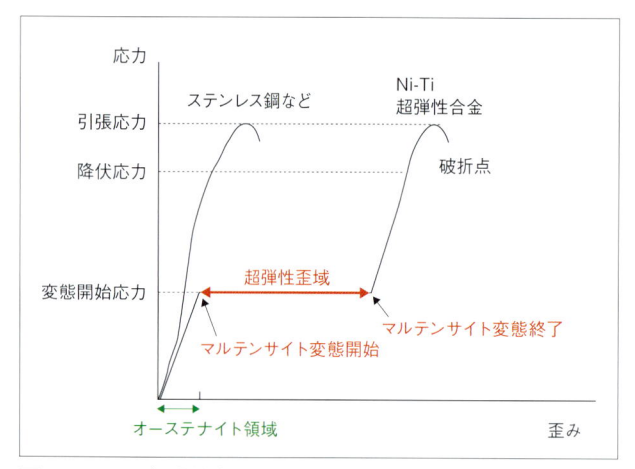

図73 Ni-Ti 超弾性合金の応力-歪曲線

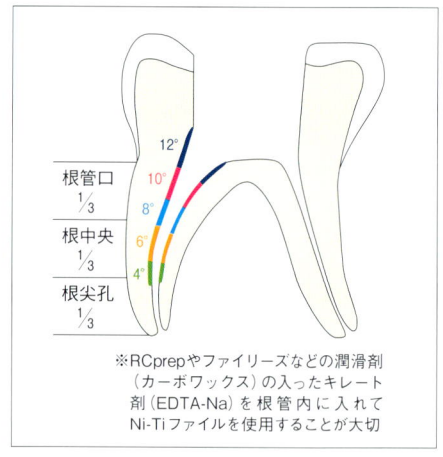

図74 テーパーの異なる Ni-Ti ファイルでの根管拡大

6）Ni-Ti ファイルと根管拡大・形成

最近は超弾性体のニッケルチタン（図73）を用いたファイルが実用化されてきている。これまでの国際規格リーマーのテーパーが2°であったのに対し、根管口拡大にはテーパー12、10、8°のもの（オリフィスオープナー）が、根管拡大には6、4、2°のものが市販されている。これらのテーパーの異なるものを組み合わせて使うことにより、これまで以上に湾曲根管内でのストレス解消が可能になった。しかも、Ni-Ti ファイルを使用することは、時間的効率を向上させるとともに、術者の疲労を減少させることができるので、使用するに値する器材である。

推奨し得るものとして、ヨシダのNi-TiファイルK3がある。K3は破折しにくい特徴があり、図74に示したような順番で根尖孔から3mm手前までの根管拡大をまず行う。次に、根尖3mm手前から根尖孔まではISO規格のステンレスファイル（テーパー2°）のリーマーを用いて、湾曲を手で触知し、三次元の根管形態イメージをもちながら根管拡

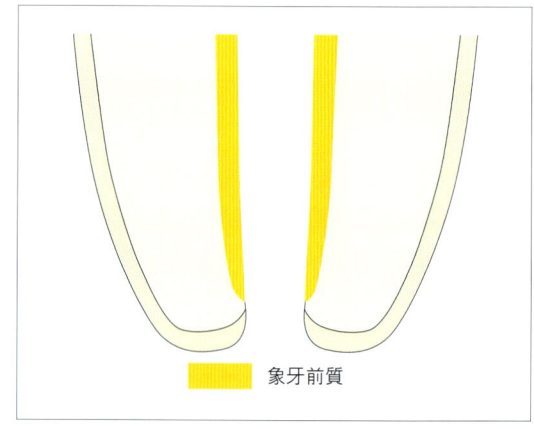

図75 抜髄根管の根管拡大・形成における象牙前質

大・形成を行うのがよい。

2．抜髄での注意点

1）抜髄ではなぜ「イニシャルサイズより3号上」まで拡大するのか

（1）象牙前質の除去

抜髄では、残してしまうと細菌繁殖の温床になる可能性のある象牙前質を完全に除去することが重要である（図75）。

（2）イニシャルサイズの重要性

根管長測定の項目でも述べたように、測定

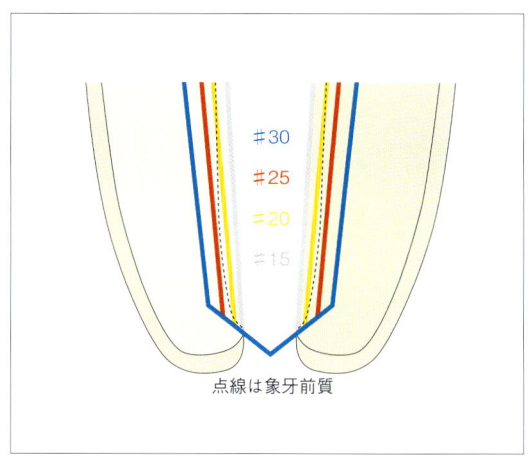

図76 抜髄根管の根管拡大・形成（リーマーのイニシャルサイズが♯15の場合）

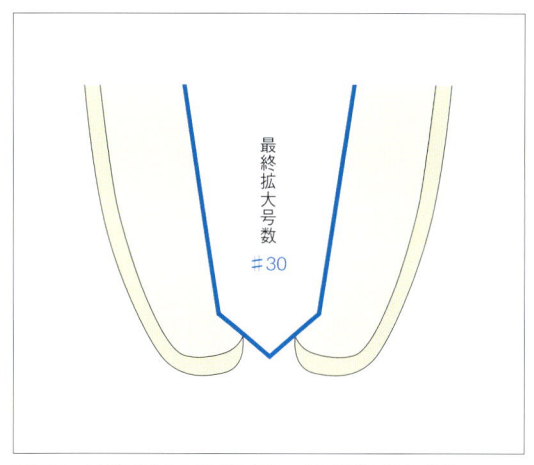

図77 抜髄根管の根管拡大・形成終了時（リーマーのイニシャルサイズが♯15の場合）

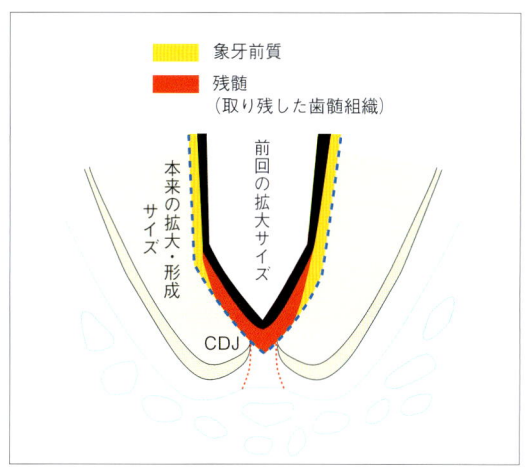

図78 不十分な根管拡大・根管形成による残髄

に用いたリーマーやファイルの太さと根尖孔の太さが適切なもので、根尖狭窄部で確実なフィット感が得られるイニシャルサイズを決定することが重要である。イニシャルサイズが決まったら、定めた作業長から逸脱しないように拡大・形成を3号上（3段階上）まで進めていくことが重要である。なぜなら、国際規格のリーマーやファイルの先端角度は75°と定められているので、図76に示したように、作業長を確実に維持した根管拡大・形成を行えば、根尖部歯周組織への傷害を最少にして、しかも確実に象牙前質を除去し、アピカルシート形成ができるからである。その結果、無菌的状態の根管スペース（図77）を作り出すことができる。

傷口は当然小さいほうが治りやすい。従って、可能なら♯10のリーマーから根管拡大を行ったほうが、根尖孔外への機械的刺激が少なく、治療後の痛み発生を防止できる。

2）確実な根管拡大・形成が求められる理由

抜髄を行ったのに、次回来院時に痛みや違和感を訴えたり、リーマーやファイルを挿入すると痛みを訴える場合がある。この原因は、前回の根管拡大・形成が不十分であったため、象牙前質を含む歯髄組織が残ってしまった（残髄炎）ためである（図78）。このことからも、根尖狭窄部での確実な根管形成（アピカルシート形成）が重要であることが分かる。

3）失活剤（ペリオドン®等）貼薬による象牙質硬化

歯髄が残ってしまったのではないかという不安があった場合や、治療時間がなかったた

めに歯髄組織の一部を残してしまった場合に、歯髄組織を失活させるためにペリオドン®のような失活剤を貼付する場合がある。この場合、亜ヒ酸に比べれば溶解深達性が低いものの、根尖部歯周組織まで失活させる危険があるので、常に貼薬期間や量に注意を払う必要がある。更に注意が必要なのは、ペリオドン®などの失活剤に含まれるパラフォルムによる象牙質の硬化である。特に、湾曲根管で貼薬前は象牙質に弾力があったので根尖孔まで到達できたにもかかわらず、象牙質硬化により到達が困難になる場合があることを把握して治療に当たるべきである。

4）根管閉塞を避ける根管洗浄

根管拡大に当たって、的確な根管洗浄を行わないと根管閉塞が起きてしまう。根管閉塞が起きてしまうと、EDTA-Naなどのキレート剤を用いても、再び根管を根尖孔まで拡大することは難しくなる。以前、生物学的根管充填材という名のもと、根管壁の健全象牙質削片で根尖孔を詰めるということが行われたこともあった。しかし、隙間なく根管を塡塞することは不可能で、治療後に痛みや違和感などの症状発現がみられた。このことからも、例え抜髄根管であっても、リーマーやファイルを1段階上げるたびに根管洗浄を行うのが望ましい。少なくとも、2段階ごとに根管洗浄を行うべきである（図79）。特に、リーマーやファイルの剛性が急に増す、#25以上では頻繁な根管洗浄がよい臨床結果を生むことは間違いない。

5）アピカルカラーの意義

アピカルカラーはガッタパーチャポイントをアピカルシートに保持するとともに、側方加圧の基準点にもなる（図80）。側方に加圧するために、スプレッダーを挿入する際、アピカルカラー上部（矢印の部分）を越えて押し込むと、スプレッダーをガッタパーチャポイントに差し込み、ガッタパーチャポイントを引き上げてしまう。引き上げられたスペースには、根管充填用シーラーが流れ込むが、所々に空隙（デッドスペース）ができてしま

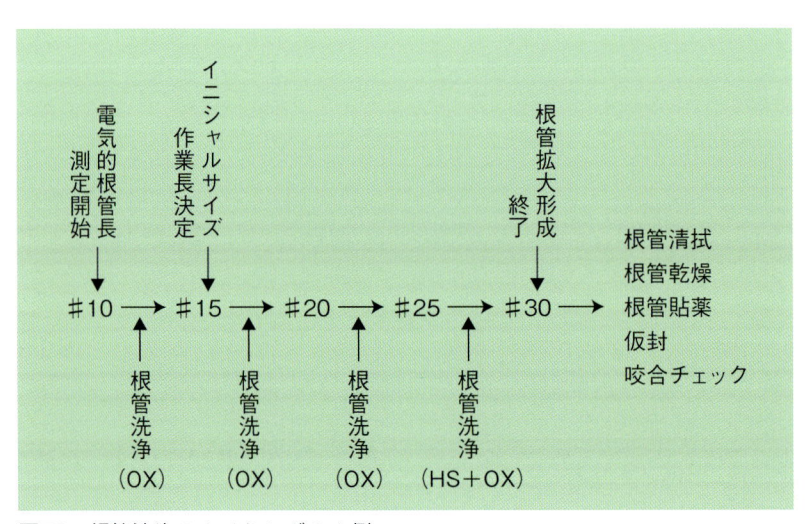

図79　根管洗浄のタイミングの1例

い、時間が経過すると細菌の温床になり、疼痛が発現することもある。このことから、的確なスプレッダーの挿入とアクセサリーポイント充填が求められる。

6）フレアー形成と円周ファイリング

湾曲根管ではステップバック法の根管拡大が行われるが、確実な根管充填を行うためには、円周ファイリングによるフレアー形成が求められる（図81）。確かに根尖孔は円形に形成することになるが、根尖孔より上部は楕円形が主なので、最終拡大号数より一つ手前の号数（図80の場合は、最終拡大号数が30号なので25号）のHファイルで、作業長より1mm短くしたストッパーを基準にして、Hファイルを根尖孔から突き出さないように円周ファイリングすることが大切である。このことより、スムーズな根管充填が可能になり、不快な症状の発現を防ぐことができる。

3．まとめ

根管を無菌的状態にするには、機械的根管拡大・形成が主体を占めることは明らかである。そのために、根管の湾曲や根管形態を三次元的にイメージし、根尖部歯周組織に傷害を与えないように細心の注意を払いながら根管拡大・形成を行うことが、痛み発現防止の最善の治療法である。

I-7 根管拡大・形成（感染根管治療）

抜髄と感染根管治療での根管拡大・形成で考慮すべき大きな違いは、根管内の象牙質が罹患している状態である。そして、残念ながら罹患象牙質を科学的に、しかも正確に判定できる方法が、現在でも見出されていないことも配慮すべき重要な点である。

このような点から、感染根管治療では、根尖狭窄部及び根尖孔外の象牙質やセメント質での罹患状態（程度や範囲）を踏まえて治療を進めることが、疼痛の発現防止のために極めて大切である。

1．感染根管内の象牙質罹患状態

重度歯周炎での治療依頼を受けた患者（32

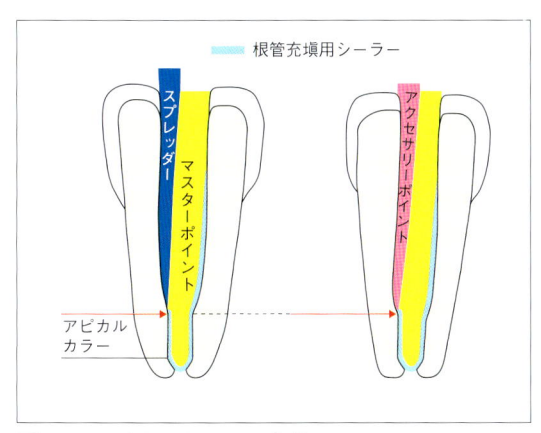

図80　アピカルカラーの意義

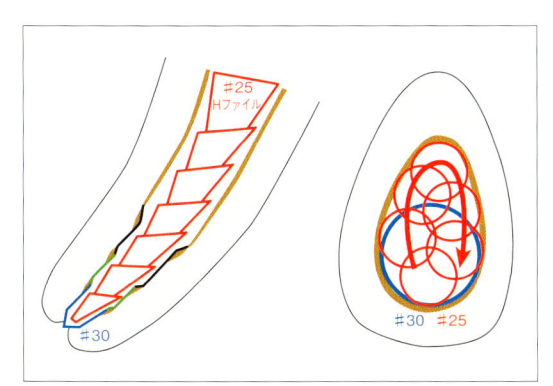

図81　Hファイルによる円周ファイリング（最終拡大号数より1段階下で作業長より1mm引いたポジション）

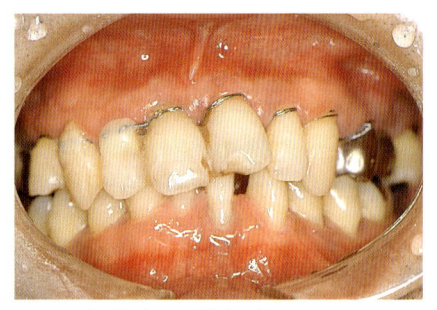

図82　初診時の口腔内所見

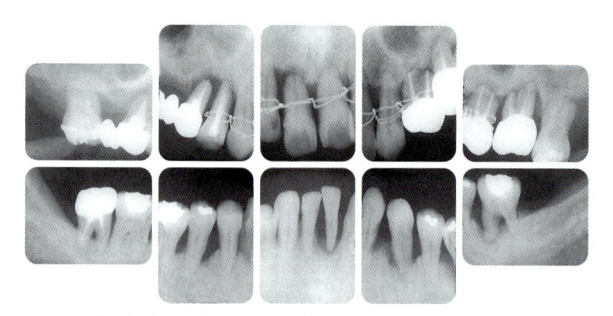

図83　初診時のデンタルX線写真

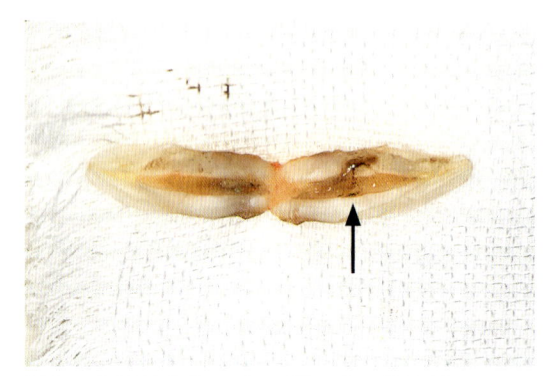

図84　1⏌の抜去歯。パルプテスター値は80

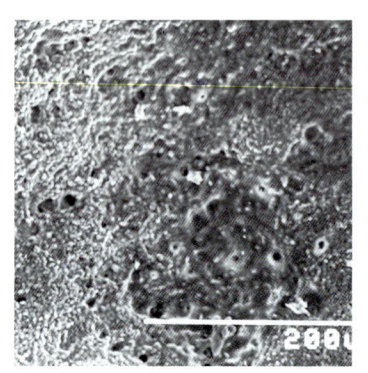

図85　図84の矢印部の走査型電子顕微鏡像

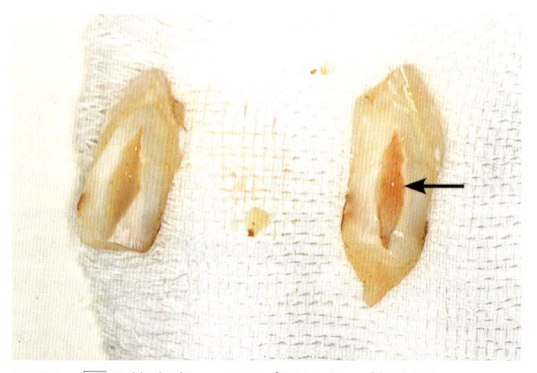

図86　4⏌の抜去歯。パルプテスター値は52

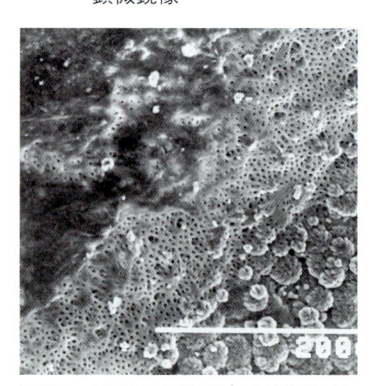

図87　図86の矢印部の走査型電子顕微鏡像

歳、男性）の口腔内写真（図82）とデンタルX線写真（図83）で、保存不可能な歯の抜歯前に患者の了解を得て、1⏌と4⏌に対してAnalytic Technology社製パルプテスターを用いて電気歯髄診を行った。その結果、1⏌は80で、生活反応は認められなかった。一方、4⏌は52という値で生活反応が認められた。

抜歯後、歯を頬舌的に割断した1⏌の肉眼像（図84）では、褐色に溶解した歯髄組織の一部に黒変した血液の塊が見られた。根管内の組織を除去した後、通法に従って走査型電子顕微鏡で観察した根面の象牙質像（図85）

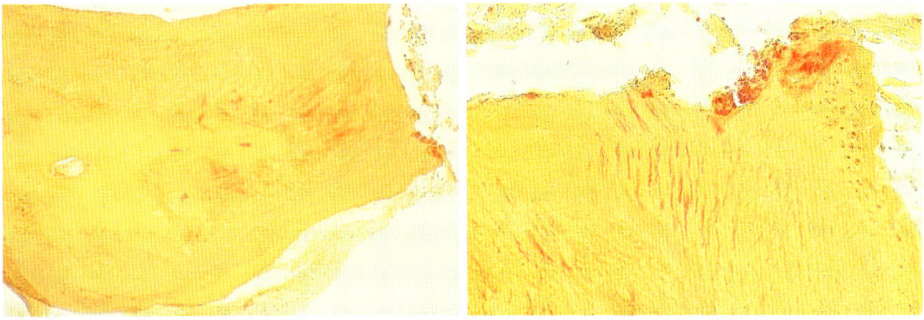

図88 罹患した歯根象牙質をテイラー染色した光学顕微鏡像

では、根管内象牙質表面の全面を融解した組織が被っていた。

一方、電気診での値が52と通常の健全歯に比べて高い値を示したが、生活反応が認められた|4の割断像（図86）では、歯髄組織での溶解は見られないものの、全体が白く、血液を含んだ血管は一部にしか認められなかった。走査電子顕微鏡像（図87）では、|1の像とは異なり、一部には歯髄組織融解像が見られ、一部には健全歯髄の下に見られる球状石灰化象牙質が見られた。これらの境界部には、球状石灰化物が溶解している像が見られた。

論点が少しズレるが、重度歯周炎に罹患した歯で、抜髄を行うことにより歯周炎が改善することがある。これは、歯周ポケット内細菌が側枝、あるいは根尖孔を経由して根管内に侵入したために、一部が壊疽歯髄になっていて、その部分が感染源として歯根周囲の歯周組織を刺激していたため、通常の歯周治療での改善が進みにくい状態であったのが、抜髄により刺激源がなくなったことによって改善したと考えられる。

罹患した歯根象牙質を脱灰後、パラフィン切片を作製しテイラー染色した低倍の光学顕微鏡像（図88）では、細菌が赤く染まっている。

- リーマーやファイル使用時の指先の感覚（抵抗感）
- リーマーやファイルに付着してきた象牙質の色合い（乳白色、褐色、黒褐色、黒色）や性状（湿り具合）
- リーマーやファイルに付着してくる象牙質の付着位置や量（作業長全体・半分・根尖部近く）

図89 罹患象牙質の広がりの判定法

このように根管表面にある細菌の塊や、象牙細管深部まで侵入した細菌があることを考えると、感染根管治療の難しさが実感できる。

2. 根管拡大終了の判定基準

抜髄では「なぜイニシャルサイズより3号上まで拡大するのか」について述べたように、通常の抜髄根管での象牙質への細菌感染はそれほど深部までには至っていないので、判定は比較的容易である。

しかし、感染根管では罹患象牙質の広がりを把握することは困難である。従って、広がりを判定する（図89）ためには、リーマーやファイルでの根管拡大・形成の際に指先で感じる抵抗感や、リーマーやファイルの表面に付着してくる象牙質の色合い（乳白色、褐

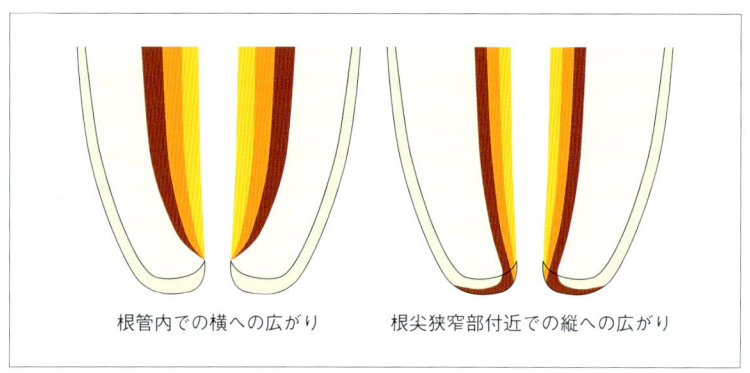

図90　罹患象牙質の根管内面及び根尖狭窄部付近での広がり

色、黒褐色、黒色）や性状（湿っているか、乾燥しているか）、更には付着位置や量（作業長の全体、半分、根尖部近くのみ）を参考に判断していくことが重要になってくる。特に、根管内での罹患象牙質の横への広がりと、根尖狭窄部付近及び根尖孔外を含めた縦への広がりに対して、三次元的なイメージのもとに根管拡大・形成を進めていくことが重要である（図90）。

この観察に加えて、自発痛・打診痛の有無や症状の程度（急性、慢性、激しさ）、根尖孔からの滲出液（血漿、血液、排膿）、根尖部での骨吸収像の状態（白線の消失・肥厚、歯根膜腔の状態、歯槽骨病変部の大きさ・透過度）を加えて考察し、治療を進めることが重要である（図91）。

1）自発痛（-）、打診痛（±）、歯根膜腔拡大（±）、根尖孔滲出液（無・血漿・血液）の場合……図91条件A：歯髄壊死（一部歯髄壊疽）

（1）罹患象牙質の付着が根尖部近くのみであった場合

根尖孔から滲出液が量的に少ない場合には、根尖孔外歯周組織での炎症の広がりは大きくないと考えられる。従って、この場合は、抜髄の場合と同じく、罹患象牙質の深行はセメント質象牙質境（CDJ）をほとんど越えていないと考えられる。

この際、付着した罹患象牙質の色が薄い茶褐色で湿り気がないものであれば、CDJでの確実なアピカルシート形成を目指した治療が可能なので、根尖孔外への押し出しに注意した慎重な治療を行えば、疼痛の発現を防げる。

（2）罹患象牙質の付着が半分・全体で、量が多かった場合

この場合は、付着した罹患象牙質の性状が重要になってくる。付着した罹患象牙質の色が薄い茶褐色で湿り気がないものであれば、CDJでの確実なアピカルシート形成を目指した治療が可能なので、前述の根尖部近くのみの場合と同じく、根尖孔外への押し出しに注意した慎重な治療を行えば、疼痛の発現を防げる。

しかし、付着した罹患象牙質の色が黒褐色で、湿り気が多かった場合は、感染の横への広がりが大きいと考えるべきである。ただ、この臨床症状であれば、根尖孔外歯周組織での炎症の程度は小さいと判断できる。従って、

				条件	考えられる病名
自発痛(−) 打診痛(±)	歯根膜腔拡大(±)	根尖孔滲出液(無・血漿・血液)		A	歯髄壊死(一部壊疽)
		根尖孔滲出液(排膿)		B	歯髄壊疽
	歯根膜腔拡大(+) (白線の消失)	根尖孔滲出液(排膿)		C	慢性根尖性歯周炎(初期)
	根尖部透過像	X線透過性(低い)	根尖孔滲出液(無・血漿・血液)	D	慢性根尖性歯周炎(中期) 歯根肉芽腫 慢性根尖性歯周炎(中期)
	S<3mm<M<10mm<L		根尖孔滲出液(排膿)	E	根尖膿瘍
		X線透過性(高い)	根尖孔滲出液(黄色溶液・結晶)	F	慢性根尖性歯周炎(中・後期)
			根尖孔滲出液(排膿)	G	歯根囊胞
自発痛(+) 打診痛(+)	歯根膜腔拡大(+)	根尖孔滲出液(無・血漿・血液)		H	急性根尖性歯周炎(漿液性)
		根尖孔滲出液(排膿)		I	急性根尖性歯周炎(化膿性)
	根尖部透過像	根尖孔滲出液(排膿)		J	フェニックス膿瘍

図91 感染根管治療における臨床症状と病名

この場合は根管内での罹患象牙質の横への広がりに注意して治療すべきである。特に、円周ファイリングは治療後の疼痛発現に大きくかかわるので、徹底的なファイリングが望まれる。

2) 自発痛（−）、打診痛（±）、歯根膜腔拡大（±）、根尖孔滲出液（排膿）の場合……
図91条件B：歯髄壊疽
（1）罹患象牙質の付着が根尖部近くのみであった場合

　条件Aの場合と大きく異なるのは、根尖孔滲出液から排膿がみられたことである。このように臨床症状はほとんどみられないのに排膿が観察された場合は、感染根管内の細菌や食物残渣、あるいは細菌産生物による刺激が小さく、慢性的であったためと考えられる。従って、根尖孔外歯周組織での炎症は小さい。しかし、排膿がみられたことから、根尖孔外歯周組織では、好中球を主体とした生体防御反応と刺激が拮抗した状態であると思われる。

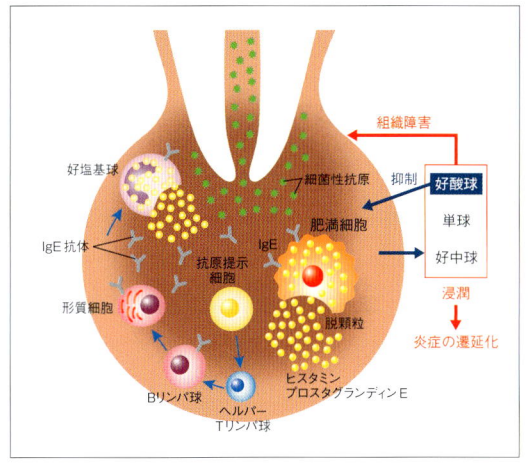

図92 I型アレルギーによるフレアーアップ（文献[1]より引用改変）

　このような状態で、何ら臨床症状もなかったのに、根管洗浄不足やリーマー・ファイルの乱暴な操作による根管内容物押し出しと根尖孔外歯周組織への機械的損傷によって、治療終了後30分くらい経過した後にI型アレルギー反応によるフレアーアップ（図92）が生じることがある。そして、このI型アレ

ルギー反応は、最初はIgEと肥満細胞が主体を占めていたものが、その後、好酸球が主体を占める（p.36、2章Ⅰ、図26参照）ようになり痛みや腫脹が長引く。この場合、アレルギー反応による急激な根尖部腫脹が生じるので、患者は激烈な痛みを訴え、術者への不満と不信が増すので、慎重な治療が望まれる。

（2）罹患象牙質の付着が半分・全体で、量が多かった場合

根管が開放状態かそれに近い状態で、幸いなことに患者の抵抗力が強いために根尖部歯周組織への炎症の波及が抑えられて、歯根膜腔の拡大が不明瞭な状態にある場合である。

この場合に付着した罹患象牙質は、茶褐色で湿り気があるもので、しかも、刺激性も強いものであるから、頻繁な根管洗浄の下での慎重な根管拡大・形成が必要である。もし、根管内容物を根尖孔外に押し出してしまった場合には、急激な炎症反応が生じてしまい、患者は自発痛や咬合痛に悩まされることになる。

3）自発痛（−）、打診痛（±）、歯根膜腔拡大（＋）、根尖孔滲出液（排膿）の場合……図91条件C：慢性根尖性歯周炎（初期）

条件Bと似た状態ではあるが、根管が開放されて急性化を免れたためか、あるいはどこかで一度感染根管治療を受けたものの、途中で治療を中断した場合が考えられる。

根管からの刺激と生体防御反応との間にある程度のバランスは取れている状態ではあるが、歯根膜腔が明らかに拡大していることや根尖孔からの排膿がみられていることから、根尖部歯周組織では好中球を主体とした防御反応だけでなく、T、Bリンパ球での免疫反応が生じ始めており、破骨細胞による骨吸収が起き始めていると考えられる。

このような場合には、条件Bでの治療での処置以上に細心の注意を払った処置が求められる。根尖孔外歯周組織では既に抗原抗体反応が起きているので、頻繁な根管洗浄と根尖孔外への機械的刺激防止に配慮しないと、急激な疼痛が発現する。

3．根尖部透過像の大きさと透過度

根尖部透過像の大きさの分類は、通常、直径3mm以下をS、3mm以上で10mm以内をM、そして10mm以上をLとしている。ただ、この大きさはこれまでの症状の程度や広がりを意味するが、治療に際しては、十分な注意を払えば大きさはあまり問題にはならない。

根尖部透過像の大きさよりも注意すべきなのは、X線透過性である。確かに、現像条件によって透過性は変わることもあるものの、治療に当たって透過性を踏まえるか、踏まえないかでは、治療予後に大きな影響があると考えられる。

1）自発痛（−）、打診痛（±）、根尖部透過像（＋）、X線透過度（低い）、根尖孔滲出液（無・血漿・血液）の場合……図91条件D：慢性根尖性歯周炎（中期）、歯根肉芽腫

歯根肉芽腫は、根尖孔を経由しての細菌や腐敗産物の弱い刺激が長期に続いた場合、歯根膜に連なって形成される。腫瘍ではないので、構造は二層になっており、外層は線維性結合組織の被膜で歯根膜に繋がり、内層は肉芽組織である。

肉芽組織は治癒能力の旺盛な組織であるから、患者のもつ治癒能力を阻害しない根管拡大・形成を行えば、問題なく治癒するはずである。

2）自発痛（−）、打診痛（±）、根尖部透過像（＋）、X線透過度（低い）、根尖孔滲出液（排膿）の場合……図91条件E：慢性根尖性歯周炎（中期）、根尖膿瘍

歯内疾患の診断鑑別チャート（p.16、1章Ⅲ、図1）には、根尖膿瘍という病名は記載しなかった。この病名は排膿という臨床症状を大きく捉えたもので、病理学的診断としては相応しくないとして記載しなかった。

しかし、実際の治療において、排膿がどの程度であるかは極めて重要な事項なので、実際の根管拡大・形成では考慮が求められる。

この自発痛や打診痛がない根尖膿瘍は、慢性根尖膿瘍と呼ぶべきかもしれないが、通常の根尖孔から排膿は慢性的なものであるから、根尖膿瘍ということにする。

発症は、急性根尖性歯周炎が自壊して急性症状が消退し治療を受けなかった場合や、外傷やレジン充塡による歯髄死の結果として生じる。また、歯根肉芽腫や根尖囊胞であったものが再感染して起こることもある。

根管拡大・形成の際には、排膿の量に注意して進めるべきで、特に排膿は根尖孔外で好中球が細菌と戦っているのだということを認識し、根管内容物の押し出しや機械的刺激を避ければ、順調な治癒が望める。

3）自発痛（−）、打診痛（±）、根尖部透過像（＋）、X線透過度（高い）、根尖孔滲出液（黄色溶液・結晶）の場合……図91条件F：慢性根尖性歯周炎（中・後期）、歯根囊胞

歯根囊胞は、根尖孔からの慢性的刺激で、マラッセの上皮遺残が刺激され、歯根肉芽腫内に網の目状に上皮が侵入増殖することによって形成される。病変部のX線透過性は高く、歯槽骨内の境界は明瞭なのが一般的である。

根尖孔からの滲出液が黄色で粘調なコレステリン溶液あるいは結晶性のものであった場合は、囊胞内では感染が起きていない。従って、囊胞への感染を極力防止する根管拡大・形成が求められる。ただ、囊胞の完全な治癒は望めないので、歯根端切除を視野に入れた経過観察と患者への説明が重要となってくる。

4）自発痛（−）、打診痛（±）、根尖部透過像（＋）、X線透過度（高い）、根尖孔滲出液（排膿）の場合……図91条件G：慢性根尖性歯周炎（中・後期）、歯根囊胞

歯根囊胞に何らかの原因によって感染が起き、根尖孔から排膿がみられる症例の場合は、根管拡大・形成に努めてもなかなか排膿が止まらない場合が多い。このような場合には、いたずらに根管拡大を続けるのではなく、治療に時間を要しても、水酸化カルシウムの貼薬による薬効と物理的封鎖によって排膿を抑制し、根管の無菌化を図るべきである。

4．急性症状を訴えている場合の病名

急性根尖性歯周炎に関して、石橋[2]は、名前は同じでも臨床的便宜性を考慮して、広義と狭義に分けて論述している。この考え方をもとに、根管拡大・形成の注意すべき点を考慮して、根尖孔からの滲出液が漿液性の場合と、化膿性の場合とに分けて述べる。従って、広義での急性根尖性歯周炎は下記の病名を全て含むことになるが、根尖性歯周炎の再発であるフェニックス膿瘍は分けて述べる。

1）自発痛（＋）、打診痛（＋）、歯根膜腔拡大（＋）、根尖孔滲出液（無・血漿・血液）の場合……図91条件H：急性根尖性歯周炎（漿

液性）

　急性症状があるものの、根尖孔からの滲出液が無・血漿・血液の場合に考えられることは、外傷性、薬剤刺激性がまず考えられる。ただし、不適切な根管拡大などにより、急激に歯髄壊死から歯髄壊疽に根管内状態が変化した場合には、根尖狭窄部での細菌による刺激と、好中球を主体とした生体防御反応のバランスはとれているものの、滲出性の炎症が生じていると考えられる。

　この状態で根管拡大・形成は、絶対に根尖孔外に細菌や罹患象牙質を押し出さない慎重な操作と、刺激性の強い根管貼薬剤は用いないという、生体の治癒反応を阻害しない治療を心がけなければならない。もし、治療に自信がなければ、根尖狭窄部より少し手前までの根管拡大を行うことも考えられる。なぜなら、完全な治療を目指して根尖狭窄部までの根管拡大・形成を目指しても、どうしても、何らかの刺激を根尖孔外に与えることを避けることはできないからである（拙劣な治療は、かえって症状を悪化させる）。

　つまり、あまりに急性症状が強い場合は、100％の症状を消失させることを目指すのではなく、抗菌薬や鎮痛剤の力を借りながら痛みを80％程度に減らすことを考えて治療に当たることが大切である。

2）自発痛（＋）、打診痛（＋）、歯根膜腔拡大（＋）、根尖孔滲出液（排膿）の場合……
図91条件Ⅰ：急性根尖性歯周炎（化膿性）

　前述の場合と大きく異なる点は、根尖孔外での細菌感染が目立ってきて、根尖孔から排膿がみられる点である。つまり、根管内の罹患象牙質の割合も大きく、根管内に細菌が多く存在していると思われる。

　この場合には、生体防御反応として好中球だけでなく、マクロファージや樹状細胞などの抗原提示細胞が活発に働いて、Ｔリンパ球やＢリンパ球、形質細胞などによる液性免疫反応が出現していると考えられる。

　このような状態にある歯への根管拡大・形成は、前述と同じく、根尖孔外での生体防御反応を阻害しないことに努めた治療が大切になってくる。

3）自発痛（＋）、打診痛（＋）、根尖部透過像（＋）、根尖孔滲出液（排膿）の場合……
図91条件Ｊ：フェニックス膿瘍

　フェニックス膿瘍は再発性膿瘍とも呼ばれているように、慢性の根尖膿瘍が臨床症状もなく落ち着いていたところに、乱暴な根管拡大・形成によって刺激を受け、急性化したものである。

　発症してしまったら、根管拡大・形成は中止して、咬合調整や刺激性の少ない根管貼薬薬剤の貼付を行う。もちろん、抗菌薬や鎮痛剤の力も借りるが、あまりに排膿が多い場合には根管開放療法も考えるべきである。

5．スミヤー層の除去

　根管拡大でどうしても考えなければならない事項は、スミヤー層の出現である（図93）。手で行うにしても、器械的に行うにしても根管拡大によって根管壁にスミヤー層が形成される。細菌や薬剤の歯根膜への影響を訴え、スミヤー層の除去に反対する人もいる。しかし、発生学的に考えた場合、セメント質は象牙細管に直角に形成されるので、刺激の伝播への考慮はあまり必要ではない。

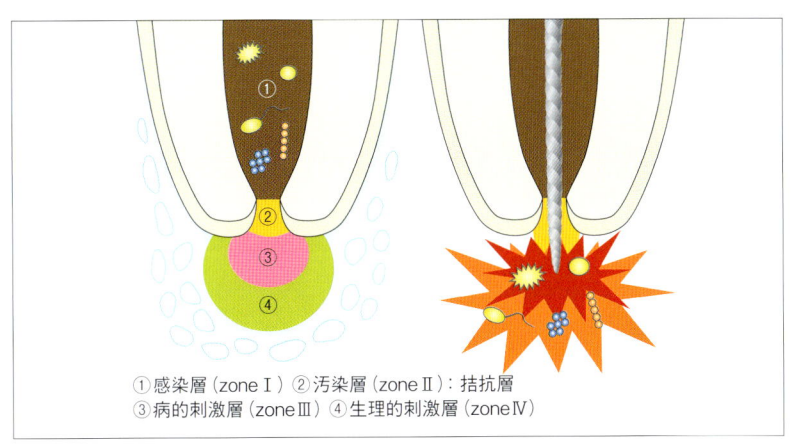

①感染層（zone Ⅰ）②汚染層（zone Ⅱ）：拮抗層
③病的刺激層（zone Ⅲ）④生理的刺激層（zone Ⅳ）

図93　根尖部病変部の組織学的反応層

　同じ呼称であっても、抜髄と感染根管治療ではスミヤー層の意味合いは大きく異なる。抜髄の場合には、スミヤー層が残ってしまってもあまり問題にならない。しかし、感染根管治療では、細菌や細菌産生物質が含まれた罹患象牙質のスミヤー層が形成されてしまう。

　このようなスミヤー層が残っていると、罹患象牙質の拡大や根尖孔歯周組織への持続的刺激が起きてしまう（p.98、図106、107参照）。

　スミヤー層を除去するために、硬組織を消失させる溶液やペーストタイプのキレート剤（EDTA-Na）と、有機質を溶解させる次亜塩素酸ナトリウム溶液（NaClO）が用いられる。特に、感染根管治療においては、術後の痛みを防止するために、次亜塩素酸ナトリウム溶液での処理が重要である。

6．まとめ

　根管拡大と組織反応に関して、Fish[3]がラット下顎骨内に感染させた病巣の病理組織学的研究が大いに参考になる。つまり、細菌が生息する根管が感染層で、根尖狭窄部での細菌と生体防御反応が対峙しているところが汚染層である。その周りで液性免疫反応や破骨細胞の働きがみられるのが病的刺激層で、そこを取り囲むように線維組織に富んだ生理的刺激層がある（図93）。

　このような一つの安定状態にあるので、感染根管治療での根管拡大・形成の注意点は、まず、罹患象牙質の完全除去を踏まえたうえで、根管内刺激物質と根尖孔外歯周組織防御反応とのバランスを壊さないように、リーマーやファイルの操作は、根尖孔外に罹患象牙質などの刺激物質を押し出さない。更には、機械的刺激を与えない根管拡大・形成を行うことが痛みを発現防止に重要である。

【参考文献】
1) 庄司　茂：歯周疾患、外傷性咬合はフレア・アップスにどのように関与するのか？. 日歯内学誌, 16：131-134, 1995.
2) 石橋真澄：歯内療法学, 永末書店, 東京, 1986.
3) Fish EW: Bone infection. JADA, 26(5)：691-712, 1939.

I-8　根管洗浄

最近、海外で根管洗浄に関する新たな装置が開発され、市販されている。この流れは、これまでのシリンジを用いた手圧での根管洗浄では、歯根の根尖側1/3での根管洗浄が、限定された狭い空間での洗浄液の動きや気泡のために、意図したようには洗浄されていないことを踏まえた装置の開発と思われる（図94）。

加えて、根管拡大や形成では避けがたいスミヤー層に対して EDTA-Na などのキレート剤を用いた硬組織溶解・根管洗浄も行われるようになってきている。

1．洗浄、清掃と拡大（表6）

ある一つの処置を行っても、2つあるいは3つの意味合いをもつことがある。ただし、治療を行う際には、きちんとした診断の下に目的をもった処置を行わなければならない。つまり、自分は何の目的でどのような処置を行うかを、患者に説明できるだけの知識と判断力をもって行うべきである。

このため、ここでは、洗浄・清掃・拡大の言葉の定義をきちんと定める。

洗浄：冠部歯髄腔や根管内にある細菌、異物、切削片を洗い流す。
清掃：洗浄によって切削片が消失した根管表面の、罹患象牙質を化学的に除去する（有機質も無機質も）。
殺菌：細菌やウイルスを殺す。
拡大：細い根管を物理的に太くする。閉塞根管を化学的に軟化させ、穿通させる。

また、今回のテーマには含まれないが以下の言葉もある。

清拭：根管内の水分や汚れをブローチ綿花やペーパーポイントで除去する。

ここで、根管洗浄・清掃の目的と意義をまとめる（表7）と、物理的効果、化学的効果、電気的効果に分けて考えると、理解しやすい。

2．根管洗浄

髄腔開拡や根管拡大・形成を行う際、切削片が冠部歯髄腔や根管に生じることは避けがたい。しかし、切削片を残したままでの更なる根管拡大による根尖部根管閉塞は、絶対に

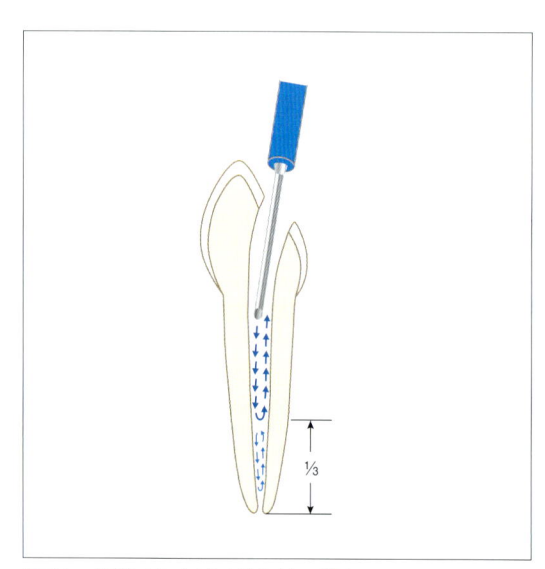

図94　根管内における洗浄液の動き

表6　根管作用薬剤

1．根管洗浄・清掃剤
2．根管拡大補助剤
3．根管貼薬剤

避けなければならない。そのために、根管を洗浄することの重要性は論をまたない。

1）過酸化水素水と次亜塩素酸ナトリウムの交互洗浄（図95）

最近、日本の大学教育で主に指導されている過酸化水素水と次亜塩素酸ナトリウム（NaClO）の交互洗浄を否定する意見がみられるようになってきた。しかし、その論点は根管壁に存在する罹患象牙質に含まれる有機質を溶解させることを中心にしたもので、交互洗浄によって生じる発泡現象による異物排除に対しての考慮がなされていない。

つまり、どの薬剤を使ってどのような反応を引き起こし、根管内でどのような作用を行わせようとするのかをハッキリとさせて治療に当たらなければならない。

従って、エンドドンティック・メーターのような第一世代の根管長測定器を用いている場合、交互洗浄は最終処置になるが、第二世代以降の根管長測定器を使用している場合には、異物排除の意味で十分な意義をもっている。よって、根管内で自分が行っている根管拡大・形成で生じる切削片の量に対する推測に自信がない場合には、高頻度の交互洗浄が根管閉塞や異物の根尖孔外押し出し防止に役立つ。そして、このことが疼痛発現防止となる。

（1）次亜塩素酸ナトリウムとその濃度

日本薬局方によれば、次亜塩素酸ナトリウム溶液とは、次亜塩素酸ナトリウムを10％以上含むものと定義されている。

本学でも長い間、10％次亜塩素酸ナトリウム溶液を用いてきた。それは、感染根管内にある罹患象牙質の有機質溶解を主目的としてきた。しかし最近、研修医の治療で、クランプのすき間から漏れ出した薬液が、排唾管

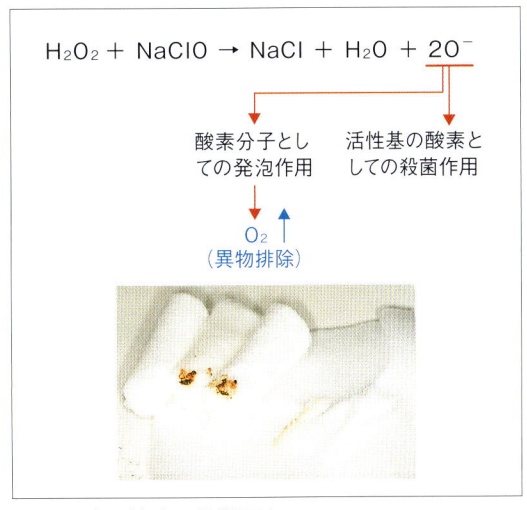

$$H_2O_2 + NaClO \rightarrow NaCl + H_2O + 2O^-$$

酸素分子としての発泡作用　活性基の酸素としての殺菌作用

O_2 ↑
（異物排除）

図95　交互洗浄の化学反応

表7　根管洗浄・清掃の目的と意義

1．物理的洗浄効果
　◆根管内切削片・異物の除去・排出　→　削片などの根尖孔外溢出防止
　　　　　　　　　　　　　　　　　　　　根管閉塞防止
2．化学的効果（溶解・殺菌・希釈）
　◆根管壁の有機質・無機質の溶解・除去
　　（スミヤー層除去）
　◆根管内の殺菌・消毒
　◆根管洗浄薬剤の根尖歯周組織傷害防止
3．電気的効果（通電性維持）
　◆電気的根管長測定のための根管内環境設定

に沿って流れて化学的火傷を引き起こす事例が目立ってきたので、濃度が3％の歯科用アンチホルミン[1]（日本歯科薬品）を用いている。ただし、濃度が低いといって決して為害性がないわけではないので、使用に当たっては十分な注意と配慮が必要である。

(2) 過酸化水素水

3％の過酸化水素水はオキシドール®という商品名で市販されており、日常生活でも使用されている。従って、安全性を考えて、切削片が少ないと感じられた場合は、交互洗浄ではなくオキシドールだけでの根管洗浄を頻繁に行うこともある。先に述べたように、根尖孔までの根管洗浄は極めて難しいものの、根尖部1/3でもある程度の薬液局所循環は起きているので、高頻度の洗浄は意義があり、行うべきである。

(3) 生理食塩水

最近、水酸化カルシウムが根管貼薬薬剤として用いられるようになってきている。水酸化カルシウム（製剤）を用いるのは、感染根管治療で根管が太い場合が多く、なかなか排膿が止まらない場合や、咬合痛や根尖部圧痛が消えない、あるいは通常の治癒期間がすぎても自発痛が続くなど疼痛改善がみられない（慢性疼痛）場合に用いられている。

このような場合には、可能な限り患者がもつ治癒能力を阻害しない根管治療が求められる。通常行われている過酸化水素水と次亜塩素酸ナトリウムの交互洗浄で生じる酸素や、化学反応せず消毒薬そのものとして残った薬剤によって、根尖孔外歯周組織傷害の恐れが出てくる。

この傷害をなくすために、交互洗浄後に大量の生理食塩水で洗浄することで、刺激する可能性のある薬液や物質を洗い流し、水酸化カルシウムの薬効が期待できる。

(4) 根管洗浄装置

根管洗浄を機械的に行う装置としては、超音波あるいはサブソニック発生装置が用いられてきた。確かに、手圧だけの洗浄よりも洗浄効果は高い。しかし、これらを用いて根尖孔近くまで拡大した場合、ファイル先端部の回転により根尖孔を破壊する恐れがある（図96）ので、慎重な使用が求められる。

一方、最近、日本では未発売であるが、コン

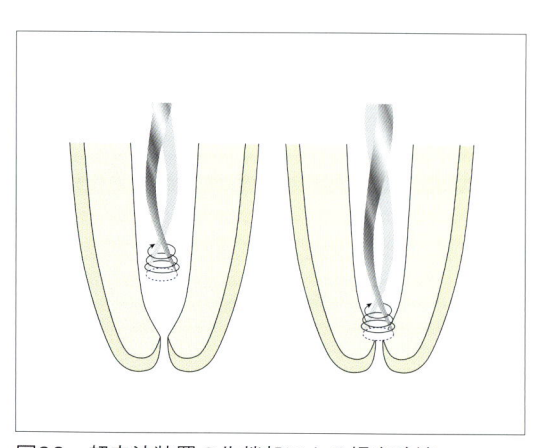

図96 超音波装置の先端部による根尖破壊

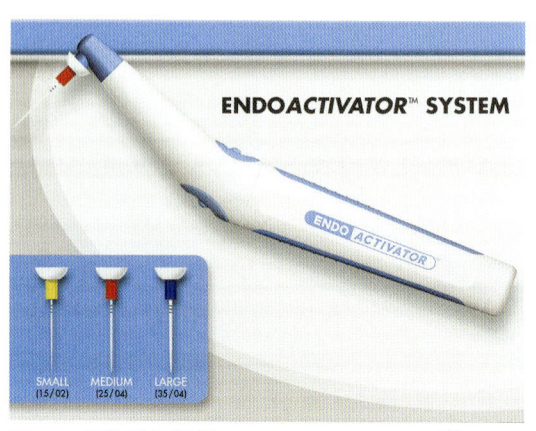

図97 根管洗浄装置。ENDO ACTIVATOR™（参考文献[2]より引用）

トラヘッドに根尖方向に薬液を送るように設計された3種類のプラスチック・ファイルを用いて洗浄（tsunami effect）するENDO ACTIVATOR（Dentsply：図97）[2]や、洗浄液の根尖方向への押し出しと吸引を組み合わせたEndo Vac（Discusdental：図98）が市販されている。このことは、根管洗浄が根管閉塞を防止するだけでなく、異物等の刺激物質を排除することで、根尖部歯周組織の治癒を促進し、疼痛の発現を防止することが改めて認識されてきたためと考えられる。

3．根管清掃（有機質、無機質）と殺菌

根管拡大・形成によりスミヤー層が根管壁に生じることは避けられないことである。特に、感染根管では細菌や罹患象牙質を含んだスミヤー層が生じる点に注意が必要である。

これまでは有機質の溶解が主であったが、最近、EDTA-Naを主成分とするキレート剤が市販されてきて、無機質の溶解も広く行われるようになってきた。

1）次亜塩素酸ナトリウム（溶液、ペースト）での殺菌と有機質溶解

（1）殺菌効果と塩素ガス

次亜塩素酸ナトリウム（NaClO）の作用を考える場合、次亜塩素酸（HClO）と次亜塩素酸イオン（ClO⁻）に分けて考える必要がある[3]。

つまり、体温付近での塩素の水中動態を見た場合、図99に示した反応が起きている。細菌内での原形質毒としての殺菌能力は、次亜塩素酸イオンよりも次亜塩素酸のほうが酸化力で80倍強力である。ただ、この動態は次亜塩素酸ナトリウムの濃度、温度、pHで大きく変化する（図100、101）ので、特に塩素ガス発生に注意した使用が求められる。

つまり、pHが低くなるほど塩素ガスが発生しやすくなり、逆にpHが高くなると次亜塩素酸イオンが増してきて、殺菌能力が落ちてくる。

（2）有機質溶解

根管内の化学的清掃について考察した沢田[4]によれば、歯科用フェノールスルフォン酸（PSS）は、象牙質溶解に関して、10分間で約50％を溶解するが、60分間ではEDTAに劣るとされている（図102）。一方、象牙質の有機質の主体を占めるコラーゲンに

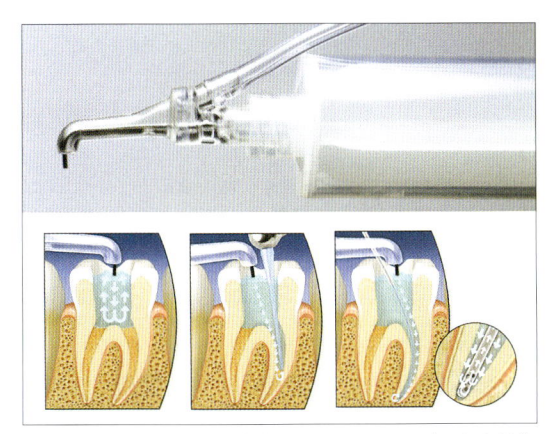

図98　根管洗浄・吸引装置。Endo Vac（参考文献[2]より引用）

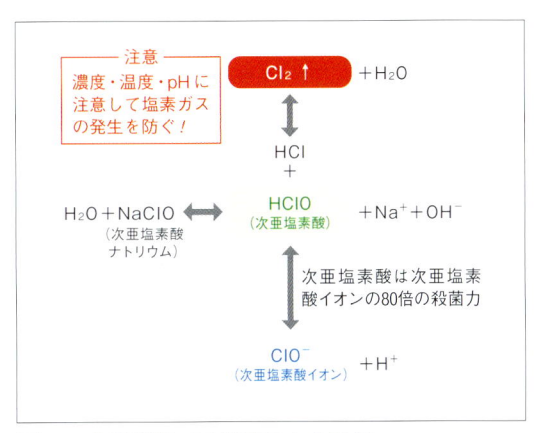

図99　体温付近での塩素の水中動態

対しては、ヒポクロリット・ソリューション（HS）が5分間で85％の溶解能力を示している。これに対して、PSSは1分間で40％の溶解を示し、その後、経時的に上昇し、6時間経過後には85％の溶解能力を示している（図103）。

このことから、PSSは無機質（ハイドロキシアパタイト）と有機質（コラーゲン）で構成されている象牙質を溶解する能力が高いことが分かる。しかし、根尖孔が太い場合に、PSSが根尖部歯周組織を傷害する可能性があることや、使用後には必ずPSS中和液（炭酸水素ナトリウム）で中和しなければならないなど、使用にあたっては注意を要する。

コラーゲンではないが、コラーゲンが熱的変性で2本鎖になったゼラチンを対象としたNaClO溶解能力に対する水酸化カルシウムの影響を観察した武内ら[5]によれば、水酸化カルシウムによるpH上昇がフリーラジカルを上昇させるものの、次亜塩素酸イオン

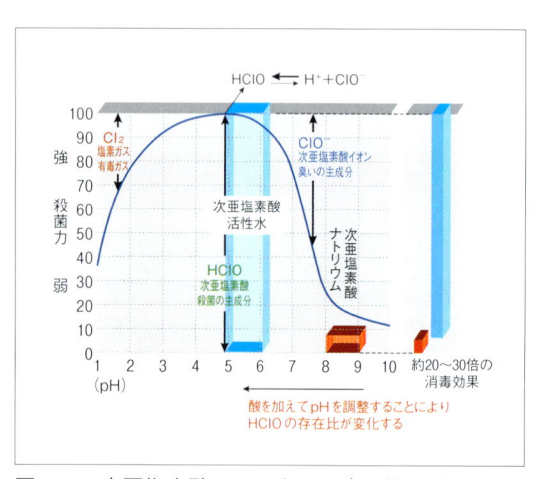

図100　次亜塩素酸ナトリウムと次亜塩素酸活性水の殺菌力の比較

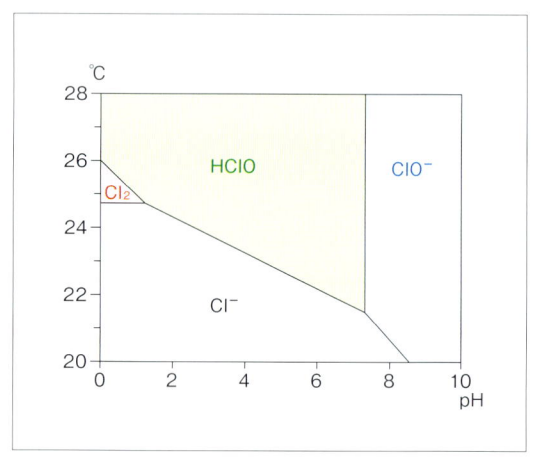

図101　pHと温度が異なる状態における塩素の動態（参考文献[3]より引用）

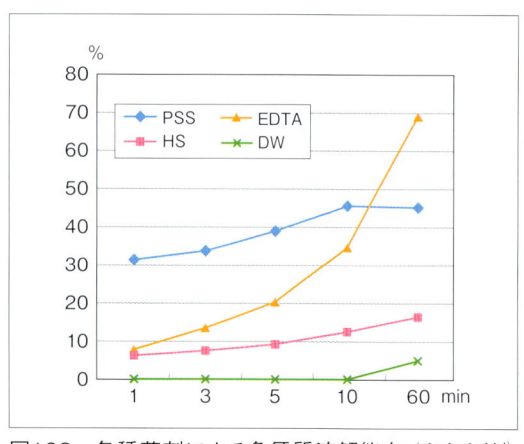

図102　各種薬剤による象牙質溶解能力（参考文献[4]より引用）

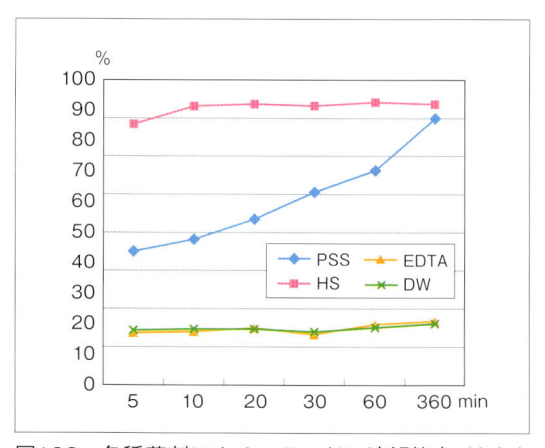

図103　各種薬剤によるコラーゲン溶解能力（参考文献[4]より引用）

（ClO⁻）の濃度を上昇させ、有機質溶解能力を下げていると考察している。

一方、4％次亜塩素酸ナトリウムの薬液温度が、有機質溶解性に与える影響を調べたGiampieroら[6]によると、45℃の溶液は、20.5℃のものより明らかに牛歯髄溶解性に優れているものの、60℃と75℃の間では差はみられなかったと報告している。

根管洗浄による根管内の温度変化を測定するために、著者らは図104に示した装置を用いて、根尖孔から3mm手前の根管内温度・口腔内温度、室内の温度と湿度を測定した。その結果の1例が図105で、28～30℃あった根管内の温度が、治療室内に静置していた洗浄剤（オキシドール）で洗浄すると、室温（24℃）より下がるが、根管清拭後に次第に温度は上昇してくることが分かった。

これらのことより、罹患象牙質中の有機質を溶解して化学的清掃効果を上げるためには、根管内をpH 5～6、薬液温度を約30～40℃程度にコントロールして、塩素ガスの発生を抑制した薬液を用いることが重要になってくる。

（3）酸化電位水

水を電気分解して酸性水とアルカリ水とし、得られた酸性水が根管洗浄に用いられている（表8）。著者らは、電気分解ではなく、次亜塩素酸ナトリウム溶液に酸性物質を加えることでpHを4～6に調整し、低濃度（10～50ppm）でHClOの強力な殺菌力を生かす次亜塩素酸活性水を用いて、殺菌力を検討した。その結果、pHが10の次亜塩素酸ナトリウムよりも強力な殺菌作用が認められた

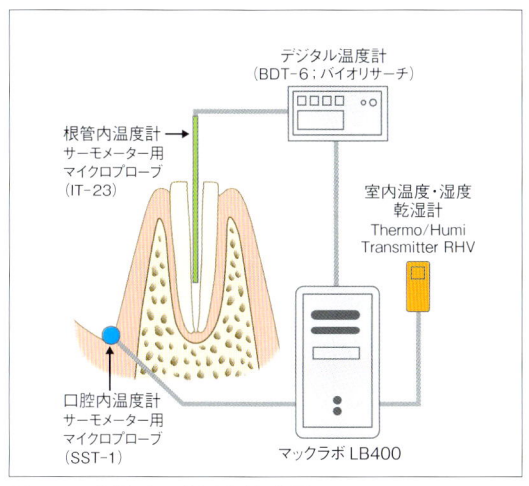

図104　根管内の温度測定方法

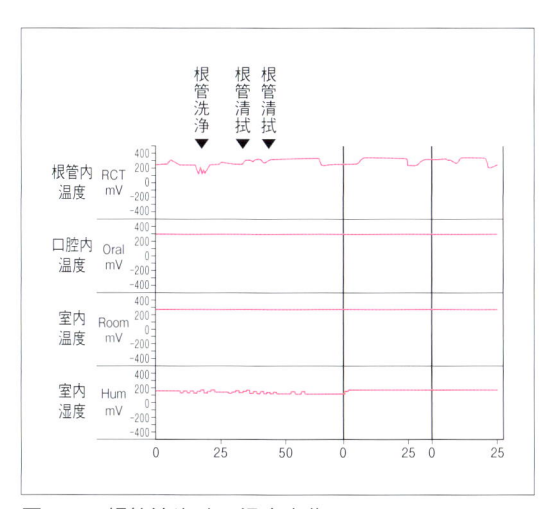

図105　根管洗浄時の温度変化

表8　各種酸化電位水（電解水）

強酸性電解水		
有隔膜電解	pH2.2～2.7	有効塩素濃度 20～60mg/L
微酸性電解水		
無隔膜電解	pH 5～6.5	有効塩素濃度 10～30mg/L
電解次亜水		
無隔膜電解	pH 8～9	有効塩素濃度 80～100mg/L

（表9）。このことから、安全性の面を考えて酸化電位水を大量に根管洗浄に用いることも意義があると考えられる。

（4）無機質溶解

同じ呼称であっても、抜髄と感染根管治療ではスミヤー層の意味合いは大きく異なる。抜髄の場合には、スミヤー層が残ってしまっても問題にならない場合がある。しかし、感染根管治療では、細菌や細菌産生物質が含まれた罹患象牙質のスミヤー層が形成されてしまう。このようなスミヤー層が残っていると、根尖孔外歯周組織への持続的刺激が起きてしまう。

スミヤー層を除去するために、硬組織を消失させるキレート剤（EDTA-Na）と、有機質を溶解させる次亜塩素酸ナトリウム溶液（NaClO）が用いられる。特に、感染根管治療においては、術後の痛みを防止するために、次亜塩素酸ナトリウム溶液での処理が重要である（図106、107）。

4．電気的効果

根管洗浄は電気的根管長測定のための根管

表9　枯草菌（芽胞）に対する殺菌効果

枯草菌（芽胞）*Bacillus subtilis* IFO3134 作用温度 25℃	試験液1mL当たりの生菌数				
	開始時	1分後	5分後	10分後	60分後
次亜活性水：30ppm　pH5	3.6×10^6	6.1×10^6	8.9×10^2	<10	<10
次亜活性水：60ppm　pH5	3.6×10^6	6.0×10^5	10	<10	<10
次亜活性水：100ppm　pH5	3.6×10^6	1.7×10^5	<10	<10	<10
次亜活性水：200ppm　pH5	3.6×10^6	20	<10	<10	<10
次亜塩素酸ナトリウム：450ppm　pH10	3.6×10^6	6.5×10^6	5.1×10^6	5.4×10^5	<10
次亜塩素酸ナトリウム：900ppm　pH10	3.6×10^6	8.0×10^6	5.0×10^6	1.7×10^6	<10

<10：検出限度以下

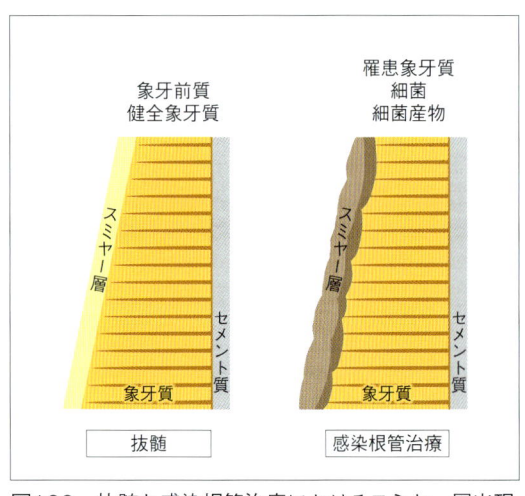

図106　抜髄と感染根管治療におけるスミヤー層出現

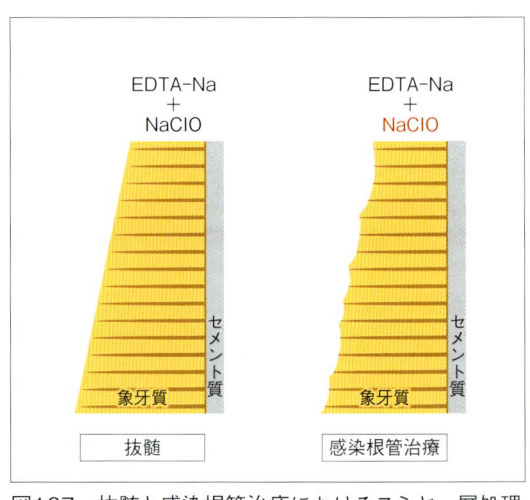

図107　抜髄と感染根管治療におけるスミヤー層処理

環境設定の点でも重要である。第一世代の根管長測定器では、根管洗浄後に根管乾燥を図るとより正確な値が得られるが、次亜塩素酸ナトリウムなどの電気伝導性の高い薬剤を使用すると、指示値が安定しなくなる。

一方、第二世代以降では、洗浄液の根管内残量に注意を払いながら、常に一定の条件で測定を行うことで、より正確な測定が可能となり、痛み発生を防止できる。

5．まとめ

現在、臨床での根管作用薬剤としては表10にまとめた7種類が主に用いられている。ただ、日本ではクロルヘキシジンを軟組織に適用した際に急性アレルギー事故があったため、アメリカなどで用いられている2％という高濃度のものは認められていない。

また、クエン酸単味ではなく、抗菌薬（ドキシサイクリン）や界面活性剤（Tween80）を混合したMTADという名の合剤は、根管内での除菌が難しいEnterococcus faecalis等に対しての根管洗浄・殺菌剤として海外では用いられているが、まだ、安定した評価は得られていない。

根管洗浄に用いる薬剤選択とともに、注意を払わなければならないのは、根管洗浄シリンジの挿入深さや、洗浄圧である。図108は、

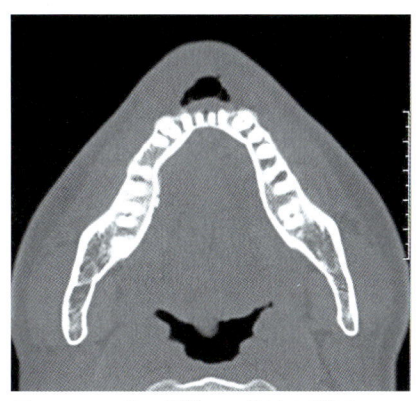

図108　58歳、男性の下顎水平断面のCT画像

表10　現在、臨床で用い得る根管作用液

	バイオフィルムへの作用	組織溶解性	内毒素不活化作用	スミヤー層作用	腐食性
過酸化水素水 （3～30％）	＋	－	－	－	濃度依存性
次亜塩素酸ナトリウム （1～10％）	＋＋	＋＋＋	＋	＋（有機質）	濃度依存性
ヨード（ヨードカリウム） （2～5％）	＋＋	－	？	－	－
クロルヘキシジン （0.02～2％）	＋＋	－	＋	－	濃度依存性
EDTA （10～17％）	＋	－	－	＋（無機質）	－
クエン酸ー （10～50％）	－	－	－	＋（無機質）	－
酸化電位水 （Cl_2：10～100ppm）	＋	－	－	±	濃度依存性

58歳、男性の1⃣での、次亜塩素酸ナトリウムとオキシドールでの根管交互洗浄によって生じた皮下気腫のCT画像である。このことから、根尖性歯周炎を有する感染根管治療での根管洗浄では、交互洗浄による発泡に加えて、根尖部歯周組織でのカタラーゼ反応による発泡が加わり気腫が生じることがあるので、十分な注意が必要である（図109）。

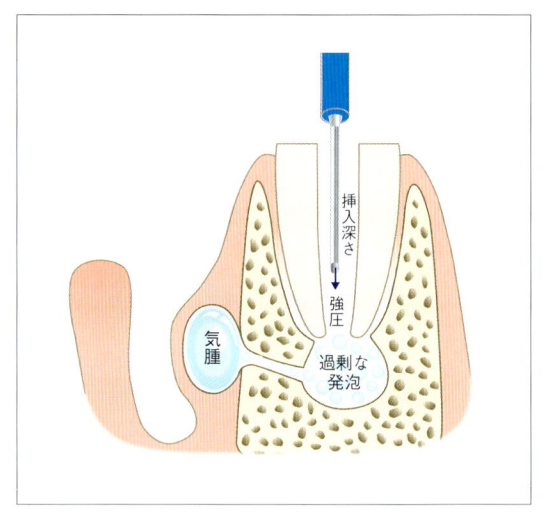

図109　根管洗浄の注意点

【参考文献】
1）安井哲男：アルカリ性アンチホルミンを用いる「14HT法」，歯科学報，106：391-397，2006.
2）Stropko JJ: The system 'S' technique to seal the entire canal system for 'success'. Roots, 4,Issue: 6-18, 2008.
3）Zehnder M: Root canal irrigants. J Endodontics, 32: 389-398, 2006.
4）沢田 昭：根管の化学的拡大，清掃に対する2、3の薬剤についての実験的研究．歯科医学，36：169-1186，1973.
5）武内ひとみ，松井 智，辻本恭久，松島 潔：水酸化カルシウムが次亜塩素酸ナトリウムの有機質溶解に効果に及ぼす影響．日保誌，51：163-168，2008.
6）Giampiero RF, Jose AP: Use of a bottle warmer to increase 4% sodium hypochlorite tissue dissolution ability on bovine pulp. Australian Endodontic Journal, 34: 39-42, 2008.

I-9　根管乾燥・清拭

日常の診療で何気なく行ってはいるが、実際は非常に難しく、「根管洗浄後にどの程度まで根管を乾燥すべきか」は定まってはいない。

推奨されている方法としては、吸引用装置（バキュームに細い吸引用チップをつけたもの）や根管洗浄を行ったシリンジで吸引し、次いでペーパーポイントで残った液体を取り除く方法[1]である。

日本では、ペーパーポイントの代わりにブローチ綿花が多く使われており、根管内吸引に関しても、保険診療下での経費的問題や、日本人の根管が強湾曲で短いためチップが根尖近くまで挿入できないということで、広まってはいない。

現在、システマティックな方法として提案されているのは「FIRE法」（図110）がある。この方法での細いシリンジでの根管内溶液排泄に関して、先端部にエアーベント(空気抜き)がある27〜30ゲージの細いシリンジをつけたイリゲーター（Stropko Irrigator：図111）を用いて、10〜30 lbs/inという低圧で乾燥させるのがよりよいという報告もある[2]。

F（Flooded）：根管内を95％エタノールで満たす
I（Initiated）：根管内をENDO ACTIVATOR*でかき混ぜる
R（Re-irrigated）：もう一度根管内を新しい95％で満たす
E（Evacuated）：細いチップで液を排泄する

*ENDO ACTIVATOR：3章I-8の図97参照

図110　根管乾燥法（FIRE法）

根管洗浄後
1．バキュームで根管内の洗浄液を吸い取る
2．太めに巻いたブローチ綿花で、根管の半分程度を清拭する
3．作業長より少し短めで、最終拡大号数よりは細めのブローチ綿花で根尖孔近くまで清拭する
4．同じ長さ・太さのブローチ綿花で、もう一度根尖近くまで清拭する

図112　根管乾燥・清拭の実際

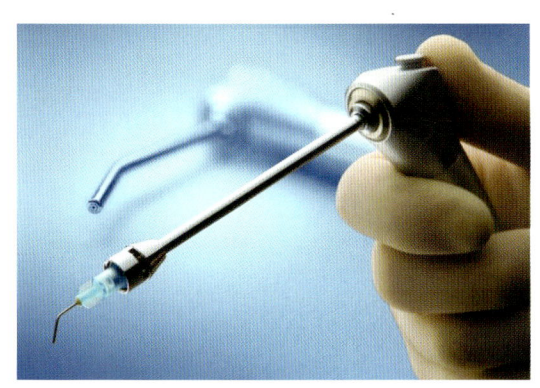

図111　Stropko Irrigator

　この他には、Er-YAGレーザーを用いた根管乾燥も考えられてはいるが、まだ、具体的なレーザー照射条件や方法が臨床に提示されていない。

1．実際の根管乾燥・清拭

　保険点数が低い根管治療において、ペーパーポイントや吸引用チップに経費をかけることは難しい。そのためには、図112に示した方法で行うのが、実際的方法と考えられる。
　この乾燥・清拭の途中で、ブローチ綿花に着色が見られた場合は、根管拡大が不十分な可能性が高いので、もう一度根管拡大に戻るべきである。
　また、乾燥・清拭途中でブローチ綿花の先端部に出血や排膿が見られた場合は、もう一度根管洗浄を行い、ブローチ綿花につかなくなることを確認したほうがよい。出血が止まらない場合は、ブローチ綿花にオキシドールかボスミンを浸し、根管内に暫く置くことで止血が得られる。
　排膿が止まらない場合は、根管貼薬剤を水酸化カルシウム製剤にしたほうがよい。なぜなら、ホルマリンクレゾール（FC）のような固定力の強い薬剤は、膿が固定して痂皮になり、排膿できず、根尖部に腫脹が生じる可能性がある。一方、ホルマリングアヤコール（FG）やメトコール（MT）では、貼薬初期は殺菌効果もあるが、次第に膿で薄められ、逆に感染源となり、根尖部の炎症を悪化させることがある。

2．根管乾燥・清拭の問題点

　根管内の乾燥がうまくいかず根管洗浄液が残ってしまうと、根管貼薬剤が薄まり薬効が期待できなくなったり、根管充填材と洗浄液が化学反応を起こすことが心配される。

特に、グロスマン処方の根管充塡材（キャナルス®）は、水溶液に接触するとすぐに硬化する可能性が高い。そのため、根尖近くに水溶液が残っていると、デッドスペースができたり、ガッタパーチャポイントの挿入が適切な位置までできなくなってしまう可能性が出てくる。

このような危険性があるので、根尖孔近くまで、適切な長さと太さのブローチ綿花で、根尖部歯周組織を傷害しないように乾燥・清拭することは極めて重要である。

3．ブローチ綿花の巻き方

ミラーのブローチ針に綿花を巻いて用いる（図113）が、手袋をした手では角針のほうが丸針より巻きやすい。根管内清拭用はしっかりと巻くが、根管貼薬用は最終拡大号数や作業長に合わせて巻き、綿花が抜けやすいように少し緩めに巻くのがよい。

4．ブローチ綿花の消毒・滅菌

ブローチ綿花を消毒・滅菌するために、乾熱滅菌が行われている。これまではスズと亜鉛の合金を用いたモルトンメタル法や、塩あるいはガラスビーズが用いられてきた。安全性や確実性の面から考えて、SL消毒器（図114）を用いるのがよいと思われる。SL消毒器のスリットの最深部では270～280℃になり、ブローチ綿花をスリット壁に3～5秒密着させて消毒・滅菌する。ただし、密着時間が長いと綿花が焦げてしまう。

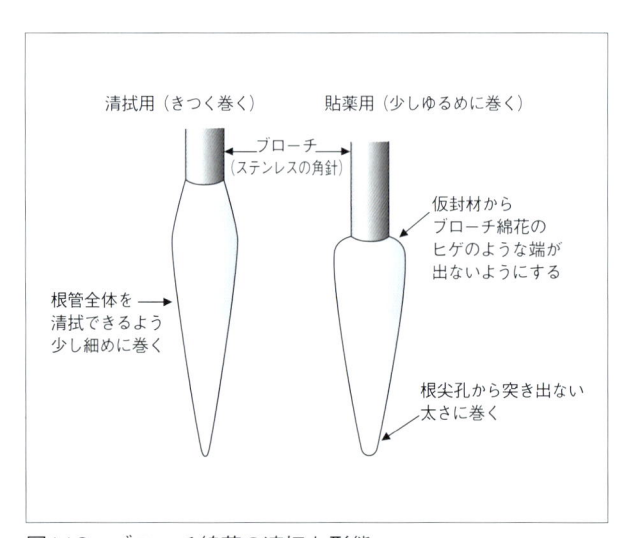

図113　ブローチ綿花の適切な形態

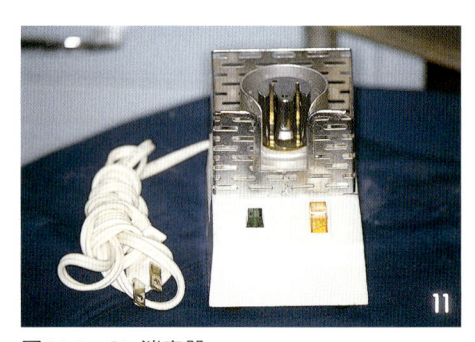

図114　SL消毒器

【参考文献】
1) Weine FS: Endodontic Therapy, 4th ed., The C. V. Mosby Company, St. Louis, 346, 1989.
2) Stropko JJ: The system 'S' technique to seal the entire canal system for 'success'. Roots, 4, Issue: 6-18, 2008.

I-10 根管貼薬

確かに歯内治療で、1回療法があり、保険でも認められてはいる。しかし、Bergenholtzら[1]が「適正な器具操作と化学的消毒を犠牲にしてまでも、1回で歯内療法を完了しようというような性急な治療を行う必要はない」と述べているように、通常の臨床では、1回治療を行うべきではない。

つまり、ほとんどの場合、2回以上の診療による歯内治療が一般的治療法であり、治療と治療の間に根管内に貼薬する薬剤は重要な意味合いをもつ。

1. 根管貼薬剤の目的

根管貼薬剤は、数日間から、薬剤によっては数ヵ月間貼薬されることがある。貼薬された薬剤の目的は、仮封材と歯質との隙間からの漏れへの対応、及び根管壁表面や象牙細管内の細菌に対しては抜髄と感染根管治療では同じである。しかし、根尖孔外歯周組織に対しての役割は異なっている（図115、116）。

仮封は根管への再感染を防ぐ意味で、極めて重要である。つまり、仮封材と歯質の隙間から唾液が浸入し、細菌が増殖することを許してはいけない。根管貼薬綿栓には消毒剤が浸み込ませてあるので、細菌増殖を防御している（図117）。しかし、貼薬綿栓上部が濡れていたり、着色があった場合は、仮封材を変えるか、二重仮封にすべきである。

これまで「根管消毒」という言葉は、根管壁表面付近の細菌や象牙細管内に侵入した細菌に対しての殺菌・消毒を行う面のみが強調されてきた（図118）。しかし、この点に加

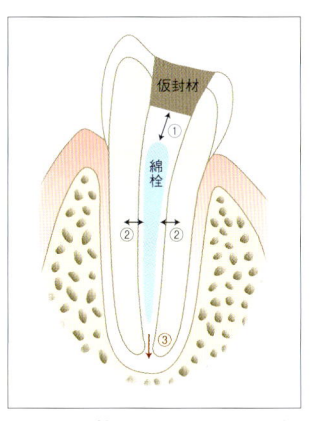

図115 抜髄根管における根管貼薬剤の役割

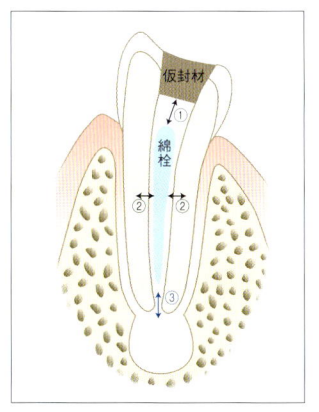

図116 感染根管における根管貼薬剤の役割

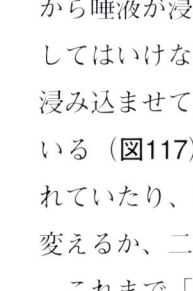

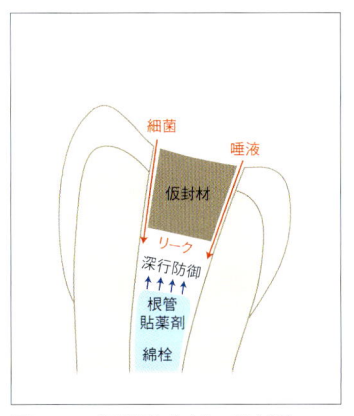

図117 根管貼薬剤の役割①

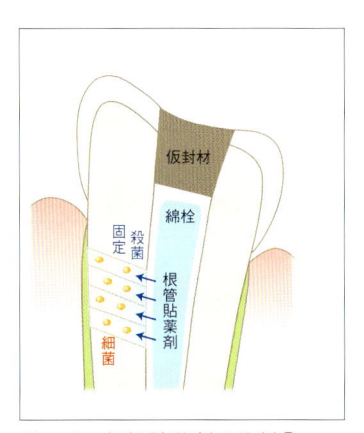

図118 根管貼薬剤の役割②

えて、機械的根管拡大や根管洗浄などの化学的清掃でも除去が困難なフィンやイスムス（**図119**）に残った細菌を殺菌・固定することも、根管貼薬剤の重要な役割であり、このことが根管充填後の痛みなどの予期せぬ痛みの防止に繋がる。

抜髄や感染根管治療で根管貼薬を行う場合、一番注意が必要なのは、根尖孔外歯周組織に対する作用目的の違いである。抜髄根管では、抜髄針やリーマーを用いて、歯髄組織を根尖狭窄部で切断する。しかし、どうしても鋼刃メスで切断したような綺麗な切断面は得られず、組織を引きちぎったようになってしまう。そこで、根管貼薬剤で止血の意味も含めて、血管や神経の断端を固定した凝血塊を作って、組織修復を促進させようとしている（**図120**）。

一方、感染根管治療では、用いる薬剤によって静菌や殺菌、あるいは物理的封鎖による再感染抑制と根尖部病変部内のpH改善による組織再生促進を図る場合があり、根管内状況や根尖孔外歯周組織の状態に対する考慮が必要になる（**図121**）。

2．根管貼薬剤の種類と作用機序

根管貼薬剤を分類する場合に、いろいろな

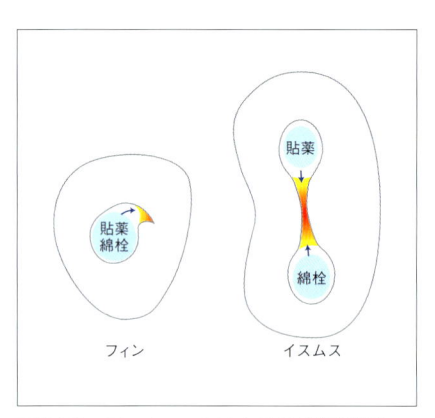

図119　フィン、イスムスの根管貼薬

図120　抜髄根管の根尖孔付近における根管貼薬剤の役割

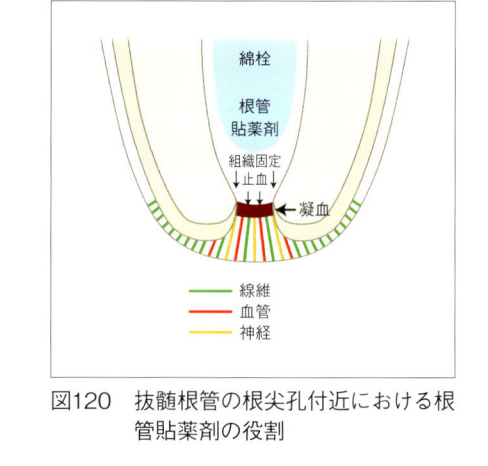

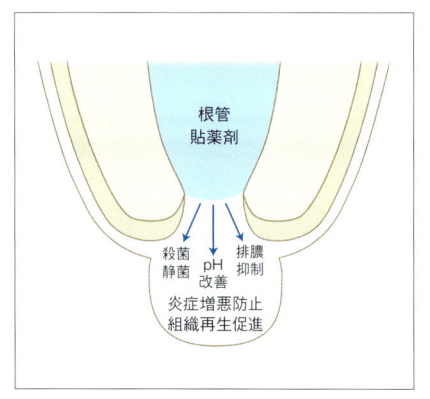

図121　感染根管の根尖孔付近における根管貼薬剤の役割

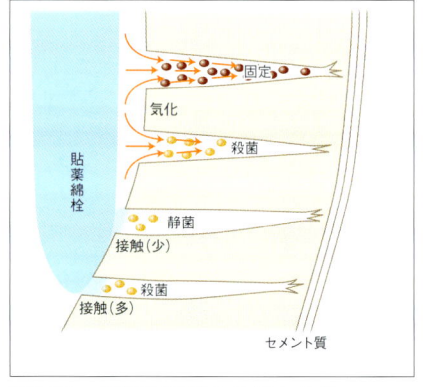

図122　根管貼薬剤の状態と効果

分け方がある。実際の臨床で、薬剤の用い方を誤って不必要な痛みを出さないためには、細菌や組織に「接触する」ことが必要なのか、あるいは、接触する必要のない「気化・揮発性」薬剤なのかを、正確に把握して用いることが重要である（図122）。この他に、細菌に接触し殺菌するとともに、物理的に根尖狭窄部を封鎖し、根尖孔からの滲出液（膿、血液、細菌、細菌産物等）が根管内に侵入してきて細菌の再感染源になるのを防止する薬剤もある（表11）。

3．根管貼薬剤の作用時間・貼薬期間

　根管貼薬剤を選択する場合、その薬剤の薬効や特徴を考えて選択すべきであるとともに、根管内での作用時間や貼薬期間にも注意を払うべきである。

　つまり、接触性の薬剤であれば、根尖孔からの出血・排膿・滲出液による希釈や流出、更には薬効減少（タンパク質による薬効阻害）を考える必要がある。

　一方、気化・揮発性薬剤ではホルマリンガスによる組織固定の程度と、持続時間を考える必要がある。感染根管で根尖孔からの排膿が大量の場合、この膿を固定し「痂皮」を形成して排膿を抑制したために根尖部歯周組織での内圧が亢進し、疼痛が出現することがある（図123）。また、この種の薬剤が多量に存在すると、根尖孔から組織内浸透後に全身に回り、アレルゲンを生じさせる可能性もあるので、薬剤量と貼薬期間への十分な配慮が必要である。

4．根管貼薬剤の実際

1）抜髄の場合

（1）ホルマリンクレゾール（FC）

　過去においては、ホルマリン製剤の代表的な薬剤であるFCが主に用いられていた[2]。ホルマリンの主成分であるホルムアルデヒドは、タンパク質を変性、凝固、沈殿させ、原形質毒として強力な殺菌作用を有している。ただ、刺激性が強いのでクレゾールで緩和するとともに、エタノールで象牙細管浸透性向上を図っている。

　この薬剤が頻用された背景としては、エンドドンティックメーターのような第一世代の電気的根管長測定器では、根尖部における出血のため、どうしても正確な根管長を測定することができない。そこで、多量のFCを貼薬することにより止血と残髄防止が図られた。しかし、刺激性が強いことや、根尖部歯周組織治癒阻害、アレルゲンが発生し、最近

表11　根管貼薬剤の種類

接触型薬剤	CP、J
気化・揮発型薬剤	FC、FG
接触・封鎖型薬剤	Ca(OH)$_2$

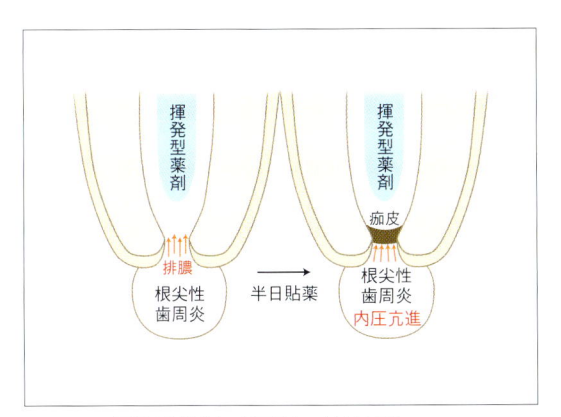

図123　揮発型薬剤の問題点（綿栓型）

では診療室内環境問題であまり用いられなくなっている。

(2) ホルマリングアヤコール (FG)

ホルマリンの刺激性緩和を図ったクレゾールでも刺激が強いため、フェノール係数が0.9で、神経鎮静作用も期待できるグアヤコールに変えたもので、刺激や組織固定力が小さい。現在、広く臨床で用いられている第二世代以降の電気的根管長測定器であれば、根尖狭窄部での抜髄が確実にできるので、多量の薬剤で歯髄固定を図る必要はない。つまり、綿栓先端の薬剤を角綿などで絞った、根尖部歯周組織に影響を与えない少ない量で十分である（図124）。

(3) ペリオドン (PO)

亜ヒ酸製剤製造が停止になったため、現在、麻酔が使えない場合に用いることができる唯一の薬剤である。しかし、歯髄炎の炎症の程度が強い場合には、薬剤のなかに含まれている鎮痛剤（塩酸ジブカイン）が有効に働くことができず、逆に炎症封入による痛みの増悪が起きる。

また、第一世代の電気的根管長測定器を使った場合で術後の痛みを減らすための貼薬や、2回目以降の治療で残髄が確認されたが麻酔を行う時間がなかったときに貼薬が行われてきた。

ただし、POに含まれるグアヤコールによる歯根膜内神経の鎮静はある程度期待できるものの、同様にPOに含まれているパラホルムアルデヒドによる根尖孔外歯周組織傷害の恐れもあるので、根尖孔外への薬剤押し出しには十分注意すべきである。また、仮封材と歯質との隙間からパラホルムアルデヒドが漏出すると周囲組織に傷害を与えるので、仮封剤の選択にも注意すべきである。

2) 感染根管治療の場合

(1) クロラムフェニコール (CP)

貼薬剤で唯一の抗菌薬である。抗菌バンドが広く、組織浸透性も高く、刺激性も少ない。そのため、感染根管治療で根管内細菌や異物を押し出した場合、あるいはリーマーやファイルでの根尖孔外歯周組織への物理的傷害を与えてしまったのではないかと思われるときに推奨されている薬剤である。しかし、抗菌作用が強いため、貼薬期間を間違えると常在

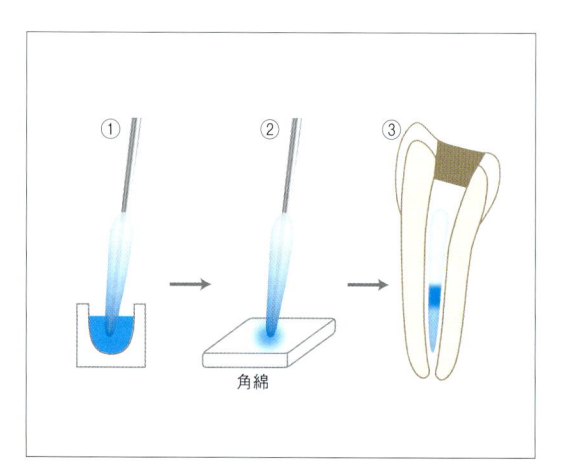

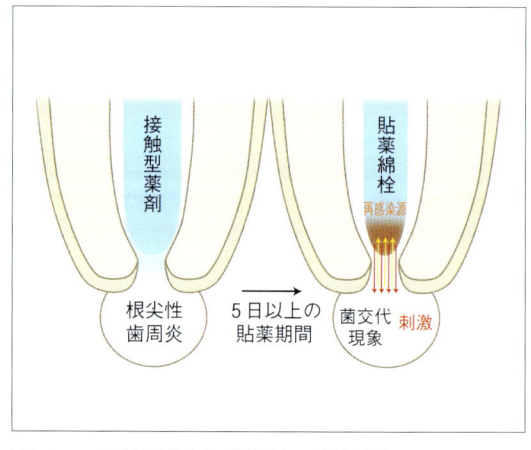

図124　薬剤を絞り取った綿栓貼薬

図125　接触型薬剤の問題点（綿栓型）

菌を減らして真菌を繁殖させてしまい、治癒が遅れることもある（図125）。従って、静菌性抗菌薬であることや、根尖孔外からの滲出液による希釈を考えると、貼薬期間は3日を超えないことが、痛み発生や感染の広がり防止に繋がる。

（2）FG

抜髄の場合とは異なり、感染根管治療では、治療の時期や根尖部歯周組織状態（根尖孔からの滲出液）により、綿栓への貼薬量を変える必要がある。

治療開始時期で根尖孔を傷害した可能性が高い場合、次回の治療が2～3日後であるなら、慎重を期してCP貼薬も考えられる。しかし、次回の治療が5日後以上であれば、綿栓先端のFGを絞った貼薬を行うべきである（図124）。つまり、FGの刺激性は比較的低いとはいえ、根尖孔外への薬剤の影響をできるだけ減らすとともに、根管中央部での象牙質表面や象牙細管内殺菌と仮封材からのリークに対処した貼薬を行うことが、痛み発生を防止するとともに、拡大し終わった根管状態維持を可能にする。このことは、根管長測定を行った際にも、押し出しや物理的刺激による炎症発現の可能性が高いので、必要な配慮である。

治療の中期では、十分な量のFGを含ませた綿栓を貼薬し、根管の消毒・無菌化を目指すべきである。ただし、5回程度の根管治療を行っても、前回貼薬した綿栓に着色や汚れがみられたり、薬剤臭がせず腐敗臭であるときは、無貼薬綿栓で根管内や根尖孔外歯周組織の状況を再確認すべきである（図126）。通常の根尖孔外歯周組織からの感染だけでなく、綿栓の途中に着色が見られた場合は、気がつかなかった歯根穿孔や亀裂、あるいは側枝の存在なども考えられるので、注意が必要である。

根管充填を考える時期には、前回貼薬した綿栓には着色や汚れがなく、薬剤臭がするはずである。ただし、根尖孔の直径が太い場合に、根尖孔外歯周組織からの無色透明の滲出液（血漿）が、綿栓の先端に見られる場合がある。どうしても急いで治療を終わらせる必要がなければ、FGを少し少なくした綿栓を貼薬するか、プレミックスの水酸化カルシウム製剤（例えば、ウルトラカル®：ウルトラデント社製を用いている）に取り変えて、滲出液の状態が変化するかどうかを確認後、根管充填すべきである。

（3）FC

感染根管治療を繰り返しても、なかなかフィステルが消失しない場合がある。この場合は、我々が治療可能な根管だけでなく、根尖孔外のセメント質表面にバイオフィルムなどの細菌感染が考えられる。この場合、揮発性があり、殺菌能力が高いFCを用いて、根

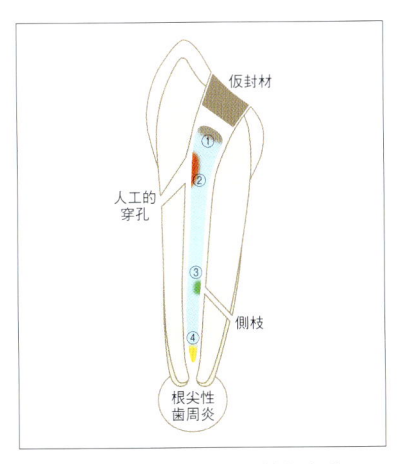

図126　無貼薬綿栓での情報収集

管から根尖孔を経て、フィステル開口部までの瘻管内細菌の殺菌や異物刺激性の抑制などの根尖通過療法（**図127**）によってフィステルが消失することがある。

また、根管穿通のために、＃6のファイルなどの細い器具やEDTA-Na、次亜塩素酸ナトリウム、あるいは歯科用PSSなどの根管拡大補助剤を用いるなど可能な限りの努力を払っても根管穿通ができないことがある。根管がまっすぐなら、エンジンリーマーなどで機械的に穿通を図ることも考えられるが、日本人の根尖は、ほとんどが湾曲しているので行うべきではない。

可能な限りの拡大と清掃を行ったと判断したならば、殺菌作用が強力でしかも揮発性を有するFCを十分浸した綿栓を置き、根管充填に備えるべきである。特に根尖部にX線透過像が観られる場合には重要な処置である（**図128**）。

ただし患者には、症状が改善しなかったり、いったん消失した症状が時間の経過とともに再発してきた場合、更には数年後に根尖部での異常が生じた場合には、歯根端切除または抜歯などの外科的処置を行うことがあることを説明し、理解してもらうことが根管充填後のトラブル防止に極めて重要である。

重ねて述べるが、昔、鋼のリーマーで根尖部歯周組織に到達して「穿通できない根管はない」と言う方がいたが、もともとの根管に沿った穿通でなければ「人工的穿孔」にすぎないことを認識すべきである。

（4）ビタペックス

構成は、水酸化カルシウムが50％、ヨードフォルムが50％の薬剤である。過去に、感染根管で根尖部透過像がある場合に、根尖孔外に押し出すのがよいと提唱されたことがあった。確かに、乳歯の根管充填後の経過をみれば、少しずつ吸収されていき、根尖部の炎症も改善されていく。しかし、あまりにも薬剤が多い場合は、これまで言われてきたヨードフォルムのもつ殺菌作用や硬組織誘導能をはるかに超えた、組織腐食が生じ、腐骨形成や炎症が発現してしまい、治癒が非常に遅れてしまう。

図127　根尖通過療法

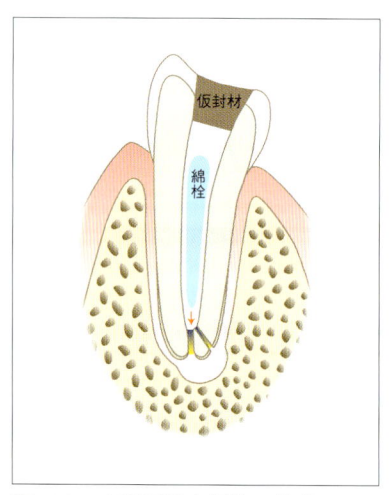

図128　穿通困難な根管の貼薬

従って、通常の水酸化カルシウム製剤は、可能な限り根尖孔から押し出さないように使うのがよい。

5．水酸化カルシウム貼薬

水酸化カルシウムの歯内治療応用の歴史は古く、根管充填剤や直接覆髄剤として用いたHermann（1920）[3]に始まる。根管貼薬剤としてはFrank（1966）[4]が感染根管治療に用いたのが最初である。

水酸化カルシウムが根管治療薬として使われている主な理由は、pHが12.4という強アルカリ性に基づく殺菌性、軟組織に対する凝固壊死層形成能、組織溶解能、そして硬組織誘導能である。そこで、水酸化カルシウムのもつ作用を痛み出現防止という面から検討すると以下のようになる（図129）。

1）通常の効果

（1）殺菌性

水酸化カルシウムの殺菌効果については、1953年にCastagnolaによって発表[5]されている。臨床的裏付けとしては、Tronstadによる半年間の経過を観た臨床報告[6]が有名である。根管内に貼薬された水酸化カルシウムの強pHは3週間は変化しない[7]とされているが、殺菌作用としては細菌に接触する必要があり、しかも、浸透性が緩徐であるので、貼薬初期は1週間目に交換し、次いで症状が改善するまで2週間ごとに交換するほうが効果的で、痛み抑制にも繋がる。

（2）凝固壊死層形成

水酸化カルシウムによる直接覆髄や断髄が臨床的に評価されていることから、根管拡大・形成が困難である根尖多分岐部根管に対して、抜髄であれば、分岐根管入り口での凝固壊死層形成による断髄の可能性がある。

（3）硬組織誘導能

アペキシフィケーションに代表される能力ではあるが、根尖孔への歯根成長を促すものの、根管内の成長は望めず、もともとの歯髄腔の太さがそのまま残ることが、歯根破折の面から問題ではある。最近、時間を要するものの、根管上部にのみ水酸化カルシウムを貼付し、完全な歯根形成を促す方法（図130）が報告され[8]、注目を集めている。

2）難治性根尖性歯周炎に対する効果

慢性疼痛に代表される難治性の根尖性歯周炎治療に対して、水酸化カルシウムが貼薬され効果を挙げている。その理由としては、以下のことが考えられる。

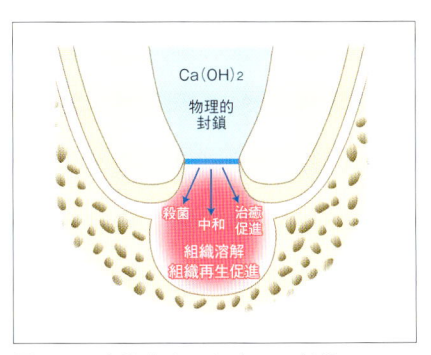

図129　水酸化カルシウムの効果

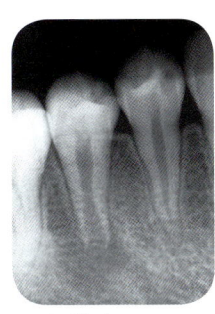

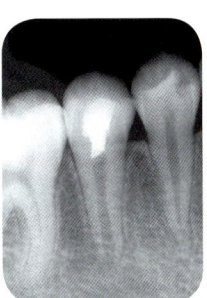

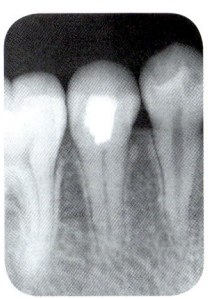

図130a～c　13歳、女子の⑤の治療経過（岩谷眞一氏のご厚意による）
a：初診時　　b：5ヵ月経過　　c：30ヵ月経過

Ⅰ．痛みを生じさせずに基本的歯内治療を成し遂げるために

（1）軟組織溶解

歯髄組織の溶解性を次亜塩素酸ナトリウム（NaClO）と比較したAndersenら[9]は、2％NaClOでは2時間で消失したが、水酸化カルシウムでは7日間かかったと報告している。

このことから、水酸化カルシウムによる有機質溶解には1週間かかるが、根管内で根管拡大や洗浄で除去できなかった有機質を除去可能であることがわかる。特に、難治性の根管壁では罹患象牙質が凹部に残存し刺激源となることがある。この刺激源を消失させることで、痛みや違和感などを消失させることができる。

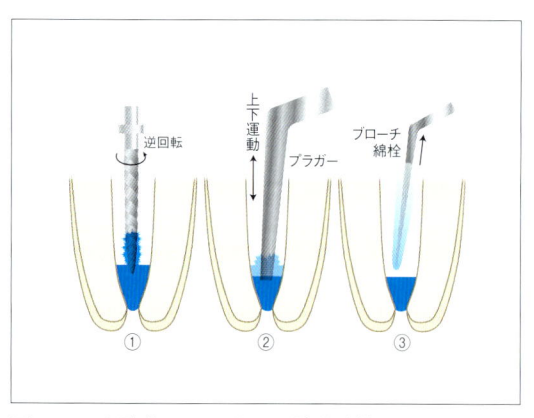

図131　水酸化カルシウムの貼薬方法

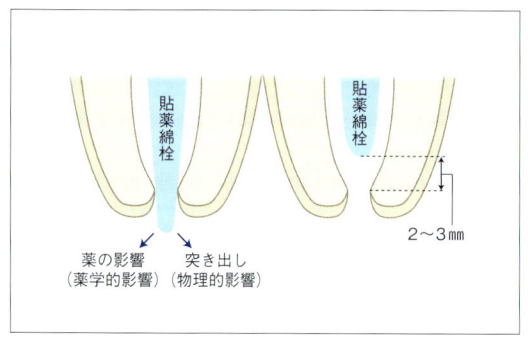

図132　貼薬綿栓の位置

（2）滲出液や排膿の抑制・停止

水酸化カルシウム自体に吸水性があるので、できるだけ水分の少ない状態で貼薬することが大切である。つまり、水酸化カルシウム単体に生理食塩水を混ぜてペーストとし、このペーストをリーマーやHファイルの逆回転での根尖狭窄部まで搬入。次に、プラガーを軽い力で上下運動させることで水分の染み出しを促進。最後に、ブローチ綿花で水分を吸収するということ（図131）を繰り返し行う。特に、根尖孔外からの膿に対しては、溶解するとともに固定して、根管内への膿の浸入を物理的に封鎖する。

また、炎症状態にある根尖部歯周組織は酸性に傾いているので、水酸化カルシウムにより中和され中性に近づくと、毛細血管の透過性が減少し、滲出液量そのものも減少し、滲出液停止に繋がる。

（3）鎮痛作用

炎症状態にある根尖部歯周組織を中和することは、起炎性物質の産生を抑制するとともに、発痛物質の働きを抑制する。しかも、組織内Caイオンが過剰に遊離されると神経興奮を抑制するという薬理作用も発現するので、痛みの改善に繋がる。

6．まとめ

接触型薬剤だけでなく、気化・揮発型薬剤も根尖孔近くで作用させたほうが、より根管貼薬剤の効果は高い。しかし、根尖孔まで押し込もうと思った綿栓が、根尖孔から突き出た場合（図132）には、薬剤だけでなく、綿栓そのものも刺激源になるので、通常の場合は、貼薬綿栓を根尖孔から2～3mm手前に貼

薬するか、薬剤の刺激性が強いと思われた場合は、薬剤を含ませた小綿球だけを根管口に置くのが望ましい。

現在、根管貼薬剤として、ホルマリン系薬剤ではなく、水酸化カルシウム製剤が用いられるようになってきている。しかし、水酸化カルシウムを完全に根管から除去することは極めて難しい。水酸化カルシウムが残ってしまうと、通常用いられているユージノール系根管充填材の硬化を阻害したり、死腔ができてしまうことに注意を払う必要がある。

確かに、上記の問題はあるが、慢性疼痛症などの難治性根尖性歯周炎の治療には、水酸化カルシウムを用いることが多い。ただし、水酸化カルシウム単体あるいは生理食塩水とのペーストであれば組織刺激性はないが、水酸化カルシウム粉末にバリウム、酸化亜鉛、チタンなどを混入すると組織刺激性が増す[10]。従って、プレミックスの水酸化カルシウム製剤を用いても、症状の改善がみられない場合には、時間と手間はかかるが、水酸化カルシウム単体と生理食塩水を混合したペーストを用いた丁寧な充填（図131）が症状の改善に繋がることを忘れてはならない。

【参考文献】
1) Bergenholtz G, Horsted-Bindslev P, Reit C, (須田英明 総監訳)：バイオロジーに基づいた実践歯内療法学. クインテッセンス出版, 東京, 183, 2007.
2) 戸田忠夫, 中村 洋, 須田英明, 勝海一郎：歯内治療学（3版）. 医歯薬出版, 東京, 176, 2007.
3) Hermann BW: Calciumhydroxyd als mittel zum Behandeln und Fullen von Wurzelkanalen. Diss., Wurzburg, 1920.
4) Frank AL: Therapy for the divergent pulpless tooth by continued apical formation., J Am Dent Assoc, 72: 87-93, 1966.
5) Castagnola I: Die Lebenderhaltung der pulpa in der konservierendem Zahnheilkunde. 38-41, Carl Hanser Verlag, Munchen, 1953.
6) Tronstad L, Barnett F, Rise K, Slots J: Extradicular endodontic infections. Endod Dent Traumatol, 3: 86-90, 1987.
7) 松本光吉, 木村裕一：水酸化カルシウムによる根管貼薬法の実際. 口腔保健協会, 東京, 15, 1996.
8) Iwaya S, Ikawa T, Kubota M: Revascularization of an immatutre permanent tooth with apical periodontitis and sinus treat. Dental Traumatology, 17: 185-187, 2001.
9) Andersen M, Lind A, Andersen JO, Andersen FM: in vivo solubility of human pulp tissue in calcium hydroxide and sodium hypochrorite, Endod Dent Traumatol, 8: 104-114, 1992.
10) Tsuzuki N, Matsumoto K: A histopathological study on various root canal filling materials, J Showa Dent Soc, 10: 196-202, 1990.

I-11 根管仮封

根管仮封とは、髄腔開拡した部分の上方にセメントを充填し、根管内への唾液の流入防止（細菌感染防止）と咀嚼の維持が目的（3章I-10、図117）のために行う処置である。

通常の仮封とは異なり、根管からの排膿と更なる感染防止や咀嚼の維持を目的とした、Weiser仮封（図133）もある。

ここでは、通常の仮封を中心に述べる。

1. 仮封材の要件

髄腔開拡が必要な歯ではエナメル質が残っていることは少ないが、エナメル質や象牙質

との接着を考えて、仮封材を選択することは重要である。

1）歯質接着性

一般に市販されている仮封材は、酸化亜鉛をベースにしていて、ユージノールと反応するカフーズ®や、第一リン酸塩と水とが反応して硬化する水硬性セメント（キャビトン®）などである。この種の仮封材では、エナメル質にも象牙質にも一定の接着力が得られるものの、完全な接合力ではない。

根管貼薬剤として亜ヒ酸やペリオドンを貼薬した際、これらの薬剤が漏洩した場合に周囲軟組織に傷害（腐食・火傷）を与える可能性があるので、歯質との接着が期待できる光重合型アイオノマーセメントや光重合レジンで髄腔上部を封鎖すべきである。

2）耐咀嚼性

大臼歯部の髄腔開拡部には咬合圧が垂直にかかってくるので、仮封材には物理的強度が求められる。除去を考えた場合、強度が低いほうが楽ではあるが、貼薬期間の長さにあった材料を選ぶべきである。

貼薬期間が1週間程度なら酸化亜鉛ユージノール系で耐えられるが、それ以上の場合は、リン酸セメントとの二重仮封が望ましい（図134）。つまり、封鎖性に優れてはいるが物性に問題があるものと、封鎖性には問題があるが強度をもつ材料の組み合わせが望ましい。

3）化学的安定性

現在市販されている仮封材では心配はないが、根管貼薬剤と反応しないものを用いるべきである。

4）除去性

仮封後の来院で、次回の根管治療や根管充填の際に仮封材を除去する必要がある。この際、酸化亜鉛ユージノール系仮封材は加熱した雑用エキスカで軟化除去できるが、水硬性セメントやリン酸セメントは、熱では軟化しない。そのため、仮封材の厚さの半分くらいまでタービンで切除し、その残りは超音波チップで除去するのがよい。少し仮封材が残った場合は、直探針で歯質と仮封材の間に差し込み除去するのがよい。

従って、根管貼薬綿栓の上に球状の小綿球を置いたほうが、仮封材を直探針で押し込むことや根管内への仮封材の落下を防げる。

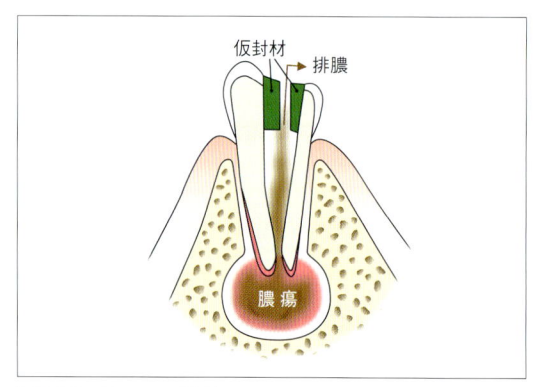

図133　Weiser仮封

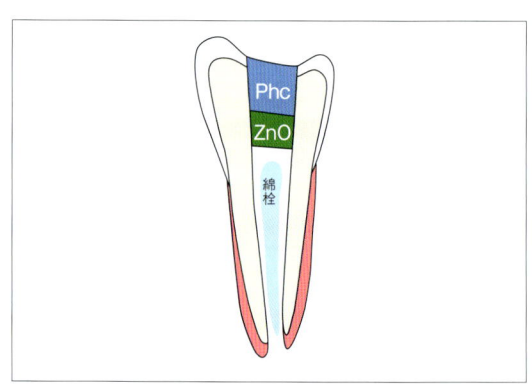

図134　二重仮封

2．仮封の実際

仮封をする際には、以下の点に配慮しながら行うのが望ましい。

①酸化亜鉛ユージノール系仮封材では、ユージノールがアルコールに溶けやすいので、ヘラ形充塡器先端の充塡部分を消毒用アルコールで濡らしてから充塡したほうが、仮封材が髄腔内に残りやすい。

②酸化亜鉛ユージノール系仮封材は、充塡後にアルコールを浸した小綿球で整形・除去するのがよい。

③水硬性セメントやリン酸セメントは、水を浸した小綿球で整形・除去するのがよい。これらのセメントはある程度の硬さまで硬化するのに30分程度を要するので、患者には30分間はものを嚙まないように指導するのがよい。

④仮封材を一塊として髄腔内に詰めようとすると、根管内の空気が抜けるところがないため、十分な深さまで充塡できない。更には、充塡する圧が強いと、根管内の空気が根尖孔外に押し出され、気腫を作る場合も考えられるので注意が必要である（図135）。

⑤髄腔開拡部入り口の大きさを把握しておき、仮封材充塡により咬合面が高くならないようにする。根尖部歯周組織の安静を図るために、可能な限り、咬合や咀嚼での負担がかからない高さにすべきである。

⑥仮封材は2〜3回に分けて、髄腔開拡部の端から充塡するのがよい。

I-12　根管充塡

根管治療の最終処置である根管充塡は、十分に根管拡大・形成された根管を、無刺激性の材料で、緊密に塡塞し、長期間、安定的に顎骨内に保ち、歯としての機能を損なわないことを目的に行われる。

上記目的を達成するために、これまで多くの研究や開発が行われてきた。しかし、全ての要求を満たす材料や方法は見出されていない。つまり、Bergenholtzら[1]が述べている「正しい診断や化学的・機械的根管形成といった面倒な仕事を回避できるような、魔法の材料や方法はない」ことを踏まえて治療に当たることが、痛み発現防止に繋がる。

1．根管充塡の「材」と「剤」

充塡「剤」ではなく、「材」という名称が現在使われているのには、以下のような経緯による。

すなわち、根管充塡用の薬剤や材料が検討されていた時代、ヨードフォルムに代表される薬剤による殺菌や硬組織誘導が考えられ、多くの研究がなされていた。しかし、保険適

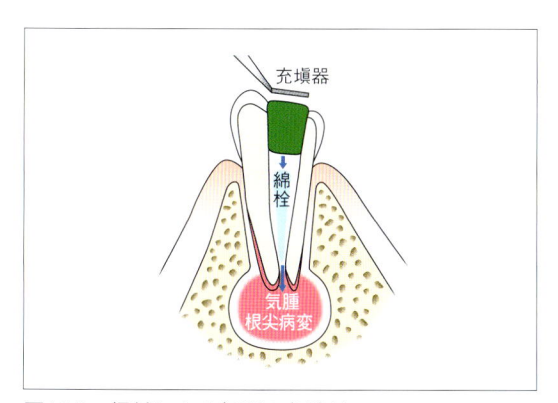

図135　仮封による気腫の危険性

用薬剤としての薬効見直しにより、薬剤としての認定基準が厳しくなり、日本では、薬剤として認可されたものはなくなり、全て「材料：セメント」という分類になった。

ただし、実際の臨床では、根管充塡材は完全な無機物ではなく、そのなかに含まれている材料が有すると考えられる種々の薬効に対する考慮も必要である。

2. 根管充塡後の根尖部組織反応

1）根管充塡材と組織反応

根管充塡を考えた場合、根管充塡後の根管充塡材と根尖部歯周組織との界面での反応が極めて重要になってくる。

根管充塡材の材質によって、根尖部歯周組織との界面での反応は異なっている。著者らは、イヌを用いて根管充塡材の反応を病理組織学的に検討した[2]。

実験に用いた材料はキャナルス（Can：昭和薬品化工社製）とガッタパーチャポイント（GP：GC社製）で、これらの併用充塡後2週目には、GPを包み込むように排出されたCanを取り囲んで炎症性細胞が出現（図136）し

ていた。しかし、根管充塡後8週目には、炎症は沈静化し、線維化が進んでいた（図137）。一方、組織刺激性の少ない試作合成多孔質ハイドロキシアパタイト（PHAP）を用いた充塡後8週目では、炎症性変化はなくなり、PHAPを包み込んで線維化が起きていた（図138）。これらの界面での反応は、以下に述べる肉芽腫性炎症反応によると考えられる。

2）肉芽腫性炎症（異物肉芽腫）

前述の根管充塡材に対する根尖部歯周組織での経時的変化は、根管充塡材によって引き起こされる急性炎症反応と、炎症が消退した後の異物処理反応である。

異物肉芽腫性炎症は慢性炎症のなかでも特徴的なパターンを取り、腫大した扁平上皮様の組織球（類上皮細胞）の集合である。肉芽腫は比較的少数の病原体や異物に対して形成され、例えば、縫合糸や豊胸材料に対するものは異物肉芽腫と呼ばれる[3]。つまり、消化不能な物質に対して、T細胞が分泌したサイトカインによりマクロファージが類上皮細胞や巨細胞へ変形し、異物を包み込んでいる。時間が経過すると、肉芽腫は線維芽細胞と結

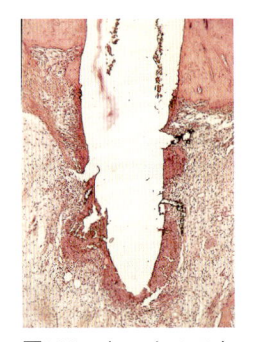

図136　キャナルスとGP併用充塡後2週目の病理組織像

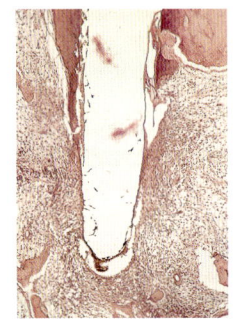

図137　キャナルスとGP併用充塡後8週目の病理組織像

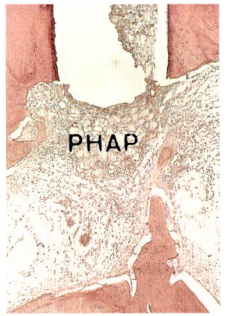

図138　試作ハイドロキシアパタイト充塡後8週目の病理組織像

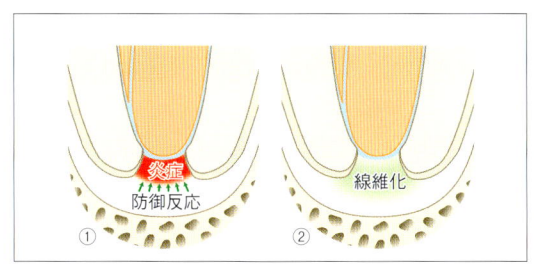

図139　根尖部界面の組織反応

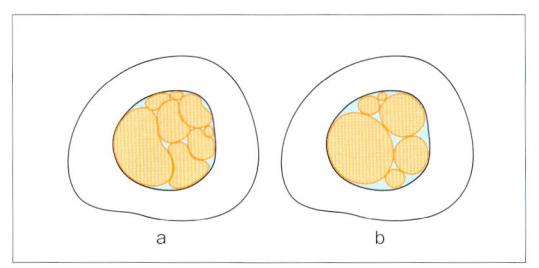

図141　メーカーの違いによる側方加圧時のガッタパーチャポイント形態変化

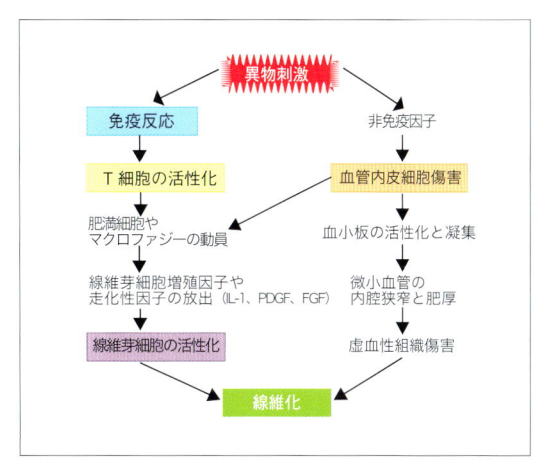

図140　根尖部歯周組織での結合組織形成（線維化）
　　　（参考文献[3]より引用改変）

表12　主なガッタパーチャポイントの構成成分

メーカー	ガッタパーチャ	ワックス・レジン	無機物（酸化亜鉛等）
Sybron Kerr	24.24	1.14	74.33
Beutelrock	23.25	4.27	71.24
GC	18.87	1.14	79.66
ピヤス	25.70	1.23	72.94

合組織によって縁取られる（図139、140）。このようにして、肉芽腫形成原因となった異物（有害因子）を封じ込めている。

3．根管充塡材の基本要件

1）封鎖性の検証

封鎖性（漏洩）を調べるために、これまで色素浸透試験、細菌侵入試験、液体移動試験などが行われてきた。更には、これらの試験をより臨床に近づけるために、組織圧に基づいた加圧や吸引などの圧力変化を加えるなど多くの*in vitro*試験が行われてきている。

しかし、同じ材料を用いても異なった方法では矛盾した報告がなされている[4]。その理由としては、シーラーが親水性であるか、疎水性であるかによって色素浸透試験結果は大きく変わってしまうことが考えられる。今後、異物肉芽腫反応に基づいた安定性試験の確立が求められる。

このことから、現在、組織反応を含めた確実な安定性試験が存在しない以上、新しい材料を選択する場合には、実際の臨床の場でのさまざまな検証が必要になってくる。

2）封鎖性の向上

どのような材料であれ、根管壁との適合が漏洩を防止することは自明である。GPの単一充塡では、どうしても隙間が生じるのでシーラーとの併用が主に用いられている。GPとシーラー併用法の場合、シーラーが厚い場合は漏洩が著しい[5〜7]ので、加圧して薄くすることが、漏洩防止に繋がる。

ただし、大学で学生に指導している側方加

圧根管充填ではGPの物性（硬さ、塑性度）が製造会社によって異なるので、自分が用いているGPの物性をよく把握して、側方加圧による変形の度合いを判断して治療すべきである（図141、表12）。

2．基本材料

1）シーラー（根管充填用糊材）

現在用いられている、あるいは用いられ始めたシーラーに関しては多種類の製品が販売されている。それらの特徴に沿ってまとめると以下のようになる。

（1）酸化亜鉛ユージノール系

この系統の材料は、グロスマ処方（表13）が代表的なもので、長年用いられてきているが、封鎖性の問題が指摘されている。しかし、この材料は、湿潤環境では酸化亜鉛ユージノールがキレート反応物を形成して硬化する（錯体形成）。従って、根管壁のスミヤー層をEDTA-Naで処理することにより、キレート反応が起きやすくなり、封鎖性が増す。しかも、適度な湿度の環境では硬化が促進されるので、封鎖性や安定性に臨床的問題はみられない。日本ではグロスマン処方に基づいた、昭和薬品化工社のキャナルスが代表的製品である。

また、根管充填用シーラーの抗菌性（Enterococcus facaelisが死滅した象牙細管の深さ）を検討したOrstabik[8]によると、この系統のシーラーは、含まれているユージノールの薬効で約250μmの深さまでの殺菌性を示していたことから、ユージノールの持続的抗菌性が期待できる。

（2）その他

①非樹脂系

代表的製品として、酸化亜鉛と反応する液剤として、ユージノールではなくリノール酸を用いたもの（キャナルス-N®：昭和薬品化工）や、三リン酸カルシウムとポリカルボン酸を主成分とするアパタイトルートシーラー®（デンツプライ三金）、水酸化カルシウムのもつ性質を生かそうとしたSealapex®（Kerr）がある。

キャナルス-N®は、ユージノールのもつ刺激性を改善するためにリノール酸に変えたものであるが、根尖部歯周組織での炎症が十分に治まった段階では、ユージノールのもつ持続的抗菌性を凌ぐものとは考えにくい。

一方、アパタイトルートシーラー®は物性的に酸化亜鉛系より劣る。しかし、亜鉛に対するアレルギーを有する患者での根管充填などで、貴重な充填材である。Sealapex®は表層のみしか硬化せず、可能な限り加圧して薄くしなければならないことなど、物性的に問題が残っている[9]。

表13　酸化亜鉛ユージノール系シーラーの基本組成

粉末	液
酸化亜鉛（42%） スタビライト樹脂（27%） 次炭酸ビスマス（15%） 硫酸バリウム（15%） 無水ホウ酸ナトリウム（1%）	ユージノール (4-アリル-2-メトキシフェノール)

（グロスマン処方）

表14　象牙質接着性を有する根管充填材

アイオノマーセメント系	Ketac-Endo (Ketac)
エポキシレジン系	AHPlus(Dentsply DeTrey)
4META系	スーパーボンド根充シーラー（サンメディカル）
	MetaSEAL（Parkell）
Bis-GMA系	Epiphany SE（Pentron）

②樹脂系

AH26®（Dentsply DeTrey）に代表される材料である。最近、これまで不十分であった象牙質との接着性が向上した充填材が販売されてきている（**表14**）。

根管充填材と象牙質の接着を考えた場合、材料のもつセルフエッチング能があるとはいえ、通常の歯冠部へのレジン充填では考えにくい根管洗浄用薬剤（NaClOやEDTA-Na）による根管壁象牙質の物性変化の問題や、根尖孔外歯周組織からの浸出液浸入による接着不全が問題になる。

ただ、この系統の材料でより問題となるのは、接着性材料の特徴の根管封鎖性よりも、除去性である。一般に用いられている根管充填材除去剤（ユーカリソフト、GPソルベント）では溶解しにくい。従って、ポイントとの併用が絶対条件になる。製造者は、薄ければリーマーやファイルで器械的に除去できるといっている。しかし、湾曲根管では、リーマーやファイルの外湾への反りだけでなく、根管充填材が象牙質に化学的接着していることと、レジンという材質的硬さのために弾かれてしまい、除去が必要な罹患象牙質を除去できず、根尖部病変を治癒に導くのが困難になってしまう（**図142、143**）。

2）ポイント

（1）ガッタパーチャポイント（GP）

基本的組成は、主成分が酸化亜鉛で名称であるガッタパーチャは20％程度しか含まれてはいない（**表15**）。

しかし、このガッタパーチャの性質がGPの物性に大きな影響を与える。ガッタパーチャは基本的には、1-4トランスポリイソプレンモノマーを主成分とする天然高分子ポリマーである。人工合成イソプレンは、生体に有害な微量物質を含むため、天然型ガッタパーチャ樹脂のみが歯科臨床に用いられている。通常は25～30℃でしなやかになり、60℃で軟化、100℃で溶解する。

構造的には2つの型があり、天然のものはα型で、これを65℃以上に加熱して再結晶

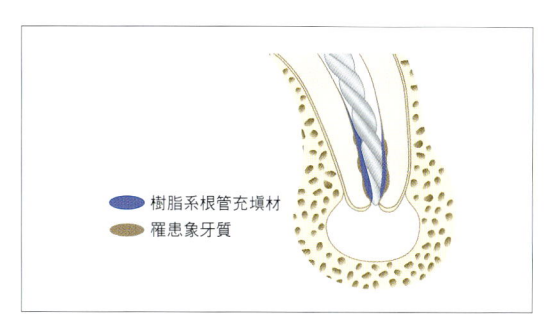

図142　樹脂系根管充填材で危惧される状態

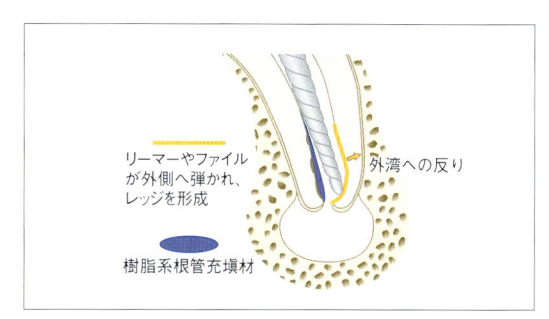

図143　湾曲根尖部の樹脂系根管充填材の器械的除去時に起こる問題点

表15　ガッタパーチャポイントの基本的組成

構成成分	組成（%）
酸化亜鉛	66
ガッタパーチャ	20
硫酸バリウム	11
ロジン（ワックスやレジンが使われることもある）	3
色素	微量
金属添加物	微量

（製品によって成分や割合が異なることに注意：物性が大きく異なるので）

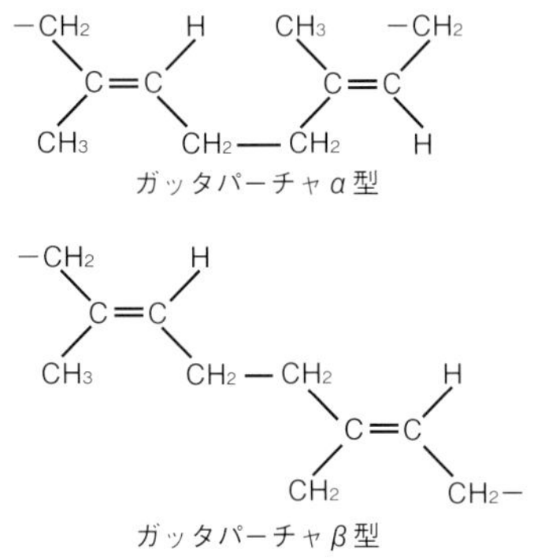

図144　ガッタパーチャの分子構造

させると β 型になる（図144）。α 型は流動性が高いので、加熱注入法に用いられている。ただし、より低温溶融性を増すために、パラフィンワックスも添加されることもある（例：Ultrafil 70℃、Obtura II 160〜200℃）。一方、β 型はポイントとして用いられ、テーパーが 2〜12°までのものが市販されている。

ただ、GP は時間が経過すると、そのなかに含まれるガッタパーチャが酸素と架橋結合を生じて、物性が劣化し、折れやすくなってしまう。

（2）その他

過去において、細い湾曲根管を対象として銀ポイントが使われてはいたが、シーラーとの親和性や根尖孔での封鎖性が問題になり、現在は使われていない。

最近は、樹脂系のシーラーとの接着性を考えた、ポリプロピレン系（Flex Point NEO：ネオ製薬）とポリエステル系（Resilon：PENTRON）の樹脂系ポイントが販売されている。今後の天然ガッタパーチャ樹脂生産のことを考えた場合、樹脂系ポイントの発展は考えられるものの、生体親和性だけでなく、加圧性や除去性などについての長期的視点での臨床的検討が必要である。

2．根管充填法（充填技法）

根管充填は、根管形成と充填材料、加圧圧接用器具が適切であれば、緊密な根管封鎖が可能である。しかし、湾曲根管や狭窄根管など適切に根管拡大・形成を行うことが難しい根管での根管充填は困難である。

1）根管充填（技）法の種類

根管拡大・形成した三次元的空間を、いかにして無刺激性材料で、根尖狭窄部まで完全に封鎖できるかが重要な命題で、これまで多くの方法が考えられてきた。

その方法は大きく分けて、側方加圧根管充填と垂直加圧根管充填の2つになる。特に、垂直加圧根管充填は更に多数の方法が考案されている（表16）。

2）多様な根管充填（技）法が考えられてきた理由

手順に従って確実に行えば、治療技術や臨床経験にほとんど関係なく、誰でも根管を根尖狭窄部まで確実に填塞でき、根管充填後の良好な予後が、臨床的に裏付けられている方法が科学的方法である。しかし、残念ながら、まだ理想的方法は見出されていない。

3）根管充填法の選択

根尖での分岐根管への根管充填材填入が見られることが、垂直加圧根管充填での強調事項になっている（図145）。

しかし、根尖分岐根管への充填は結果として充填が確認されただけであって、根管充填前に分岐根管の数や走行を X 線写真等で確認していたわけではない。更なる問題とし

表16　各種根管充填法

◆側方加圧根管充填法	
◆垂直加圧根管充填法	
1）分割法	（1）Schilder 法 （2）オピアン法（東洋化学）
2）インジェクション法：Obtura Ⅱ法（モリタ）	
3）ウエーブコンデンセーション法：システムB法（SybronEndo）	
4）サーモメカニカルコンパクション法	（1）NTコンデンサー・ガッタ法（ヨシダ） （2）タックエンドガッタ法（GC）
5）コアキャリアー法：サーモフィル法（デンツプライ三金）	

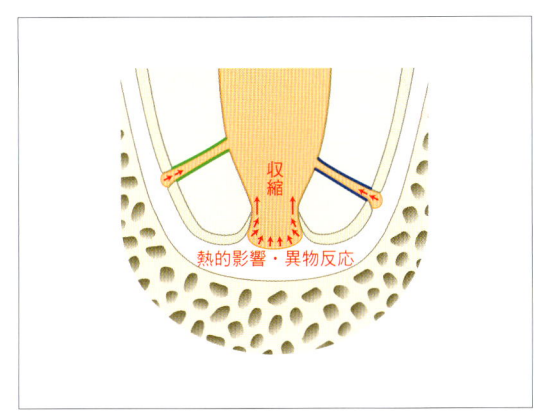

図145　垂直加圧根管充填における根尖部の動態

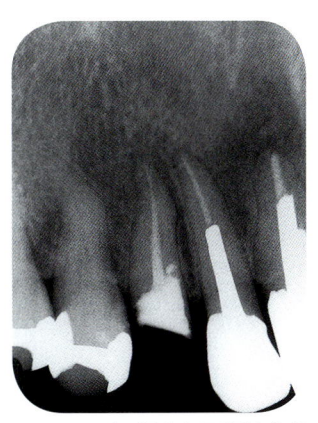

図146　3⌋の側方加圧根管充填歯（48歳、女性）

て、分岐根管内を確実に拡大・形成する方法は、現在の時点で見出されていない。従って、分岐根管内及び管周象牙質にある細菌・異物そして罹患象牙質はそのまま残ることになる（図145）。そして、垂直加圧根管充填では一定以上の高い温度の充填材が根尖孔から突き出て、根尖孔外歯周組織との温度差で収縮しボタン状の形態になる。

このことを痛みの面から考えた場合、根管充填直後に患者が目をしばたくという痛みだけでなく、温度的刺激、突き出たことによる物理的刺激そして異物が歯根膜腔に残ってしまうことで、常に違和感として残る可能性が生じてしまう。

このような点から、現時点では側方加圧根管充填が一番理想に近い方法と考えられ、その経験を踏まえて垂直加圧根管充填、次いで加熱注入根管充填を学ぶのがよい。

3．側方加圧根管充填
（Lateral Condensation Method）

マスターポイントとシーラー併用の側方加圧根管充填で、主根管だけでなく側枝や根尖部分岐根管に根管充填材を填入することは難しいが、不可能というわけではない。**図146**は、3⌋への根管充填で主根管から近心に枝

Ⅰ．痛みを生じさせずに基本的歯内治療を成し遂げるために　119

分かれした根管にも、根管充填材が填入された症例のX線写真である。

側方加圧根管充填を実際に行う場合、以下の3点が重要になってくる。

1）シーラーの硬さ・粘度・量

シーラーが硬ければ物理的性質は向上するものの、根管への搬入や根管の細い部分への進入を考えた場合、適正な硬さ・粘度で練ることが重要である。また、GPの物性によってはシーラーを多量に必要とする場合もあるので、十分な量のシーラーをGP挿入前に根管内に搬入しておくべきである。

2）タッグパック感の把握

マスターポイントが、アピカルカラー部で支えられて生じるタッグパック感の把握が重要である。適切なタッグパック感が得られれば、シーラーの厚さは必要にして十分なものになっていて、根管を隙間なく封鎖でき、シーラーの押し出しも少なくなる。

3）スプレッダーの適切な使用

スプレッダーを用いて側方に加圧する場合、根管の湾曲に注意して加圧しないと、側方及び根尖方向にGPを加圧しているのではなく、歯冠側方向に引き上げてしまい、根尖狭窄部での緊密な充填ができなくなる場合がある（図147）。

また、最近ではテーパーが6°の探針型スプレッダーによって生じるクサビ効果による歯根破折が問題になっている。著者らはストッパーを付けたテーパー2°のフィンガー・スプレッダーを通常用いている。作業長に合わせたストッパーがあることで、根管内での加圧位置や力のコントロールが容易になる。特に、フィンガー・スプレッダーを持続的に半回転させながら根尖及び側方に加圧すると、確実な加圧による填塞が可能になる（図148）。

更に、臨床経験の浅い歯科医師で問題になるのが、スプレッダーをマスターポイントに刺してしまうことである。この原因としては、根尖部で強く加圧しなくてはならないと思い込み、スプレッダーを強く押すことによると思われる。GPにスプレッダーを刺すことにより、ポイントを引き上げてしまい、根尖狭

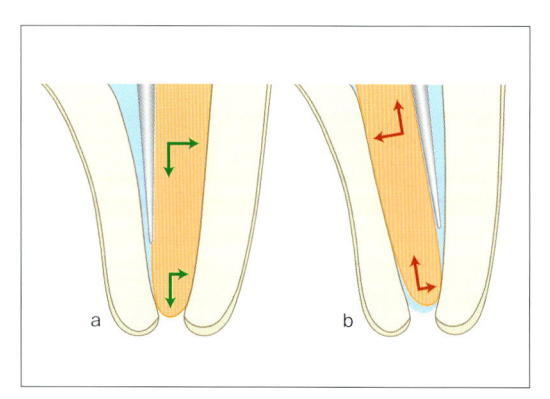

図147　側方加圧方向の違いによるベクトルの変化。aは根尖側方向、bは歯冠側方向に力が働いている

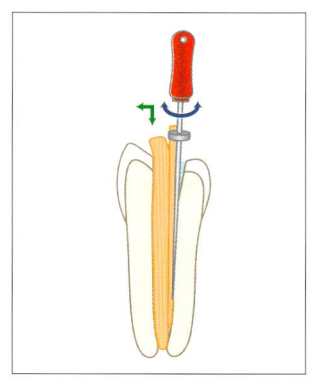

図148　フィンガースプレッダーによる側方加圧充填

窄部での封鎖性を低下させることがある（図147）。

3．まとめ

著者が初めて AH26 に出合ったのは、卒業して3年目であった。

新患で来院した患者（23歳、女性）は、半年前からある歯科医院で治療を受けていたが、疲れや風邪などで体調が悪くなると歯の根の先が腫れてくることを主訴としていた。

これまで、腫れてきた場合には、歯科医院で薬をもらえば一時的にはよくなっていた。しかし、何回も腫れを繰り返しているので不安になり、大学病院を受診したとのことであった。

23歳で、しかも上顎前歯であったので、再感染根管治療はそれほど難しいものとは、問診時点では考えなかった。しかし、デンタル X 線写真を観てみると、根尖部には5mmくらいの長さの根管を明らかに見出せたものの、この見出せた根管上部から冠部歯髄腔までの領域は真っ白であった。

通法に従って髄腔開拡したところ、髄腔内は乳白色で硬かった。まだ、臨床経験が浅かったので、すぐにはレジン系根管充填材とは気がつかず、硬化性骨炎を引き起こすような全身疾患ではないかと最初は思ってしまった。根管内を探針で探るなどで時間が経過して思考が落ち着き、対象歯の根尖部や隣在歯の根管は明瞭であることに気がついた。それで、レジン系根管充填材(AH26)が思い浮かんだ。

保存修復科の先生に教えてもらいながらレジンの溶解除去を試みたができず、タービンでの切削も根管口までしかできなかった。最終的には、歯根端切除を行い治癒に導くことはできた。

このことから、根管充填に当たっては常に「再治療の可能性」を考えて、材料や充填法を選択することが、患者に必要以上の痛みや負担を与えないために、極めて重要であると考え続けている。

【参考文献】
1）須田英明監訳：バイオロジーに基づいた実践歯内療法学（Bergenholtz G, Horsted-Bindslev P, Reit C: Textboook of Endodontology）．クインテッセンス出版，東京，290，2007．
2）庄司 茂，石川潤一，蝦名徹哉，八巻恵子，堀内 博：常温硬化型リン酸三カルシウム（α-TCP）の歯内療法への応用1，根管充填材料として．日歯保誌，27：1021-1028，1984．
3）森 亘，桶田理喜監訳：ロビンス 基礎病理学 第6版．廣川書店，東京，49，1999．
4）Barthel CR, Moshonov J, Shuping G, Orastavik D: Bacterial leakage versus dye leakage in obturated root canals. Int Endodont J, 32: 370-375, 1999.
5）Kontakiotis EG, Wu MK, Wesselink PR: Effect of sealer thickness on long-term sealing ability; a 2-years follow-up study. Int Endodont J, 30: 307-312, 1997.
6）Von Fraunhofer JA, Branstetter J: The physical properties of four endodontic sealers and cements. J Endodont, 8: 126-130, 1986.
7）De Cleen MJH: The relationship between the root canal filling and post space preparation. Int Endodnt J, 26: 53-58, 1993.
8）Orstabik D: Antibacterial properties of endodntic materials. Int Endodont J, 21: 161-169, 1988.
9）佐藤佳子，野口和弘，庄司 茂，堀内 博：三種根管充填材の溶出傾向の比較．日歯保誌，35：846-852，1992．

I-13　医療事故（インシデント）を防ぐために

歯内治療だけに限らず、歯科治療中は常に医療事故への注意を払うべきである。この項を読む前に、p.64、I-13「ラバーダム防湿」の項目を読み、診療体位等の注意点を把握しておくのが望ましい。

1．局所麻酔時

注射時に最も気をつけるべきことは、アナフィラキシー・ショックである。注射する際は、薬液をわずかに注入し、暫く注意して様子をみるべきである。これ以外に、麻酔後に疼痛性デンタルショック発生や心臓の動悸亢進を訴える場合もあるので、患者の様子を見ながらゆっくりと低圧で注入していくのがよい。

次に、注入した後の麻酔針の処理が重要である。医科ではリキャップを禁止する方向に動いているが、歯科ではワンハンド・リキャップが一般的である。針刺し事故を防ぐためにも、習得すべき技術である。

2．切削時

切削中にバーが抜けて、口腔粘膜を傷つけたり、最悪、誤飲・誤嚥に至る可能性も考えられるので、バーを装着したら、バーを一度引き抜くという習慣を付けるべきである。

髄腔開拡の際には、頰粘膜や舌を傷つけないように、バーの長さや方向に注意して切削するとともに、バーを捏ねてしまって破折させたりしないよう注意すべきである。

3．仮封材除去時

酸化亜鉛ユージノール系仮封材を除去する際、過熱した雑用エキスカ等を用いるが、加熱したエキスカの先端だけでなく、途中も加熱されていることに気がつかずに口角を火傷させたりするので、注意が必要である。

4．根管拡大時

リーマーやファイルの破折を防止するためには、使用している器具の捻じりや伸びを、使用前にチェックすべきである。更には、誤飲・誤嚥は絶対に避けるべきで、ラバーダム防湿が最善ではあるが、装着ができない場合は、イソライトを装着したり、口腔内にガーゼを敷き、その上に大量の綿花を置き、誤飲・誤嚥を防ぐべきである。

ただ、ラバーダム防湿中に薬液が漏れ出し、排唾管に沿って流れ出し、口角付近に化学的火傷が発生することもあるので、ラバーダム防湿を過信してはいけない。

5．根管洗浄時

根管洗浄に用いれられている次亜塩素酸ナトリウム溶液は、目に入れたり、皮膚につくと化学的火傷が生じるので、洗浄にロック式シリンジを用いる場合は、きちんと装着するとともに、注入圧やスピードに注意して使用すべきである。

常に、治療の過程で起こる可能性のある医療事故を頭に浮かべ、注意しながら治療を慎重に進めていくことが、医療事故発生防止に繋がることを忘れてはならない。

II 治療中に困った場合

1．麻酔が効かない

麻酔が効かないと思ったときには、何が原因なのかを冷静に考えることが重要である。その際に、以下の項目に沿って考えるのがよい（**表1**）。

1）過去に行った麻酔は効いたのか

麻酔が効きにくいヒトであるかどうかを確認して対処すべきである。

2）効いていたなら、麻酔薬は同じか

効果という点では、エピレナミン含有キシロカインのほうがシタネストオクタプレシンよりも優れている。

3）効いたのは前歯部か、大臼歯部か

上顎前歯部は海綿骨に囲まれている。最近の麻酔薬は組織浸透性が高いので、麻酔の仕方にかかわらず効果は発現しやすい。しかし、下顎大臼歯は緻密骨に囲まれているので、適切な麻酔が必要となる。

4）刺入位置は適切だったか

下顎大臼歯部では歯間乳頭部の骨小腔や根分岐部を考えるべきである。

5）刺入点の数は多すぎないか

多すぎると薬液が漏れ出してしまい、必要量を保てない。

6）注入麻酔量は適切な量だったか

抜髄を考えた場合、前歯部なら1 mLでも

表1　麻酔が効かない場合の対処法

1．過去に経験した麻酔が効いたかを確認する
2．効いた場合、薬剤は何であったのかを確認する（問診やカルテを参照して）
3．麻酔した歯は、前歯部なのか大臼歯部なのかを聞く
4．刺入位置や数は問題がないのか
5．注入麻酔量は十分な量か
6．麻酔終了後、効果発現まで待っていたか

効果が得られるが、大臼歯部なら1.8mL以上は必要である。

7）十分効果が発現するのを待っていたか

急いで治療を行うと痛みを発現させてしまい、閾値が下がってしまう。

これらの項目について考えてみるとともに、p.45、2章III-8「麻酔奏効不全」で述べたことも参照して、対処すべきである。ただ、麻酔効果が得られそうにない場合で、時間が取れる場合には、次回にもう一度適切な麻酔を行ったほうが、患者にも術者にもよい結果を生む。

2．根管が見つからない

根管が見つからないと思ったときには、冷

静になって以下のことを考えることが重要である（表2）。

1）自分が治療している歯種を再確認する
→上顎の4番は90％が2根管であるが、同じ上顎小臼歯5番の2根管は25％にすぎない。同じように、上顎6番は3〜4根管であるが、7番では2根管であることもある。従って、歯種ごとの標準根管数と当該歯の根管数を冷静に比較することが大切である。

2）う蝕や亀裂で根管が石灰化していないかを考えてみる
→高齢者にしばしば見られる非常に大きなう蝕では、根管内の石灰化が全体にわたって進んでしまい、根管口さえ見出せないことがある。このような場合には、p.65、3章I-4「根管口明示」に記載の、根管口検出法に沿って対応するのがよい。

（1）根管検出法
①通常あるべき位置を直探針で探る
②髄床底にある溝に添って探る
③根管内に外から光を当て、黒色の点を探す（光重合用レジン照射器でもよい）
④根管内をヨードチンキで染めた後、根管内をアルコールで拭き取り、色の違う点を探す
⑤EDTA-Naキレート剤（RCプレップ、ファイリーズ）で根管口付近を軟化させ、直探針で探る

3）通常あると考えられる部位を、ダイヤモンドポイント（小ラウンドバー：#440S）で削ぐように切削してみる
4）根尖部にX線透過像が見られ、根管拡大の必要性があると判断したら、エンジンリーマーやダイヤモンドポイントの細く尖った長

表2　根管口の見出し方

1. 歯種を再確認し、標準根管数と比較検討する
2. う蝕の大きさや亀裂の有無を確認する
   1）通常あるべき位置を直探針で探る
   2）髄床底にある溝に添って探る
   3）根管内に外から光を当て、黒色の点を探す（光重合用レジン照射器でもよい）
   4）根管内をヨードチンキで染めた後、根管内をアルコールで拭き取り、色の違う点を探す
   5）EDTA-Naキレート剤（RCプレップ、ファイリーズ）で根管口付近を軟化させ、直探針で探る

いバー（#104）で、注意を払いながら切削する。ただし、切削途中に誤った方向への切削を防ぐために、少なくとも1回はデンタルX線写真で切削の方向や深さを確認すべきである

3．根管の数が標準より少ない（樋状根）

根管の数が標準的な数より少ないと感じた場合は、歯冠を半分くらい水平断するとともに、近心頬側方向に髄腔をより開拡することが重要である。歯科用顕微鏡を有するなら、表面反射型ミラーを駆使して、根管を探索するのが望ましい。これでもはっきりしない場合は、前述の根管口探索法を試みて、根管口だけでも確認すべきである。

実際の臨床においては、下顎大臼歯における樋状根の場合に、根管数を把握することは難しく、臨床経過も思わしくない場合が多い。そこで、大久保ら[1]の論文を参考に、樋状根への臨床的対応法を考えてみる。

大久保らがまとめた樋状根と通常の根管形態の根管処置に関する治療回数（表3）をみ

表3 根管処置に要した治療回数（大久保ら[1]による）

	樋状根管			対象（7）			検定
	歯数	平均	S.D	歯数	平均	S.D	
抜髄	13	6.15	2.17	20	4.25	1.80	t＝2.74
根管治療	13	6.84	3.48	20	5.55	2.01	t＝1.35
検定		t＝0.61			t＝2.15		

表4 術前と根管拡大後の臨床症状（大久保ら[1]による）

	樋状根管			対象（7）		
	抜髄	根管治療	合計	抜髄	根管治療	合計
−	5	6	11	18	16	34
＋	3	4	7	2	3	5
＃	5	3	8	0	1	2

図1 樋状根の分類（上条[2]による）

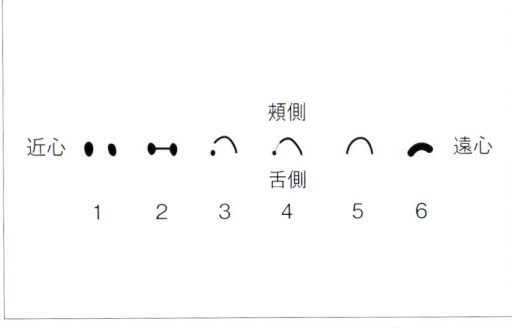

図2 根管口形態による分類（大久保ら[1]による）

表5 根の癒合形態と根管口形態（7）（大久保ら[1]による）

形態 \ 根の癒合	根管口形態（%）						歯数
	1	2	3	4	5	6	
Ⅰ	5.6	5.6	11.1	22.4	55.6		18
Ⅱ		4.3	4.3	13.0	73.9	4.3	23
Ⅲ	5.6	5.6		5.6	83.3		18
Ⅳ				8.3	83.3	8.3	12
Ⅴ					66.7	33.3	3
全体	2.7	4.1	4.1	12.2	73.0	4.1	74
	r＝−0.276			t＝2.437			

表6 主根管数（大久保ら[1]による）

根管数	樋状根管	対象（7）
1	3	0
2	12	12
3	10	26
4	1	2
平均	2.35	2.75
	t＝2.34	

ると、樋状根のほうが明らかに多くかかり、特に抜髄で顕著である。また、治療後の臨床症状の発現をみても、樋状根での発現が際立ってみられた（**表4**）。このように治療が困難な理由としては樋状根の形態学的な問題が考えられる。

樋状根の分類に関しては、上条の分類[2]（**図1**）が広く知られている。加えて、根管口形態を見た場合、根の癒合は全て頰側で、約60％が三日月状であった（**図2**、**表5**）。次に多いのが近心舌側に一つの根管をもち、残りが三日月状の形態を示すもので、約30％であった。主根管数をみた場合、樋状根は2根管が多く、通常のものでは3根管であった（**表6**）。ただし、根尖孔部の大きさには差は見られなかった。

表7 根管口形態と根尖孔の数（7）
（大久保ら[1]）による）

根管口形態	根尖孔の数
	1 | 2 | 3 | 4 | 5 | 6 | 7 | 8 | 9
1	| 1 | 　| 　| 1
2	| 1 | 　| 2
3	| 1 | 2
4	| 1 | 3 | 2 | 1 | 2
5	10|18|11|11| 2 | 1 | 　| 　| 1
6	1 | 2

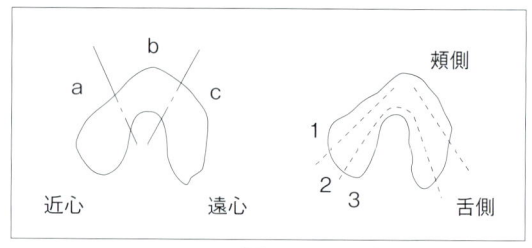

図3 根尖孔開口部位（7）（大久保ら[1]）による）

表8 根尖孔開口部位（7）（大久保ら[1]）による）

形態	根の癒合	開口部位（％）						実数
		a	b	c	1	2	3	
Ⅰ		42.3	35.9	21.8	42.3	46.2	11.5	78
Ⅱ		30.3	42.4	27.3	43.9	50.0	6.1	66
Ⅲ		13.2	76.3	10.5	21.1	63.2	15.8	38
Ⅳ		16.0	80.0	4.0	24.0	68.0	8.0	25
Ⅴ			100.0			100.0		4
全体		29.4	51.7	19.0	36.0	54.0	10.0	211

根管口形態と根尖孔の数の関係をみた（表7）場合、2根尖孔が多かったものの、特別な関連はなかった。

根尖孔の開口位置を根の癒合形態との関連をみた場合、根の中央部に開口するモノが多く見られた（図3、表8）。

根管口が三日月状の根管は、根尖まで到達する根管が通常2つあり、根尖まで拡大可能である（図4）。一方、近心舌側に1根管で残りが三日月状の根管では、近心舌側根は根尖まで拡大可能であるが、三日月状の根管は途中で閉塞していることが多い（図5）。

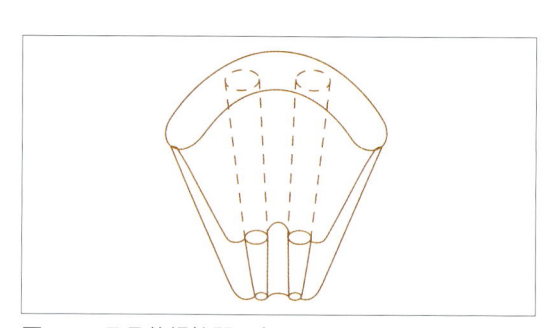

図4 三日月状根管開口部における根管形態

このようなことを踏まえて、根尖まで達する根管は通常の根管拡大・形成を行うとともに、残りの部分はEDTA-Naキレート剤貼薬下、Hファイルでの円周ファイリングが極めて重要である。

もし、歯科用顕微鏡やコーンビームCTが使用できるのなら使用すべきであり、より細かな根管状況を把握して治療することが可能になる。

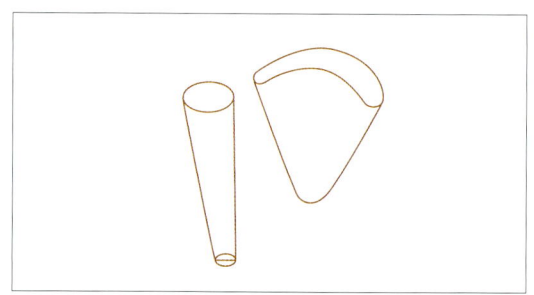

図5 近心舌側根と三日月状根管開口部における根管形態

【参考文献】 1）大久保直政，高阪真人，川口叔宏：樋状根管の根管処置についての臨床的考察（Ⅰ）．日歯保誌，22：353-363，1979．
2）上条雍彦：日本人永久歯解剖学．アナトーム社，東京，142-172，1970．

4．根管の複雑構造が見つかった
（副根管、髄管、側枝、イスムス、フィン）

歯内治療の対象となる根管は、主根管（Main root canal）であっても銃剣状根管（Bayonet curved canal）のような複雑な構造を呈することがある。更には、副根管（Accessory root canal）と呼ばれる主根管の支脈がある。根分岐部にあるものを髄管、象牙細管の走行と一致し、根表面に開口するものを根管側枝（lateral canal）と呼び、主根管を結んでいる管間側枝とは区別される。

歯内治療では歯のなかにある全ての根管が治療対象となるが、実際には、管間側枝は非常に治療が難しく、現在でも治療対象とは言いにくく、次亜塩素酸ナトリウムでの根管洗浄及び揮発性薬剤での消毒・固定が治療の限度である。

髄管に対しては、通常の根管治療が可能であるが、髄床底の厚さで根管の長さが決まり、一般的には数mmなので、根分岐部歯周組織を傷害しないように根管拡大・形成すべきである。従って、ガッタパーチャポイント（GP）を使用せず、シーラーのみで根管充填せざるを得ない場合が多い。

根管側枝に関しては、通常のデンタルX線写真での検出は難しく、近遠心的に走行した場合のみ確認可能である（p.73、3章Ⅰ-5、図55参照）。実際には、臨床症状の改善が思わしくない場合に、貼薬綿栓の中央部付近の汚れや、電気的根管長測定値の変動で側枝の存在に気付くことが多い。

側枝を検出した際の実際的治療に関しては、以下に上げた項目に沿って行うのが望ましいが、検出と同様、難しい治療である。

◎ 側枝治療法（図6）

リーマー先端をピンセットで少し曲げ（30～45°）、側枝と思われる部位への挿入・拡大を試みる。うまくいけば、側枝の拡大ができる。側枝へのGP挿入は不可能なので、側方加圧の際にシーラーを押し込むように努力する（図7）。

ただ、なかなかリーマーでの側枝探索・拡大は難しい。そこで、次のように行う。

- リーマーの先端を曲げ（30～45°）、側枝への挿入を試みる
- 挿入できたら、リーマーを前後して側枝入り口を拡大する（抜けないように注意する）
- Er：YAGレーザーを側方に照射して、側枝入り口を広げる
- Er：YAGレーザーを斜めに照射して、側枝根管内を拡大する
- 加温した次亜塩素酸ナトリウム溶液で根管内洗浄を繰り返す
- 揮発性薬剤を根管に貼薬する
- 根管充填の際は、側方に加圧して側枝内にシーラーが入るようにする

図6 根管側枝への対処法

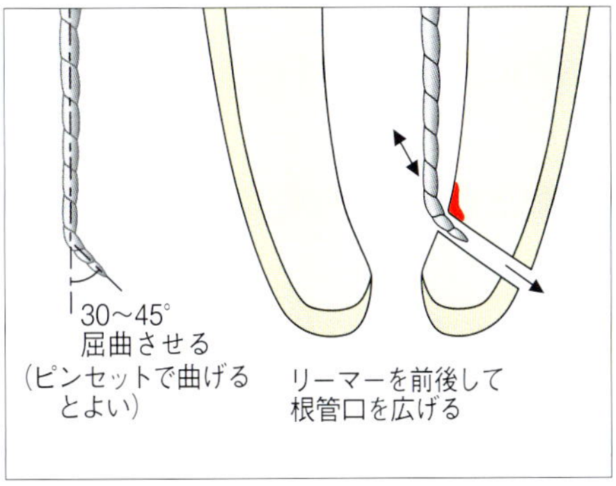

図7 リーマーによる側枝探索法

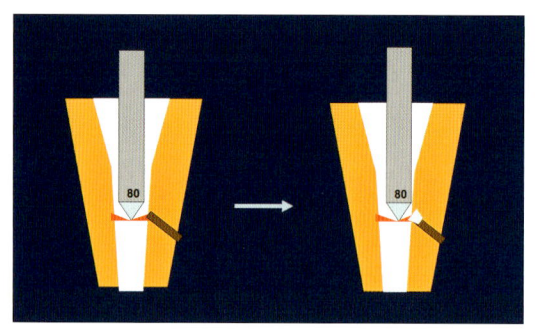

図8　側方照射用チップによる側枝根管口拡大

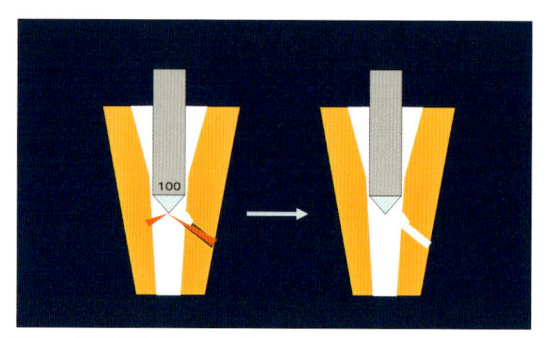

図9　斜方照射用チップによる側枝根管内拡大

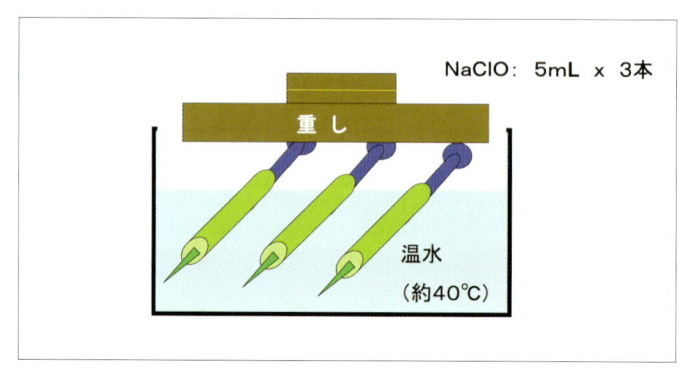

図10　加温次亜塩素酸ナトリウム溶液による根管洗浄

- Er：YAGレーザー光を用い、側方照射用チップでまず側枝入り口を拡大（**図8**）。次に、斜方照射用チップで側枝根管内を拡大する（**図9**）。
- 拡大が終了したら、40℃位に過熱した次亜塩素酸ナトリウム溶液（**図10**）で根管洗浄を行う(p.92、3章Ⅰ-8、「根管洗浄」参照)。この場合、洗浄には10分以上かけ、可能な限り頻繁に薬液を交換し、有機質溶解に努める。
- 根管内を乾燥・清拭後、揮発性殺菌剤を貼薬する。

　一方、イスムスやフィンは根管拡大・形成が終了したと考えても、上顎小臼歯や下顎前歯、下顎犬歯に見られる場合がある。そのため、イスムスやフィンが疑われた場合には、通常の円周ファイリングに加えて、細いHファイルでのファイリング（♯15→♯10→♯8）が望ましい。特に、イスムスが問題になっている場合でファイリングが難しい場合は、Er：YAGレーザーでの根管拡大も有効である。

複雑根（側枝：症例）

若い歯科医師　W先生　　：研修医を終え、開業医に勤めたばかりの歯科医師
中堅の歯科医師　C先生　：開業して20年目を迎えた歯科医師
専門医　　S先生　　　　：大学に勤務する50代の学会認定歯内療法専門医

W先生　根管形態に関しての講義で側枝のことは聞いたのですが、治療法は聞いたことなかったです。

C先生　臨床で側枝に気がつくことはなかなかないですね。デンタルX線写真でも見つけることは難しいですよね。

S先生　コーンビームCTなら注意して観察すれば分かりますが、撮影をいつでも行えるわけではありません。根管長測定器の項（p.67、3章Ⅰ-5参照）で述べましたように、ジャスティⅢで側枝検出が可能であることを示しましたが、今は、臨床ですぐに側枝の位置や太さを示すことができる電気的根管長測定器の開発を目指して研究中です。

C先生　どうして先生は、側枝にかかわっているのですか。

S先生　紹介されてくる難治性患者の原因の一つが側枝だからです。ただ、これまで側枝の治療法として行われてきました「リーマーの先端を屈曲」させる方法では限界がありましたので、何か確実な治療法を見出したいと考えていました。側枝検出が可能になってきましたので、Er：YAGレーザーを用いる治療法を考案しました。

W先生　私たちのような臨床経験の浅い者でも大丈夫ですか。

S先生　Er：YAGレーザーを使うので、安全面には十分な配慮は求められます。しかし、きちんと手順を踏めば、若い先生にも確実に治療ができます。以下に、実際の症例を示しますので、考えてみてください。

■歯周ポケットの原因が側枝であった症例をレーザーで治療
（研修医Y先生が担当）
患者：○藤○子、77歳、女性
主訴：下顎前歯がズキズキ痛む
既往歴：1ヵ月前より降圧剤服用中（アムロジン）
現病歴：前日、拍動性の痛みを感じ、手持ちの鎮痛剤（ロキソニン60mg）を朝・昼・晩に飲んで、自発痛は治まったものの、咬むと痛かったので来院した。

1．初診

1）口腔内診査

・口腔内所見を図11にまとめた。電気歯髄診での値は、コントロールの 1̄ が72と高いものの、患歯の 1̄ は80で無反応であった。（疑問①）
・撮影したデンタルX線写真（図12）で、1̄ の遠心歯根中央部にX線透過像が見られた。

2）診断名

1̄　急性根尖性歯周炎

図11　口腔内所見

2．治療経過

この期間の治療指導はA先生が行った。

・1回目（初診時）
感染根管治療；髄腔開拡時には出血（－）、排膿（－）
イニシャルサイズが♯15で、最終拡大号数は♯30、作業長は21㎜
→根管開放（疑問②）
唇側中央・遠心のポケットにペリオフィル貼薬
処方：フロモックス、ロキソニン

・2、3回目
自発痛（－）、咬合痛（±）、排膿（－）、歯肉腫脹・圧痛（＋）　J開放
PPD＝5㎜、pus（＋）、ペリオフィル貼薬

・4～6回目
根管貼薬（FG）、EZ仮封、♯50まで拡大
EMR（♯50、20.0㎜）

・7回目（初診から1ヵ月経過）
綿栓綺麗で、歯茎の違和感以外の臨床症状

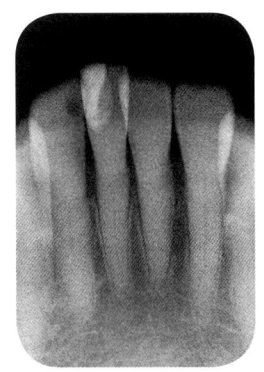

図12　初診時

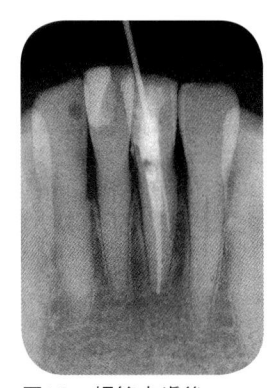

図13　根管充塡後

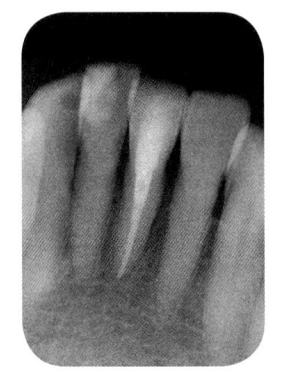

図14　根管充塡3ヵ月後

は落ち着いた。
根管充塡（GP＋キャナルス）
デンタルX線撮影（根管充塡の確認とポケット確認のため細いGPを挿入）（図13）
・8回目
髄腔開拡部に光CRF、ペリオフィル貼薬
・9〜11回目
PPD＝5mm、pus（＋）、ペリオフィル貼薬（疑問③）
・12回目
デンタルX線写真撮影（図14）、ペリオフィル貼薬
・13回目（初診から約4ヵ月経過）
違和感は減少
唇側中央ポケット5mm、他は2〜3mm
縁下歯石（＋）、打診痛（＋：H＞V）
辺縁歯肉：発赤（＋）、腫脹（＋）、圧痛（±）
2％キシロカイン（＋E）、SRP

＊S先生のところに、研修医のYさんが再SRPを予定し、診療予約カードを持参してきた。予約カードには、無髄歯（5ヵ月前に根管充塡）で、唇側中央にのみ5mmのポケットがあり、他のところは2〜3mmしかないことが記されていた。

S先生が研修医のY先生と今までの経過やデンタルX線写真を踏まえて、ペリオフィルやSRPで、なぜポケットが改善しないのかについて話し合った。

その結果、「1の遠心歯根中央部に見られるX線透過像は側枝によるもので、この側枝があるために歯周ポケットや歯肉腫脹が改善しないという結論に至った。そして、側枝を中心とした再感染根管治療を行うことになった。

●再感染根管治療（ここから、S先生が治療を指導）

患者さんに、歯周ポケットが改善しないのは側枝によるもので、もう一度、根の治療を行い、それでも改善が見られない場合は歯肉剥離搔爬術を行うことを説明し、了解を得て、再治療を開始した。

3．再治1回目（前の治療から2ヵ月後）

以前よりは減少したが、違和感残存
打診痛（＋：H＞V　特に遠心から叩くと響く）
辺縁歯肉：発赤（＋）、腫脹（＋）、圧痛（＋）
唇側中央PPD＝5mm、BOP（＋）、pus（－）
再感染根管治療
GP除去（切縁から17mmのところまで：作業長が20mmだったので）
根管洗浄（OX＋NaClO）・清拭、FG、ルミコン仮封（疑問④）

4．再治2回目

デンタルX線撮影①（図15）
GP除去の位置を確認　→　側枝の治療を行いやすいように、更に1mm先まで除去（18mm）した。
貼薬綿栓：根尖側2〜3mmに汚れ、FG臭はあった。
デンタルX線撮影②（図16）
側枝の位置確認のため#15のリーマーを

挿入して撮影。ストッパーまでの長さは18mm
　根管洗浄・清拭、FG、ルミコン

5. 再治3回目

　打診痛（±：H＞V）
　唇側中央 PPD ＝ 4 mm、BOP（＋） pus（－）
　綿栓汚れ（＋）、腐敗臭（－）
　根管洗浄・清拭、FG、ルミコン

6. 再治4回目

　患者（歯茎が楽になってきた感じがする；図17）
　唇側中央 PPD ＝ 3〜4 mm、BOP（＋）
　綿栓汚れ（＋：先端）
　円周ファイリング with RCプレップ
　根管洗浄・清拭、FG、ルミコン

7. 再治5回目

　患者（大分痛みや違和感がなくなったし、ブラッシングのときも気にならなくなった）

　唇側中央 PPD ＝ 4 mm、BOP（＋）
　辺縁歯肉：発赤（－）、腫脹（－）、圧痛（－）
　打診：V（－）、H（±：遠心側から叩くと）
　綿栓汚れ（＋：綿栓の遠心部のみに点状の汚れ：図18）（疑問⑤）

●側枝探索

　♯10のKファイル先端をピンセットで約45°屈曲させて、根面に沿って探索した。
　Kファイルには先端から18mmの位置にストッパーを付けた。
　→　切縁から17mmの位置にひっかかりがあった。
　　Justy Ⅲで指示値2まで到達
　円周ファイリング with RCプレップ
　根管洗浄・清拭、FG、ルミコン

●コーンビームCT撮影　（図19：GPの歯冠側端から舌側に向かう側枝を確認）（疑問⑥）

　再治6回目：患者（違和感は以前と変化なし）
　唇側中央 PPD ＝ 5 mm、BOP（＋）
　辺縁歯肉：発赤（＋）、腫脹（＋）、圧痛（＋）

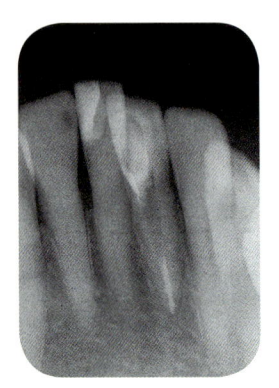

図15　GP除去確認

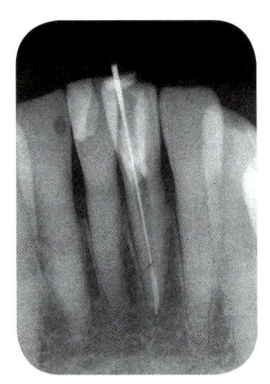

図16　GP挿入で側枝の位置確認

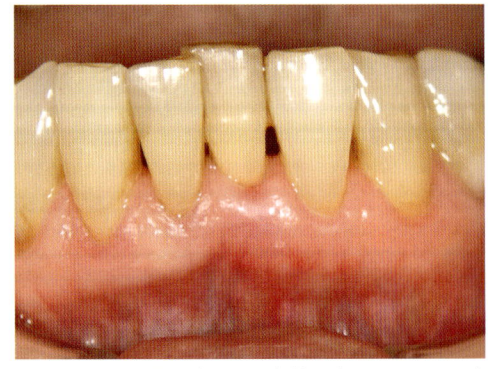

図17　口腔内写真（患者は歯茎が楽になってきた）

（疑問⑦）

打診：V（＋）、H（±）

綿栓：遠心にのみ汚れあり

コーンビームCTで側枝を確認できたので、♯10Kファイルで側枝の再根管拡大を試みるも、上手くいかず。

→ 加温次亜塩素酸ナトリウム（NaClO）溶液での洗浄を試みることとした。

根管洗浄・清拭、FG、ルミコン

●加温根管洗浄法

次亜塩素酸ナトリウム溶液中の塩素は、溶液の温度やpHで次亜塩素酸や次亜塩素酸イオンや塩素イオンに解離している（図20）。次亜塩素酸は次亜塩素酸イオンよりも殺菌効果や有機質溶解性に優れている。ただ、注意しなければならないのは、塩素ガスの発生である。

そこで、約40℃に加温した（図10）次亜塩素酸ナトリウム溶液で、頻繁に溶液を交換しながら根管洗浄を繰り返した。

8．再治7回目

患者（少し違和感は残っているが、楽になってきた）

唇側中央PPD＝3㎜、BOP（－）、pus（－）

辺縁歯肉：発赤（－）、腫脹（－）、圧痛（－）

打診：V（－）、H（±）

貼薬綿栓：綺麗、FG臭

● Er：YAGレーザー治療

側枝の根管口拡大と根管拡大を目指してEr：YAGレーザーを照射することとした（図

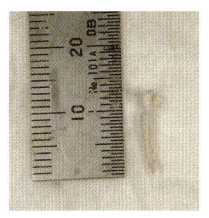

図18　貼薬綿栓の遠心部に点状の汚れ（＋）

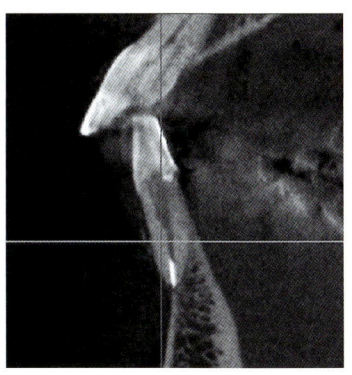

図19　コーンビームCT像。下顎切歯の頬舌心断面像でガッタパーチャポイントの残存と側枝が認められる

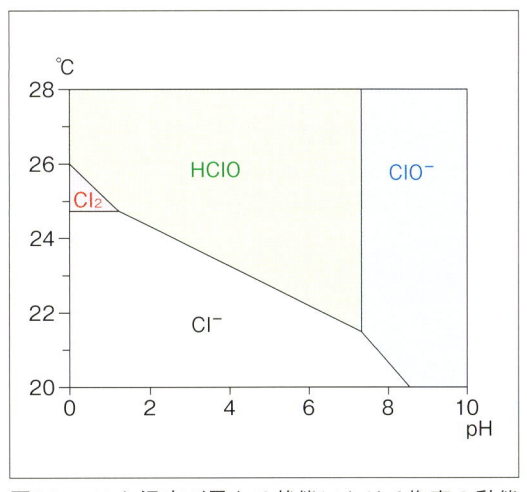

図20　pHと温度が異なる状態における塩素の動態
（参考文献[1]）より引用改変）

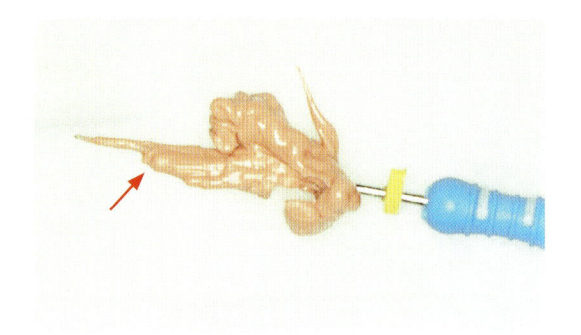

図21 レーザー照射前の根管印象

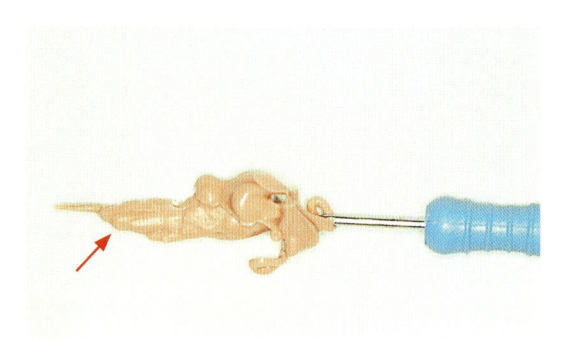

図22 レーザー照射後の根管印象

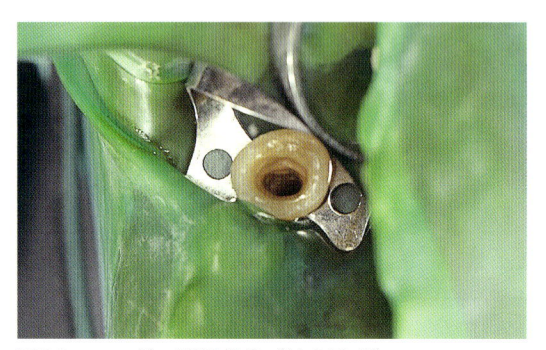

図23 レーザー照射前像（他の患者）

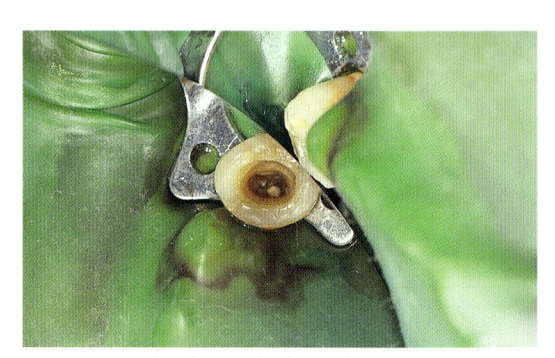

図24 レーザー照射後像（他の患者）

8、図9）。

図21、22はレーザー照射前と照射後にシリコーン印象材を用いて採取したものである。矢印の位置で根管が拡大されているのが分かる。

図23、24は、他の患者の症例であるが、レーザー照射によって明らかに罹患物質が除去されたことを理解していただけると思う。

根管洗浄・清拭、FG、ルミコン

9．再治8回目（再根管治療を始めて2ヵ月経過）

患者（すごく楽になった気がするし、歯が白くなった気がする）

辺縁歯肉：発赤（−）、腫脹（−）、圧痛（−）
（疑問⑦）

貼薬綿栓：綺麗、FG臭

●根管充填

GP＋キャナルス：マスターポイントは＃60、18mm

（18mmの位置にストッパーをつけた＃15のHファイルを、逆回転させてキャナルスを側枝に充填するように努めた）

（遠心に向けて＃25のフィンガースプレッダーで側方加圧した）

10．経過観察1回目（根管充填1ヵ月後）

患者（楽になって、歯が落ち着いている気

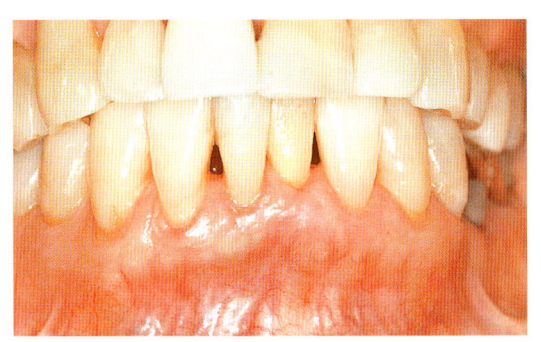

図25　根管充塡1ヵ月後

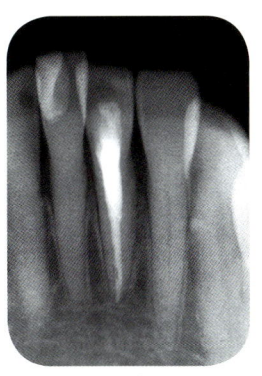

図26　根管充塡1ヵ月後のX線写真 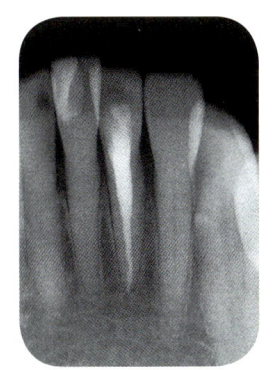　　図28　根管充塡1年3ヵ月後のX線写真

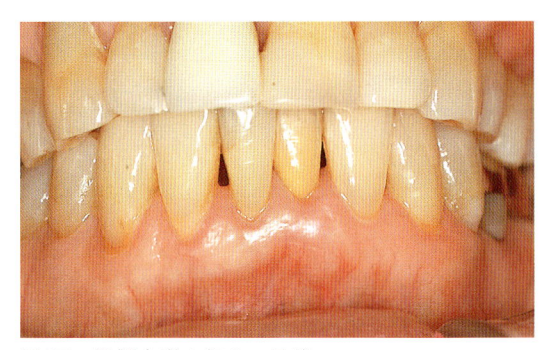

図27　根管充塡1年3ヵ月後

がする）（疑問⑧）

　唇側中央 PPD＝3㎜、BOP（－）
　打診：V（－）、H（－）
　髄腔開拡部を Kp して光 CRF
　歯肉に腫脹や発赤はなく（図25）、遠心部のX線不透過像は減少し、帯状になってきた（図26）。

11. 経過観察2回目（根管充塡1年3ヵ月後）

　患者（変わりなく落ち着いていて、助かっている）
　唇側中央 PPD＝3㎜、他は2㎜、BOP（－）
　歯肉に腫脹や発赤はなく（図27）、遠心部の歯根膜腔はほぼ正常像を呈していた（図28）。

■疑問

① 電気歯髄診での値が、$\overline{1|1}$の値が極めて高い。$\overline{1|}$は値が80なので失活歯と判断してよい。一方、対象とした$\overline{|1}$は72の値を示した。このように高齢者のデンタルX線写真で歯髄腔が狭窄して細い場合は、石灰化が進んでいるものの生活歯と考えて間違いはない。

② 感染根管治療を始めて、イニシャルサイズが♯15で、最終拡大号数が♯30であったが、髄腔開拡時から出血や排膿が見られないのにもかかわらず、根管を開放したことは間違いである。確かに、何らかの理由で感染根管にはなっているもの

の、根尖部歯周組織での内圧亢進も考えにくい状況で、あえて根管を開放して細菌叢を変えるべきではない。通常の根管貼薬・仮封をすべきであった[2]。
③ 根管充填したが、ポケットの深さやポケットからの排膿が治まらない以上、ただいたずらにペリオフィルを注入するのではなく、SRPや歯肉剝離搔爬術等を考えるべきである。
④ 根管貼薬薬剤としてFGを選択しているが、その理由としては、FCほどではないものの殺菌性や揮発性があり、歯周組織への刺激性が少ないためである。このような側枝の治療で絶対に使用してはならないものは水酸化カルシウム（製剤）である。一旦、側枝に入ってしまったら、除去は不可能であるからである。
⑤ 側枝の存在や位置を確認するうえで、貼薬綿栓から得られる情報は重要である。この場合も、綿栓の遠心部のみに点状の汚れが見出されたことにより、治療の進み具合も把握可能であった。
⑥ コーンビームCT画像で側枝を検出できたものの、2mm間隔の画像切断であったので、思っていた以上に検出は難しかった。今回は側枝ということで治療はうまくいったが、もう一つの可能性として「亀裂」が考えられた。ただ、根管拡大中にリーマーの号数を上げても患者は痛みや違和感を訴えなかったし、CT画像でも亀裂様画像は見出せなかったので、亀裂の可能性を否定して治療を行った。
⑦ 再感染根管治療5回目に先端を屈曲させたKファイルで、直接側枝の拡大を試みたことが刺激になり、6回目には落ち着いていた臨床症状が再発してしまった。側枝を通して罹患物質を根尖部歯周組織の中に押し出してしまったわけで、より注意深い拡大をすべきであった。
⑧ 患者から「すごく楽になった気がするし、歯が白くなった気がする」という言葉が得られたのは、加温した次亜塩素酸ナトリウム洗浄による有機質溶解や漂白作用、加えて、Er：YAGレーザー照射による罹患物質の蒸散が効果を発揮したためと考えられる。従って、これらの方法を臨床に積極的に応用し、検討していくべきである。

【参考文献】　1）Zehnder M: Root canal irrigants, J Endodontics, 32: 389-398, 2006.
　　　　　　2）庄司 茂, 須田英明：現在の日本の実情と実力にあった適切な歯内療法を考える. デンタルダイヤモンド, 35（8）：156-165, 2010.

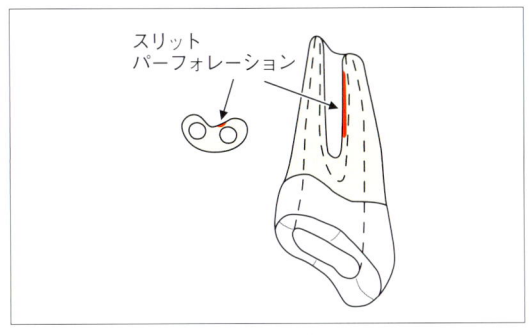

図29 スリットパーフォレーション

図30 亀裂やスリットパーフォレーションの治療法

◎亀裂の広がりを防ぐ
・可能なら歯冠全体を暫間被覆冠で覆う
・亀裂部に充填を行う

◎亀裂部に接する組織の線維化を促す
・根管貼薬薬剤として水酸化カルシウム製剤を用いる

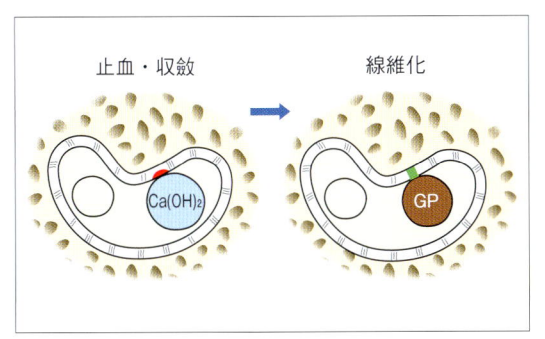

図31 Ca(OH)$_2$による亀裂部の止血・収斂・線維化

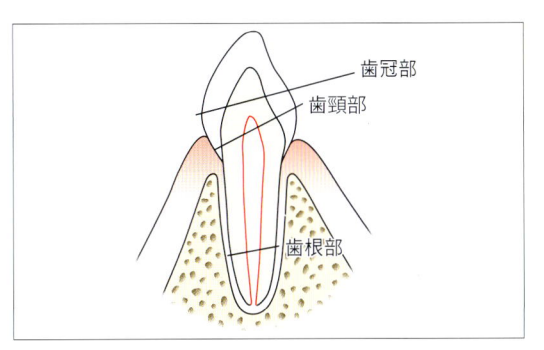

図32 破折部位の違い

5．亀裂・破折が見つかった

亀裂に関しては、頬舌的なもの以外はデンタルX線写真では確認できない。肉眼的に観察できた場合（p.21、1章Ⅲ、図7参照）、できるだけ亀裂部に外力が加わらないように暫間被覆冠（TEK）で全体を覆うのがよいが、少なくとも亀裂部にスーパーボンド充填等（p.21、1章Ⅲ-図8参照）を行うのがよい。

ただ、上顎小臼歯根面溝などにできやすいスリットパーフォレーション（図29）の場合は、肉眼だけでなく歯科用顕微鏡での検出も難しい。なかなか臨床症状が消えず、綿栓についてくる汚れが一部分で、しかも、縦方向に線状に見られるときは、スリットパーフォレーションを疑うべきである。

亀裂やスリットパーフォレーションの治療（図30）では、亀裂の封鎖が望ましいが、直視は難しく、かつ、その長さの完全な把握もできない。従って、治療にあたっては「亀裂の広がりを防止する」こと、「亀裂部に接する組織の線維化」を目指すこと（図31）がよいので、根管貼薬剤としては水酸化カルシウムを選択し、排膿や出血状態を観ながら治療を進めるのがよい。

破折に関しては、破折部位が歯冠部、歯頸部、歯根部なのか（図32）によって対処法は異なるが、歯冠部や歯頸部なら治療は可能で、積極的に破折片を除去し、骨縁下に破折端がある場合は歯槽骨の除去も行って歯内治療を行うべきである。

一方、歯根に破折が見られた場合は、1週間程度の固定を行い、その後の経過を観ていくのがよい[1]。破折が歯軸に平行か垂直かによっても治癒は異なるので、歯根吸収や歯槽骨との癒着などに配慮した、注意深い観察が必要となる。

【参考文献】 1) Andreasen JO, Andreasen FM: Essentials of Traumatic Injuries to the Teeth. Munksgaard, Copenhagen, 1990.

6．穿孔した、あるいは穿孔部が見つかった

髄腔開拡の場合に、歯軸の方向を誤り頬側に穿孔する場合がある（図33）。歯冠や歯頸部の場合には、必要に応じて歯槽骨を削除すれば確実な止血が得られ、光重合レジンによる充填処置での修復が可能であり、修復後に通常の歯内治療を行えばよい。

しかし、髄床底部や歯根中央部から根尖部にかけては、修復が難しい。ただ、まずは根管内部から水酸化カルシウム製剤を貼薬し、止血・収斂作用の効果をみて、結果がよければ、根管内から光重合アイオノマーセメントやフロアブルレジン充填を行うが、充填が難しい場合には、根管側枝という考え方で、通常の根管拡大・形成を行い、ガッタパーチャポイントとシーラー（図34）で封鎖するのがよい。このような処置が不可能な場合には、外科的に歯肉を剥離し、光重合アイオノマーセメントで充填するのがよい（図35）。

穿孔部を見つけた場合、時間が経過したものと考え、穿孔部周囲の象牙質の罹患状況や、歯周組織での炎症の広がりを十分に把握すべきである。穿孔部の治療に当たっては、治療に時間は要するものの、罹患象牙質の除去にさえ注意すれば、通常は治癒する。ただし、抜歯せざるを得ない場合もあるので、患者への説明に当たっては、慎重に説明を行うべきである。

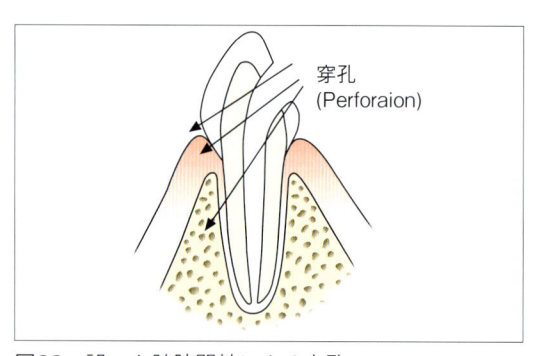

図33　誤った髄腔開拡による穿孔

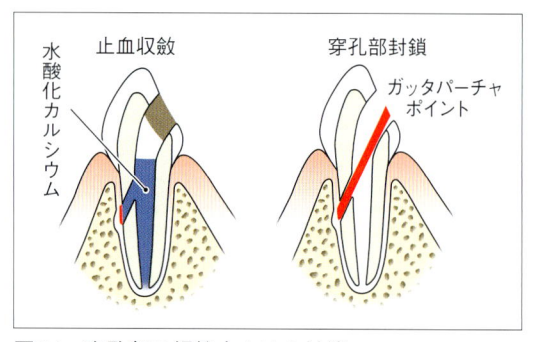

図34　穿孔部の根管内よりの封鎖

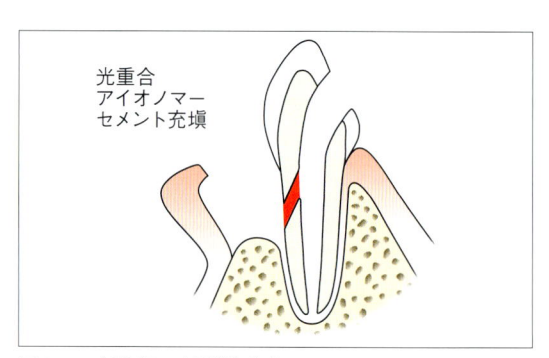

図35　穿孔部の外科的修復

7．内部吸収が見つかった

内部吸収は、外部からの外力等により歯髄組織の一部に増殖性の歯髄炎あるいはうっ血が生じ、このため歯髄が肉芽組織や破歯細胞に変わり、象牙質を内部から吸収し始め、最悪の場合は、歯根膜に達するまで吸収が続くことになる。

このような歯を見出した場合には、すぐに抜髄を行わなければならない。ただ、内部吸収部の根管拡大は通常のリーマーやファイルでは難しい。吸収部位が歯頸部付近なら、電気エンジンのラウンドバーで切削除去が可能であるが、通常は加熱した次亜塩素酸ナトリウムによる歯髄組織溶解やEr：YAGレーザーによる根管拡大に頼らざるを得ない（図36）。

根管拡大が終了したら、大量のシーラーを用いた側方加圧根管充填か、加熱注入充填法を行えば、予後はよい。

8．外部吸収が見つかった

歯根表面のセメント質や象牙質が外部から吸収された場合を、外部吸収と呼ぶ。その原因としては、外傷（矯正力も含む：図37、38）によるものが主ではあるが、根尖性歯周炎、再植の失敗、腫瘍・囊胞あるいは埋伏歯による圧迫などによっても生じる。

病理学的には、歯根膜内の結合組織細胞が破骨細胞様細胞に分化（破歯細胞）し、歯根吸収を起こす。吸収は原因除去と破歯細胞除去を行うまで続くので、通常は吸収窩に存在する破歯細胞を除去し、除去部位を修復することが治療になる。

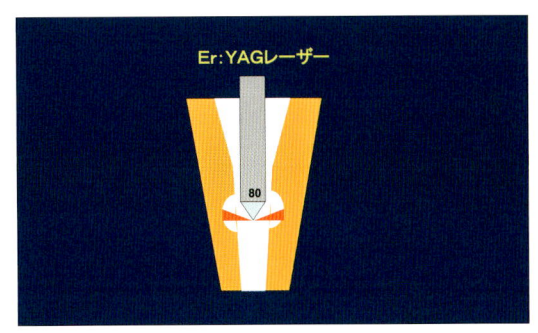

図36　側方照射用チップによる内部吸収部の拡大

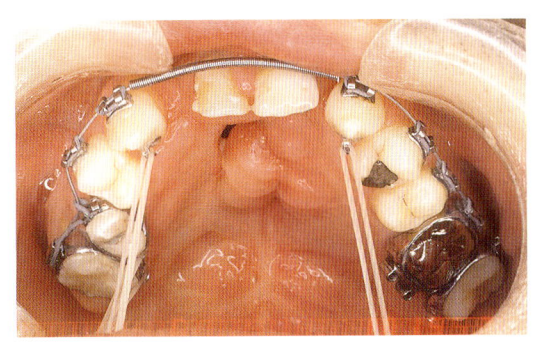

図37　口蓋裂患者での矯正治療

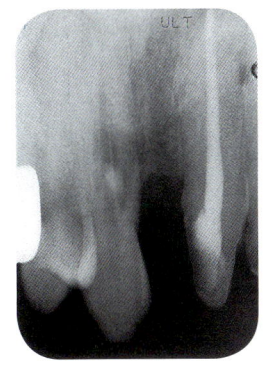

図38　矯正力によって生じた外部吸収

外部吸収歯の治療では、歯肉剝離後に吸収窩に存在する肉芽組織や破歯細胞をいかにして完全に除去するかが重要になってくる。通常は鋭匙や注水下の電気エンジンに装着したバーで除去が行われている。最近開発されたEr：YAGレーザーは、軟組織と硬組織の両方を蒸散除去できるので有効な手段である。

Er：YAGレーザー治療の1例として、外見的には問題がない（図39）ものの、10年前に野球の試合で硬球を当てて以来、1⏋の歯肉に違和感を感じ続けていたが、最近、痛むようになってきた（図40）ので受診した。歯肉を剥離後、1⏋の遠心口蓋側付近にEr：YAGレーザーを照射して、肉芽組織や破歯細胞・罹患象牙質を除去した（図41）。除去した部分に光重合アイオノマーセメントを充填した（図42）。その後、根管充填を行い、経過は良好である（図43）。

最近はコーンビームCTで外部吸収状況を正確に把握できるものの、自然治癒は期待できず吸収が進行するのみなので、発見したらすぐに外科的処置を行うべきである。

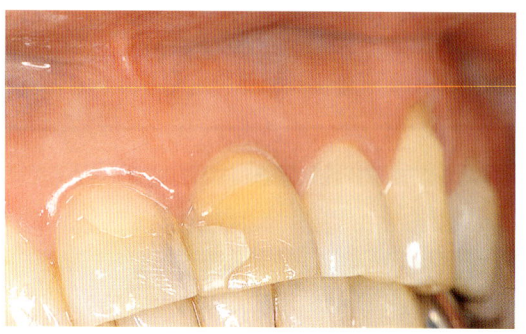

図39　1⏋の肉眼像

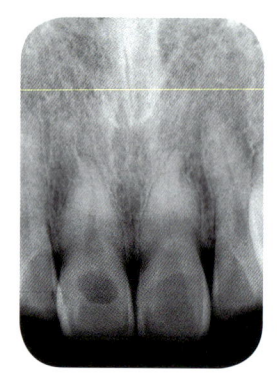

図40　初診時のX線写真

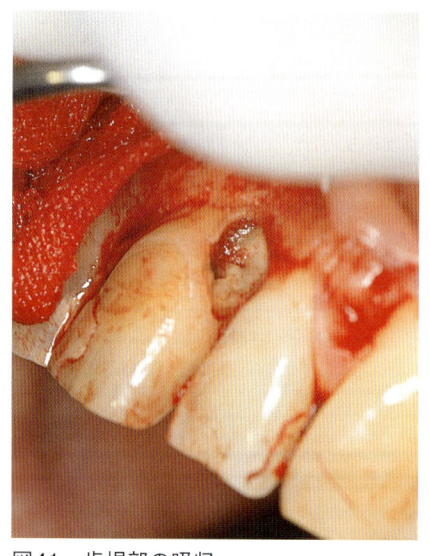

図41　歯根部の吸収

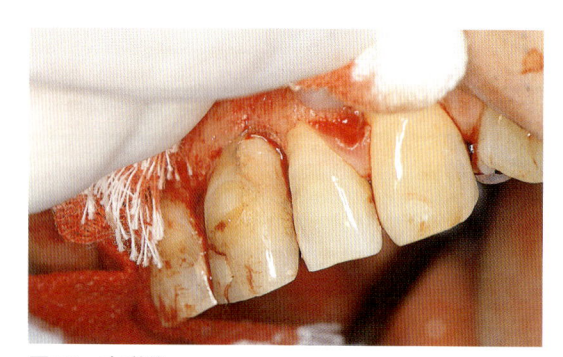

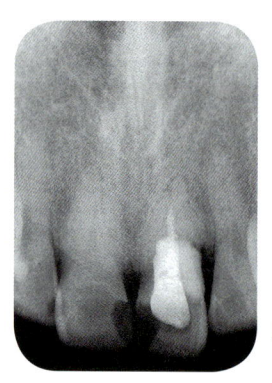

図42　充填後

図43　1年経過後のX線写真

外部吸収（症例）

若い歯科医師　W先生　：　研修医を終え、開業医に勤めたばかりの歯科医師
中堅の歯科医師　C先生　：　開業して20年目を迎えた歯科医師
専門医　　　　　S先生　：　大学に勤務する50代の学会認定歯内療法専門医

C先生　今回の症例でEr：YAGレーザーが硬組織だけでなく、軟組織も除去できるので有力な手段ということですが、実際にレーザーを用いる場合の注意点をお教え願います。

S先生　実際にレーザーを臨床で用いる場合には、安全性への配慮が一番です。具体的には、患者だけでなく術者や周りのスタッフが保護眼鏡を装着して治療に当たることです。更に注意すべき点は、照射出力や照射時間などの照射条件です。

W先生　初めてレーザーを使用するときは、怖いような気がするのですが。

S先生　そうですね、すぐに外部吸収治療にレーザー応用では早すぎます。まず、注水下での電気エンジンを用いた歯槽骨・罹患象牙質（破歯細胞を含む）を行うのがよいと思います。次に、Er：YAGレーザーを用いたう蝕除去で、照射方法や照射条件の違いを身に付けるのがよいです。

　炭酸ガスレーザーとは違って、Er：YAGレーザーで軟組織を除去するのは少し難しいです。どうしてもレーザー照射部が膨潤してしまい、照射部位の判断が難しくなってしまうので、歯肉切除のような狭い部分の照射から始めるのがよいと思います。

C先生　外部吸収の治療を行うと出血のコントロールが難しいのですが。

S先生　確かに、吸収窩は肉芽組織で埋められているので、どうしても出血のコントロールが難しいです。ボスミンを含ませたガーゼで圧迫止血しても難しいので、Er：YAGレーザーの場合は、圧迫止血で出血を減らして軟組織に照射することで止血が可能になり、罹患象牙質部を正確に見出せ、確実に除去できます。ぜひ、あせらずにきちんと経験を積み重ねていってください。

9．フィステルが消えない場合

フィステルは通常の感染根管治療で次第に消失する。しかし、消失あるいは縮小しない場合には、もう一度その原因を検討すべきである。

検討すべき項目としては、以下の通り（**表9**）である。

・根管拡大・形成が適切であるか。
　→適切な号数までの拡大を行い、円周ファイリングを適切に行い、ホワイトデンティンの出現を確認する。
・根管貼薬綿栓は汚れていないか。
　→無貼薬綿栓で根尖からの滲出液や、綿栓中央部付近に穿孔部や側枝による綿栓の汚れがないかどうかを確認する。
・根管貼薬剤を変えても変わらないか。
　→薬剤をより揮発性のある強力な消毒剤に変えて、変化を確認する。
・根尖通過療法（p.108、3章Ⅰ-10、図127参照）を試みても改善しないか。
　→根尖孔外のセメント質表面に付着しているバイオフィルムの影響があるかを確認する。
・水酸化カルシウム製剤を貼薬（p.109、3章Ⅰ-10、図129参照）しても改善しないか。
　→最終的確認手段としての水酸化カルシウム製剤の効果を確認する。

このような確認を行っても改善が見られない場合は、根尖部が歯槽骨から突き出ている（**図44**）ことが考えられるので、歯根端切除を行うことも考慮し、患者に説明してコーンビームCTで確認するのが望ましい。

10．根尖孔が完成していない場合

根尖孔が完成していない状態は2つあり、注意して考える必要がある。つまり、歯冠部は感染しているものの、根尖部歯髄が生きていて、根尖部の成長がなされていないため開いた状態と、歯冠部のみならず根管内全体が感染状態で、根尖部が開いている状態である。前述の病態に対する治療法がアペキソゲネーシスであり、後述の病態に対する治療法がアペキシフィケーションである。

1）アペキソゲネーシスを考えた場合

根管口より根尖までの歯髄が生きている場合は、生活断髄を考えればよいので難しさはない。しかし、歯根中央から根尖までの歯髄が生きている場合は注意が必要である。なぜなら、歯根中央付近で生活断髄を試みた場合、

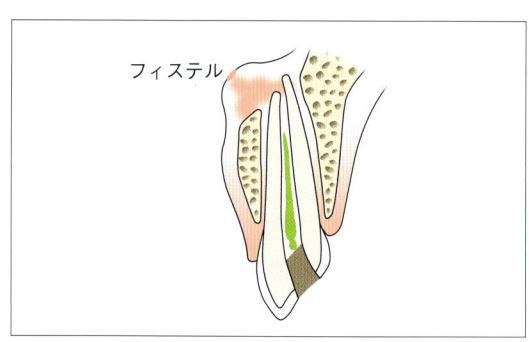

表9　フィステルが消失しない場合のチェック項目

1．根管拡大・形成が適切であるか
2．根管貼薬綿栓は汚れていないか
3．根管貼薬剤を変えても変わらないか
4．根尖通過療法を試みてみても改善しないか
5．水酸化カルシウム製剤を貼薬しても改善しないか

図44　歯槽骨外に突出した根尖部

うまくいけばよいが、失敗した場合に、断髄面に形成された不規則な硬組織のために、次の治療が極めて困難になってしまうからである（図45）。

なぜ失敗した場合を考えるかというと、歯内治療は直視が極めて難しい、狭い空間の治療であるからである。100％成功することは難しく、もし、失敗したら次にどのように対処するかを考えなければならない治療である。

では実際にはどのように対処すべきかというと、まず、感染歯髄を完全に除去し、根管中央部付近に健全歯髄の切断端を設置する。次に、水酸化カルシウム飽和溶液を浸み込ませた綿栓を健全歯髄断端の上に置くか、根管口のみに水酸化カルシウム製剤を置き（図46）、Ｘ線写真で根尖孔の成長を観察していくのがよい。3ヵ月から半年経過すれば通常の根尖形態ができ上がる。

根尖が完成したら断端まで通常の根管充填を行う。ただ、根尖が完成しても「違和感や咬合痛を訴えていて予後が心配」であれば、局所麻酔下で根尖狭窄部まで抜髄を行い、通常の根管充填を行えばよい。

2）アペキシフィケーションを考えた場合

下顎小臼歯中心結節破折によって生じた根尖未完成歯での根尖性歯周炎が代表的な病変である。根管の象牙質は薄く、太い根管と未完成の根尖孔を有している。

治療法としては、感染根管治療に準拠し、貼薬材として水酸化カルシウムを根管内に填塞し、根尖孔の完成を促した後、通常の根管充填を行う。しかし、根尖孔部は薄い鉤状象牙質で完成される。ここで一番の問題となるのは、根管が太く、象牙質が薄いままであることである。このため、補綴が難しく、歯根破折の可能性も高い（図47）。

まだまだ基礎的にも臨床的にも研究が求められるが、水酸化カルシウムを根管口にのみ貼付し、根管内象牙質の形成を促し、根尖孔まで通常の根管形態で完成させることが可能であることが、時間は要するものの臨床的に

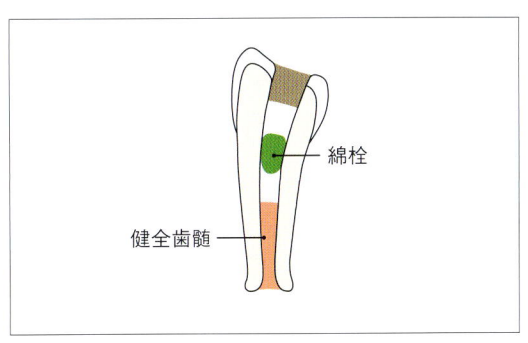

図46　根管口付近での貼薬

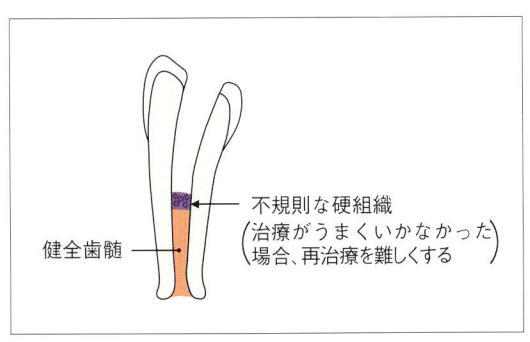

図45　歯根中央部での生活断髄

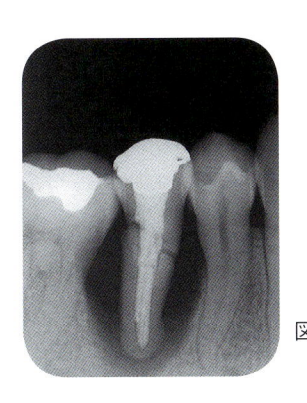

図47　アペキシフィケーションでの歯根破折

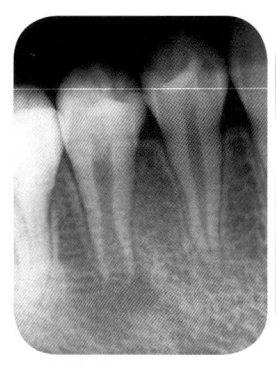

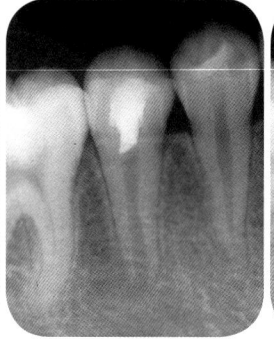

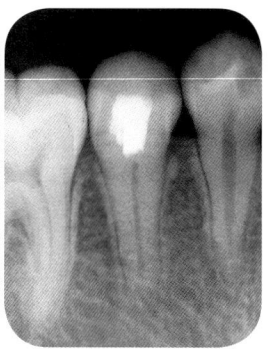

a：初診時　　　　　　　b：5ヵ月経過　　　　　　c：30ヵ月経過
図48　13歳、女子の5|の治療経過（岩谷眞一氏のご厚意による）

証明（図48）されている[1]。これまでの治療法では歯根破折を避けられない可能性が高い以上、今後の研究が期待されている治療法である。

【参考文献】 1) Iwaya S, Ikawa T, Kubota M: Revascularization of an immature permanent tooth with apical periodontitis and sinus tract. Dental Traumatology, 17: 185-187, 2001.

11. 破折リーマーやファイルの除去を考えた場合

リーマーやファイルを破折しないように、ステンレス材質のものなら捻じれや伸びに注意し、Ni-Tiファイルなら使用回数に注意する「破折予防」が一番大切である。次に注意すべきは、根尖近くで強い抵抗を感じた場合は、リーマーやファイルを回さずに、逆回転させながら引き上げることである。このようにすれば、破折を防止できる。

しかし、不幸にして破折した場合には、まず、患者に正確に伝えるべきである。「根尖部の湾曲が強かったので、針のようなものが折れてしまった」と伝えなかったことにより訴訟に至った事例もあるので、早期に説明すべきである。

破折器具除去の対処法として、マセランキットという除去用キットが考案されている。しかし、根管がまっすぐで太い場合には有効であるが、湾曲根管や細い根管では難しい。

レーザーによる破折器具除去も研究報告はなされているが、除去に要する時間や根管内での発熱が問題になっている。

実際的な対応としては、超音波スケーラーに根管拡大用チップを装着し、バイパスを形成してEDTA-Na存在下に除去する寺内らの方法[1]がある。この報告によれば、破折器具の長さが4.5mm以内であれば、3分以内に除去可能という。

寺内らの方法は、まず、破折器具を直視できるように歯科用顕微鏡を用い、破折器具断端周囲の象牙質を超音波チップで反時計回りに1mm程度削除する。次いで、湾曲根管の内湾部に1mm程度のスリットを形成し（図49）、スリット内にEDTA-Na注入した後、超音波チップを上下運動させて除去する。この方法で全てが除去できるわけではないが、

この方法は、歯質の削除量が少なくてすみ、穿孔や亀裂形成の危険が少なく、試みる価値のある方法と考えられる。

全ての破折片が除去できるわけではないので、患者への説明に注意が必要である。ただ、通常は♯20までは根尖狭窄部まで根管拡大できていたのに、リーマーやファイルの号数を上げたところでの破折が多いので、破折器具を除去できなくても、経過をきちんと観察していけば臨床的に大きな問題になることは少ない。逆に無理をして、湾曲部に穿孔や亀裂を作ってしまうほうが問題になる。

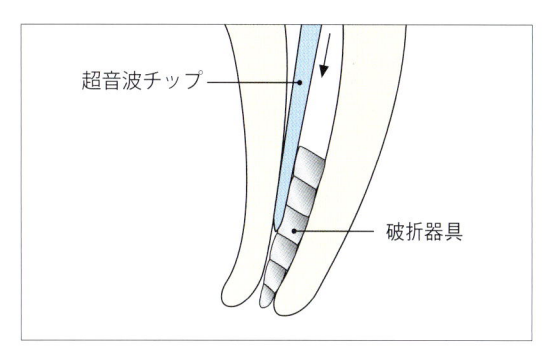

図49 超音波チップでのバイパス形成

【参考文献】 1）寺内吉継, 安生智郎：根管内破折器具の長さと超音波振動による除去時間に関する臨床的検討．第31回日本歯内療法学会学術大会抄録集，51，2010．

12．外科的歯内療法を考えた場合

通常、患者は外科治療に対して恐怖を抱き、手術を忌避しようとする。しかし、歯を保存するためには、どうしても外科処置が必要な場合があるので、保存の可能性がある場合は積極的に治療に当たるべきである。

項目的には、切開排膿／穿孔処置、根尖歯周組織の掻爬、根尖切除法、逆根管充塡法／外科的歯根修復、生検、歯根分割／ヘミセクション、意図的再植と、多くの項目が外科的歯内療法の対象となっている。最近のコーンビームCTや歯科用顕微鏡の発展から考えて、根尖切除術、逆根管充塡法／外科的歯根修復と歯根分割／ヘミセクションが適応される場合が多い。実際の場面では、どのような切開線で歯肉を剥離し、どのように歯槽骨を削除して罹患部に到達するかを、事前にイマジネーションして治療に当たるべきである。

1）根尖切除術

通常の根管口から行った感染根管治療後に根尖を切断した場合と、長く太いポストのために通常の感染根管治療が行えない症例での根尖切除では、予後が大きく異なる。その一番の原因としては、根尖切断方向を誤ったため、切断後も象牙細管を経由して感染した根管内の刺激物質の影響を受けるためである（図50）。更に、切断後の歯根背面へのレー

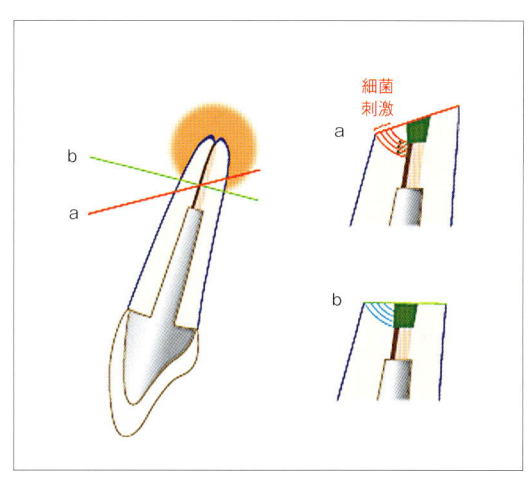

図50 根尖切除時の注意点

II．治療中に困った場合

ザー照射等の処置も大切である。

　最近開発されたコーンビームCT画像で根尖部歯周組織の状況を三次元的に把握した後、歯科用顕微鏡での観察の下、マイクロ手術用器具を駆使して適切な根尖切除を行うことで、よりよい予後が得られるようになった。

２）逆根管充填法／外科的歯根修復

　これまでは逆根管窩洞を形成することは困難であった。しかし、最近は先端にダイヤモンドを付着させた超音波チップが使用可能になったので、形成が容易になってきた。

　逆根管充填材料としては、過去においてはアマルガムが用いられていたが、金属溶出による歯肉タトゥーや、充填部隙間からの感染が問題になっていた。その後、水硬性セメントや光重合アイオノマーセメントなどが試みられてきたが、最近は接着性のフロアブルレジンが注目を集めている。

３）歯根分割／ヘミセクション

　日本人の歯では歯根の張り出しが弱いので、根分岐部での切断が難しい。歯肉を剝離し、可能なら歯科用顕微鏡で確認しながら、後の補綴処置を考えて切断すべきである（図51）。例えば、根分岐部中央（矢印）からや近心で切断し、近心根抜歯後の歯周組織の治癒に合わせたコアを装着すべきである。

13. 意図的再植を考えた場合

　全ての歯を通常の方法で治療できるわけではない。しかし、根尖での湾曲が強くてもどうしても歯を保存したい場合や、慢性痛症の歯を治療する場合に、意図的に歯を抜歯し、15分以内に歯内治療を終えて再植することが有効な場合がある。

　歯を再植する場合に一番重要なことは、歯根膜にできるだけ傷害を与えずに抜歯することである。以下にその方法を示す。

①髄腔開拡と同時に咬頭を削除し、根管治療中に歯が自然挺出するのを待つ。
②可能な限り根管拡大・形成や貼薬等を行い、口腔外での治療時間を短くする。
③抜歯にはヘーベルをできるだけ用いず、鉗子抜歯に努めるべきである。
④生理食塩水で乾燥を防止しながら、できるだけ早く治療を終わらせる。
⑤抜歯窩に戻した歯を、縫合糸や接着性レジンで1週間固定する。
⑥固定を除去した歯を少しずつ咬合させて、X線写真で再植の回復状況を観察していく。

　意図的再植法は決して難しい治療法ではないが、再植歯の歯根膜の回復や根尖部での周囲組織との調和に問題がないわけではない。患者にきちんと成功率や意図しない外部吸収や癒着が起きてくる場合もあることを説明し、同意を得て治療に当たらなければならない。

14. 根管が開かない場合

　この問題を考えた場合、「開かない」のか「開

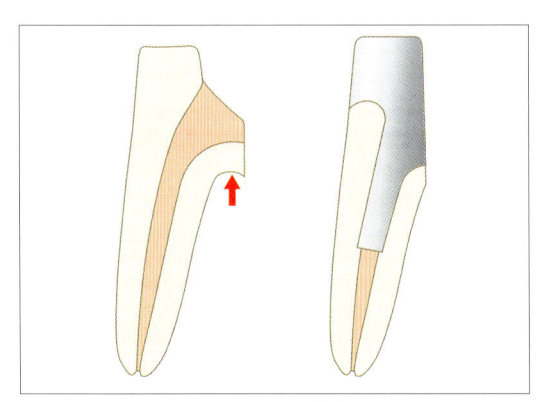

図51　ヘミセクション時の注意点

けられない」のかが、大きな問題になってくる。確かに、経験を積んだ先生や歯内療法専門医の先生方は、一般の先生方よりは、根管を開けることに優れていることは間違いない。

しかし、では全ての根管を開けることができるかというと、それは不可能である。昔、鋼のリーマーを使用していた時代、開かない根管はないと豪語されていた先生がいたが、全て、根管の湾曲に沿って根尖狭窄部まで達していたわけでなく、鋼のもつ「硬性」で、根管壁のどこかに穿孔していたにすぎないのである。

実際の臨床の場で、開くか開かないかの判断は極めて難しい。近くに頼れる先輩歯科医師や専門医がいたなら、その先生の教えを受け、次第に「開ける」能力を高めていくことは可能であるが、そのような環境がない場合には、以下のステップを踏んで対応するのがよい。

1）ステップ1：診査で根管の存在・太さ・方向を確認する

根管が開かない要因で、患者の年齢は極めて大きな要因になる。従って、まず、デンタルX線写真で、「隣在歯の根管の明瞭度・太さ・根尖孔まで見えるか」検討する。

次に、偏心投影を行い、根尖孔の付近を精査し、根尖孔まで根管が見えるか検討する。コーンビームCTで確認できればよいのだが、患者の負担や症状の程度を判断して、撮影を行うのがよい。

2）ステップ2：クラウンダウン法の採用

ニッケルチタンファイルのオリフィスオープナーやピーソーリーマー等を用いて、根管口からクラウンダウン法を行うことで、「く」の字現象の解消ができ、根尖狭窄部への到達が容易になるとともに、異物の押し出しを減らすことができる。

特に、どこかの歯科医院で治療を受けていた歯である場合は、根管拡大の方法が異なるため拡大がより難しく、ステップやレッジが形成されている場合が多い。従って、エンド三角除去を含めた適切な根管口明示が重要になる。

3）ステップ3：器材の準備

経費的に問題ではあるが、♯6のKファイルや閉塞根管拡大用MMCファイル（ヨシダ：図52）があれば、根管を開けることの確率が増す。

少なくとも、♯8のリーマーやキレート剤：EDTA-Naペースト（RCprep、ファイリーズ等）を準備する必要がある。キレート剤が水溶液の場合、脱灰能力は優れているものの、ペースト剤に含まれているような潤滑作用（カーボワックス）がないので、閉塞根管には向かない。

4）ステップ4：根管拡大

まず、ファイルやリーマーの先端を、ピン

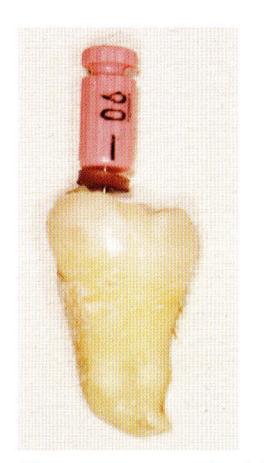

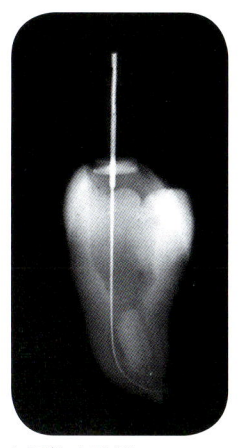

図52　MMCファイルを用いた根管穿孔例

セットを用いて30〜45°程度曲げる。曲げることにより、穿通すべき根管に入りやすくなる（実際には、引っかかる感じが得られ、根管が確認できる）。根管内に直探針等でキレート剤を入れる。

根管内にリーマーやファイルを入れ、根管確認できたら、まず、リーマー等を前後して根管入口の拡大に努める（すぐに根管口に進めると、次の号数のものが入らないことがある）。

根管入口が拡大できたら、電気的根管長測定器を装着して、根管拡大を行う。この場合、ジャスティⅢ（ヨシダ）を使うと、根尖狭窄部との距離が把握でき、より根管穿通が容易になる。この段階では、リーマー等をいたずらに回転させず、ウォッチ・ワインディング・テクニックが望ましい。

残念ながら、穿通に至らなかった場合は、根管を#25以上でホワイトデンティンが確認できる号数まで拡大する。次いで、根管洗浄後、太い号数から細い号数へ下げていき、もう一度、根管穿通を試みる。この段階で、次亜塩素酸ナトリウムを併用して有機質溶解に努めるのがよい。ただ、むやみに行うとステップや穿孔が生じるので、拡大は慎重に行うべきである。

5）ステップ5：根管貼薬

根管内を十分に洗浄・清拭後、穿通した場合には、適切な薬剤（著者なら根尖部歯周組織を刺激しないように、わずかにFGをつけた綿栓）を貼薬する。残念ながら、穿通できなかった場合は、FC等の揮発性があり、殺菌力の強い薬剤を貼薬する。十分な根管拡大がなされていれば、3-Mixも有効である。

6）ステップ6：根管充填

貼薬綿栓を確認して問題がなければ、根管充填する。

以上のことをまとめると、表10のようになる。

表10 穿通法のまとめ

細い器具：リーマー、ファイル
適切な薬剤の併用

1. クラウンダウン法：根管口の明示→「く」の字現象の解消
2. 根管拡大補助剤の活用
    1）キレート剤：ファイリーズ、RCプレップ；（モルフォニン）
    2）脱灰剤：PSS
    3）コラーゲン溶解剤：10%次亜塩素酸ナトリウム
    4）有機質溶解剤：クロロフォルム、GPソルベント、ユーカリソフト
3. リーマーやファイル先端部を僅かに曲げる
4. ガイド根管の作製

III 患者が訴える痛みに困った場合

1. 根管貼薬後に急に痛みを訴えた場合

根管貼薬・仮封を行った後に、患者が痛みを訴える場合がある。この場合は、慌てずに以下のフローに従って診査（**図1**）し、適切に対処することが重要である。

まず注意すべきは歯根膜症状、すなわち咬合痛や打診痛があるかないかである。

1）咬合痛や打診痛が見られない場合

この場合は、根管内のみの状況を考えればよいので、炎症歯髄が残っていないかを考える。

（1）露髄面にのみ貼薬

歯髄炎を訴えて来院したが、麻酔がうまく効かなかったために失活剤（ペリオドン）を露髄面に貼付した際、ペリオドン中の麻酔薬・塩酸ジブカインの効果が発現せずに、強い痛みを訴える場合がある。基本的には炎症のある歯髄へのペリオドン貼薬は避けたほうがよい。

● 対処法

強い痛みを訴えた場合は、すぐに仮封を除去し、貼薬した薬剤を生理食塩水で洗浄するのがよい。時間があれば、もう一度局所麻酔を施し、抜髄を行うべきであるが、不幸にして追加した局所麻酔の効果がみられない場合や時間がない場合には、開放療法も止むを得ない。

（2）歯髄を完全に除去できなかった場合

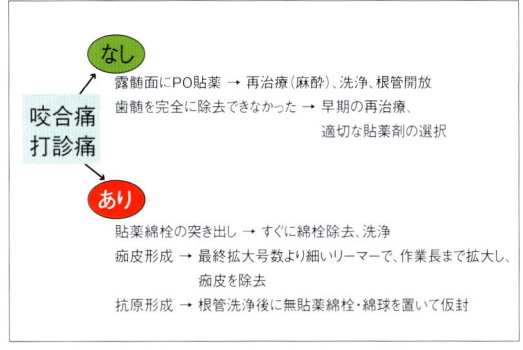

```
咬合痛     なし → 露髄面にPO貼薬 → 再治療（麻酔）、洗浄、根管開放
打診痛           歯髄を完全に除去できなかった → 早期の再治療、
                                              適切な貼薬剤の選択

          あり
          貼薬綿栓の突き出し → すぐに綿栓除去、洗浄
          痂皮形成 → 最終拡大号数より細いリーマーで、作業長まで拡大し、
                    痂皮を除去
          抗原形成 → 根管洗浄後に無貼薬綿栓・綿球を置いて仮封
```

図1　根管貼薬後に急に痛みを訴えた場合

抜髄を行ったものの麻酔が切れかかったり、治療時間がなかった場合は、歯髄を完全に除去できないことがある。このような場合、次の治療の際に、湾曲根管で象牙質の弾性が低下し、根尖狭窄部への到達が困難になるという問題はあるものの、ペリオドンを貼薬する歯科医師もいる。ただ、ペリオドンを歯髄に接触させないと効果が発現しないので、注意が必要である。

エンドドンティックメーターのような第一世代の根管長測定器しかなかった時代には、どうしても出血の影響で残髄することが多かった。そこで、残った歯髄内の神経を固定するために、貼薬綿栓に大量のFCを浸み込ませて貼薬していた。今は種々の問題でFCは使用することが少ないので、PO貼薬が代替の方法と思われるが、第二世代以降の電気

的根管長測定器を用いていれば、確実に歯髄を除去できる。

逆に化学的刺激を避けるために、固定効果の弱い薬剤（例えばクレオドン：グアヤコール単味）を貼薬した場合は、痛みを発現することは少ないものの患者が違和感を訴えることがある。更に、出血の固定が悪いので、根管内が黒くべたついた状態になることがある。

●対処法

このような場合には、痛みというより違和感を訴えることが多いので、なるべく早く来院してもらい、適切な根管拡大・形成を行い、FGを少し浸み込ませた綿栓を貼薬するのがよい[1]。

2）咬合痛や打診痛が生じた場合

この場合は、歯根膜腔内から根尖部歯周組織にわたって炎症が生じているが、どのような原因で痛みが発現しているのかを考えることが重要である。

（1）根尖孔外からの膿を固定（痂皮）したため

感染根管治療の初めには、根尖孔外に大量の膿を含んだ膿瘍が生じている場合がある。フィステルが形成されていれば、FCにより固定された膿の痂皮が形成されても問題はないが、フィステルがない場合は、痂皮が栓となり根尖狭窄部を塞いだことになり、根尖孔外歯周組織からの排膿路が断たれて圧力が上昇し、強い痛みが発現する。

●対処法

根管開放は避けるべきで、多量の排膿がみられても、通常、30分間程度根管を開放しておけば、排膿は問題がない程度に治まる。

従って、FCのような強い根管貼薬剤を用いないだけでなく、十分に排膿するまで待つことが大事である。抗菌薬や鎮痛剤を投与するのもよい。

不幸にして痂皮を形成して症状が発現してしまった場合には、最終拡大号数より細いリーマーを用いて、作業長に基づき根尖孔外歯周組織を可能な限り刺激しないように痂皮を除去し、排膿させるのがよい。

（2）化学的刺激による抗原発生：最近はFGの出現によりFCの使用頻度が減少したため、FC貼薬後に痛みを訴える患者が少なくなってきた。FCのような強い固定効果をもつ薬剤により、根尖部周囲の何らかの蛋白質が変性し、抗原となり痛みや違和感が発現する。

●対処法

根尖通過療法やどうしても根管が綺麗にならない場合以外は、FCを使用しないことが一番の予防法である。不幸にして、症状が発現してしまったら、生理食塩水を用いて根管内をよく洗浄すれば、次第に痛みは緩和されてくる。症状が落ち着いたら、無貼薬綿栓や綿球のみを根管内に入れて、様子を見るのがよい。抗菌薬は必要ないので、鎮痛剤のみを処方するのがよい。

2．気腫が生じた場合

歯科治療において皮下気腫が生じる可能性

【参考文献】1）庄司 茂：根管作用薬剤と装置②——根管貼薬剤の役割とその意味．デンタルダイヤモンド，34（11）：42-50，2009．

があるのは、下顎埋伏智歯抜歯時のエアータービン使用、根管治療時のオキシドール発泡・エアー乾燥、レーザーによる切開時などであるが、要因として送気圧入、化学的反応性気体発生、そして呼気圧変化による空気流入がある[1]。

症状としては、患部を中心とした突発的なび漫性腫脹と疼痛である。ただ、患者にとっては突然の腫脹と疼痛なので、心理的動揺が起こる。従って、腫脹や疼痛といった臨床症状だけでなく、患者の精神状態への配慮が必要である。

1）歯内治療での気腫発生

まず、学生時代に模型実習でよく見かける、トリプル・シリンジのエアーを用いた根管乾燥を絶対に行わないことが大切である。

次に、過酸化水素水と次亜塩素酸ナトリウムによる交互洗浄の際には、根管洗浄シリンジの挿入深さに注意して、発生した酸素が溢出できるスペースを確保して、根管を洗浄することが大切である。また、洗浄液の注入の際に、強圧をかけないことも重要である。

更には、根尖部歯周組織に形成された病変内に出血が多くみられた場合、過酸化水素水とカタラーゼ反応による発泡が加わることにも注意が必要である（図2）。

（1）診査・診断

腫脹部位には熱感や色調の変化はないが、触診にて特有の捻髪音や握雪感が触知できる。X線写真には黒色の塊として気腫部が見られるが、可能なら、コーンビームCT画像で気腫の大きさや広がりを把握するのがよい（図3）。

（2）対処法

基本的には気腫の自然消失を待つことになるが、まず、根管内を生理食塩水で洗浄して、根管洗浄液を洗い流すことと、疼痛抑制や感染予防のために、鎮痛剤や抗菌薬を投与するのがよい。患部の血行をよくして吸収を早める意味で、痛みが悪化しなければ温湿布もよい方法である。

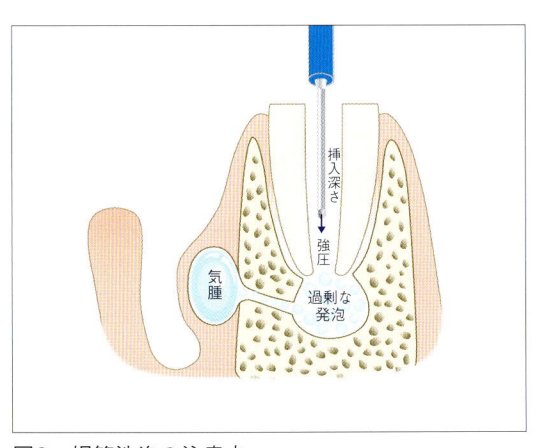

図2　根管洗浄の注意点

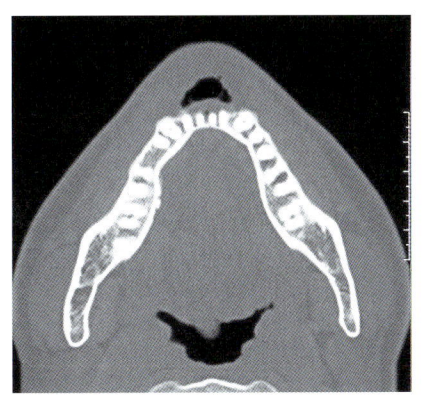

図3　58歳、男性の下顎水平断面のCT画像

【参考文献】1）慮 靖文，須賀賢一郎，内山健志，他：歯科治療に継発した皮下気腫について．歯科学報，107：272-276，2007．

3．根管充塡後に急に痛みを訴えた場合

　根管充塡直後に痛みを訴える原因としては、根管充塡材の化学的刺激や物理的刺激が考えられる。特に、刺激した根管充塡材の量も重要である。

　次に考えなければならないのは、加圧による歯根破折である。特に、若い先生方は側方であれ、垂直に一生懸命加圧する傾向がみられる。そのため、根管貼薬までの段階では露呈しなかった歯根壁の薄さやスリットパーフォレーション等のために、歯根が破折して痛みや違和感を訴えることがあるので、注意が必要である。

1）診査

　保険診療を行い、加圧加算を取っている以上、根管充塡直後のデンタルX線写真撮影を行っているので、根尖部を丁寧に観察することが大切である。

（1）根尖孔外に溢出・突出した根管充塡材の量や形

　通常のシーラーであれば刺激性は少ないが、ビタペックスのように半分がヨードホルムの場合、ヨードホルムの組織腐食作用は無視できない。突き出したのがガッタパーチャの場合は、側方加圧でのポイント形態と垂直加圧でのボタン形態やひも状形態とに分けて考えるべきである（図4）。

①ポイント形態の場合

　咬合や咀嚼の際に、根尖狭窄部が支点となり、突き出たガッタパーチャポイント（GP）が動いて、痛みや違和感を発現する。突き出た長さが長いほど、刺激が強くなり、臨床症状が増す。この点からも、アピカルシートは重要である。ただ、突き出たGPも、7〜8年で吸収されることが多いので、鎮痛剤投与で症状の改善がみられたら、あわてて歯根端切除や根尖搔爬を行うのではなく、経過を観察していくべきである。

　垂直加圧根管充塡を好まれる先生が、よく「ガッタパーチャは安定」と言われるが、ガッタパーチャは約20％のみで、その大部分は酸化亜鉛や造影材・付形材なので、GPの屈曲点から吸収が始まり、自然に離脱していく。

②ボタン形態の場合

　垂直加圧根管充塡がうまくいったかどうか

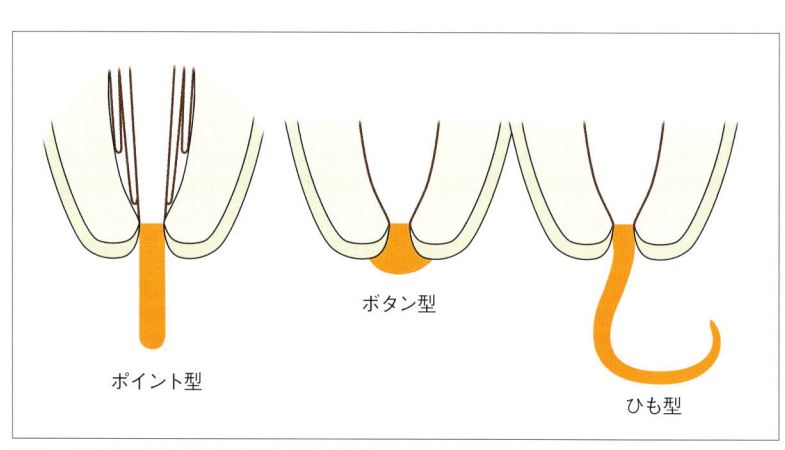

図4　根管充塡材の各種突き出し形態

の判定法として、患者が「目をしばつかせる」という反応が生じた場合、うまくいったと言われる先生がおられる。この場合は根尖孔外に溢出したガッタパーチャが収縮して、X線写真上ではボタン状の形態としてみられる。溢出したガッタパーチャが少なく、しかも、半球のような形態になるので、刺激性は少ないものの、痛みや違和感として訴える患者もいる。

③ひも状形態の場合

垂直加圧根管充填がうまくいかなかった場合、ガッタパーチャが根尖孔からひも状に溢出する。ひも状に広がると異物刺激接触面積が多くなるため、痛みや違和感が長く続いてしまう。根尖部搔爬も難しいので、咬合の刺激を減らすとともに、鎮痛剤や抗菌薬を投与して炎症の広がりを防止し、経過観察をせざるを得ない。

2）歯根破折

通常はスリットパーフォレーションのような歯軸に平行な破折が生じるので、X線写真での確認が難しい。ただ、打診で咬合面や頬側面、あるいは近心面や遠心面と、叩く部位を変えて診査していくと、部位による痛みの違いでわかる場合がある。可能なら、コーンビームCTでの確認が望ましい。対処法としては、鎮痛剤を投与し、X線写真で経過をみていくのがよい。暫く経過観察をしていくと、破折片が遊離してくる場合がある。

4．治療後に根尖部が急性化（Flare-up）した場合

第2章Ⅰ-3「免疫学：生体防御反応としての機構」、特にp.36、表4をもう一度見直していただきたい。この表を見てわかるように、急性化（Flare-up）には2種類あることを思い出せば、落ち着いて対処できる。

まず、直面している急性化はどちらのタイプかを考える。その判断としては、急性化までの時間が大きな決め手になるので、自分が治療した場合でなければ、よく経過を聞きだすべきである。

そして、フェニックス膿瘍であれば、暫く根管を開放して（30分程度）、痛みや排膿が治まるかどうかを観察する。通常は、根管開放により症状の改善がみられるので、患者に腫脹や痛みの原因を説明し、鎮痛剤や抗菌薬を投与することで、患者との信頼関係に問題は生じない。

一方、アレルギー反応による場合は、症状が発現するまでの時間が短いので、原因を正確に把握して対応することが重要である。

Ⅰ型アレルギーであれば、その主体がIgEなので、できるだけ早く処置を行って肥満細胞での反応段階で抑えることが大切である（第2章Ⅰ、p.38、図26）。不幸にして、好酸球の段階まで達したなら、抗ヒスタミン剤投与が一番である。ただ、抗ヒスタミン剤には歯科適用はなく、歯科医院に準備されていることも少ない。このような場合には、やむを得ないので、根管を開放して生理食塩水で根管内を洗浄し、開放するとともに、NSAIDsを投与せざるを得ない。抗ヒスタミン剤のような劇的な効果は得られないが、開放療法により次第に楽になり、翌朝までには症状は治まっている。

Ⅲ型アレルギーは、主体がIgGとIgMで、抗原・抗体・補体の複合体が発生原因になる

（第2章Ⅰ、p.38、図27）。通常は貪食細胞に処理されるが、多量の複合体が発生したり、貪食細胞の機能低下で、複合体が血管壁等に沈着して補体の活性化や組織障害を起こす。特に、白血球の遊走や血小板凝集を引き起こし、蛋白分解酵素や活性物質による細胞膜破壊などの組織障害が問題になる。この場合には、Ⅰ型アレルギーよりは鎮痛剤や抗菌薬が有効に働くので、薬剤を投与するとともに、Ⅰ型と同様に根管内を生理食塩水で洗浄し、無貼薬綿栓を置いて仮封するのがよい。

5．治療後に違和感が消えない場合

違和感や痛みは患者にしかわからず、感覚・感情・認知という3つの側面をもっている（表1）。ただし、患者が「痛い」という表現を使う場合と、「何か変（違和感）」と言う場合では、意味合いが異なることがあるので、注意が必要である。

通常、激しい痛みを訴えていない場合は、落ち着いて患者の話を聞くとともに、自分が行った治療内容を振り返り、根管充塡後のデンタルX線写真を観察し、原因を考察してみることが大切である。

治療後に患者が痛みや違和感を訴える治療中の原因としては、以下の2点が考えられる。

1）根管拡大・形成

根管拡大や根管形成を行う際に、リーマーやファイルを1/4から1/3回転して引き戻すターン＆プル法を採用しても、どうしても異物の押し出しや機械的刺激を根尖部歯周組織に与えてしまう。

● 対処法

まず、リーマーやファイルは1回転させて使用するものではないことを再認識し、根尖孔外への異物等の押し出しを減らす。更には、根管拡大・形成の際に次亜塩素酸ナトリウムやEDTA-Na等のキレート剤を併用して、スムーズな根管拡大・形成をすることも大切である（表2、図5、6）。そして、根管洗浄回数を増やすことにより、根管内の異物等を洗い出すだけでなく、濃度を薄めることも、痛みや違和感発生防止に大切である。

2）根管貼薬

貼薬綿栓を根尖から突き出した場合は、患者は強い痛みを感じる。ただ、突き出さなくとも、貼薬した薬剤の刺激性が強すぎて、患者が違和感や痛みを訴える場合がある。特に、根尖孔が大きい場合には注意が必要である。

● 対処法

一つの基準として、根尖狭窄部の太さが#60以上の場合は貼薬薬剤を考慮すべきである。また、根管内の殺菌を急激に行うことを考えるのではなく、薬剤の量を減らしたり、刺激性の少ない薬剤に変えることで、痛みや違和感発生防止に努めることも大切である。このような対処法に加えて、治療終了後に患者に対して「1日程度は変な感じが残るかもしれませんが、次第に治まってきます。もし、違和感や痛みが増すようでしたらお知らせください」という声がけが重要である。

表1 痛み・違和感の3つの側面

①感覚：識別的側面	痛み・違和感の部位、強度、持続性を識別する
②感情：情動的側面	痛みや違和感により生じる不快な心情
③認知：評価的側面	経験した痛みや違和感の記憶による比較・判定

治療後の痛みや違和感として一番問題になるのは、根管充填後である。特に、痛みが強い場合には、根管充填材を除去して再根管治療を行うべきか、経過を観察すべきかの判断が難しい。ただ、いたずらに根管充填材の除去を急ぐと、そのこと自体が刺激になり、ますます痛みが増してくる。通常は、咬頭を削除して安静を保ち、NSAIDs等の鎮痛剤を投与して経過をみるのがよい。

　一方、痛みほどではないが、患者が違和感を訴えた場合には、根管充填材の状態を観察し、次の処置内容を判断する。

１）根尖狭窄部での適合度

　適合が悪い場合に、死腔からの刺激が考えられるので、再治療すべきである。

２）根管充填材の突き出し度

　根尖狭窄部での適合に問題はないものの、突き出た根管充填材の長さや量が問題にな

表2　現在、臨床で用い得る根管作用液

	バイオフィルムへの作用	組織溶解性	内毒素不活化作用	スミヤー層作用	腐食性
過酸化水素水（3〜30%）	＋	－	－	－	濃度依存性
次亜塩素酸ナトリウム（1〜10%）	＋＋	＋＋＋	＋	＋（有機質）	濃度依存性
ヨード（ヨードカリウム）（2〜5%）	＋＋	－	?	－	－
クロルヘキシジン（0.02〜2%）	＋＋	－	＋	－	濃度依存性
EDTA（10〜17%）	＋	－	－	＋（無機質）	－
クエン酸－（10〜50%）		－	－	＋（無機質）	－
酸化電位水（Cl_2：10〜100ppm）	＋	－	－	±	濃度依存性

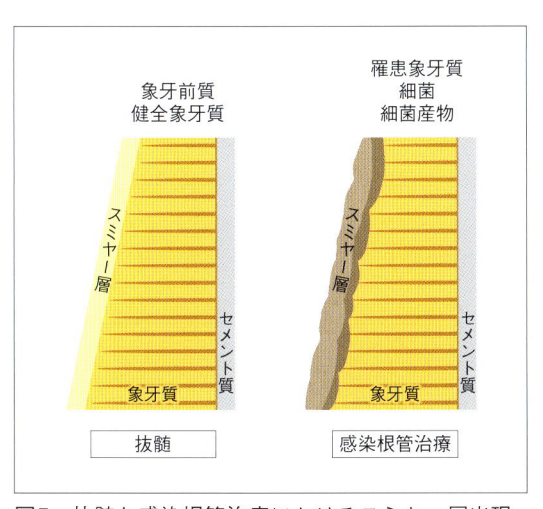

図5　抜髄と感染根管治療におけるスミヤー層出現

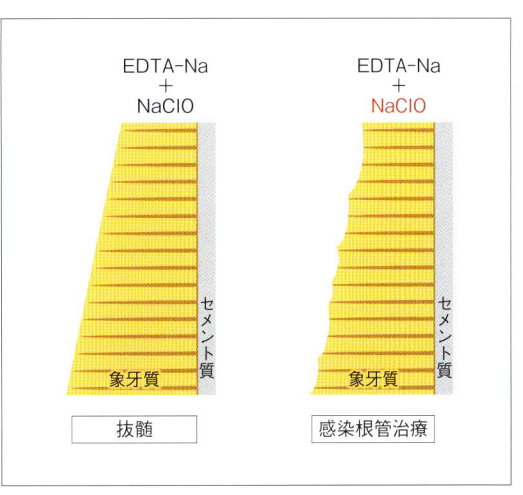

図6　抜髄と感染根管治療におけるスミヤー層処理

る。突き出した場合に、根尖搔爬も考えられるものの、通常は鎮痛剤を投与して経過をみていくべきである。

3）根管充塡材へのアレルギー

根管充塡材に含まれている物質がアレルギーを発現させる場合がある。特に、通常の根管充塡用糊剤のベースは酸化亜鉛（ZnO）である。稀ではあるが、Znに対してのアレルギー反応を示す患者に、根管充塡材として使用した場合、ZnOとユージノールが錯体を形成するので、一度に亜鉛が溶出することはないが、持続的なアレルギー反応が生じる可能性が高い。

● 対処法

事前に問診等で金属アレルギーの有無を確認するとともに、もしその危険が予想される場合には、三リン酸カルシウムを主体とする糊剤（アパタイトルートシーラー®：デンツプライ三金）を用いるべきである。

6．治療後に咬合痛が消えない場合

患者が治療後に咬合痛を訴える場合がある。この場合は、まず、歯根破折なのか、側枝等の治療困難領域のためか、歯髄炎や根尖性歯周炎といった炎症性のためなのかの判断が必要である（表3）。特に炎症性の場合は、治療前から歯根膜腔や根尖部歯周組織にあった炎症が増悪したのか、あるいは、治療によって新たに炎症が発現し増悪したのかを見極めて対処すべきである（図7）。

1）歯根破折

打診の方向やデンタルX線写真の偏心撮影などで破折の部位や方向を確認する。必要ならコーンビームCT撮影を行う。ただ、歯根破折の治療は非常に難しいので、根管拡大・形成に注意すべきである。なお、根管充塡して何ら症状もなく経過していたのに、メタルコアのセット後に症状が発現した場合には、コアによる破折であるので、対処法や患者へ

表3　咬合痛が生じた場合に考察すべき事項

1. 歯根破折はないのか
2. 側枝などの治療困難領域の残存
3. 新たな根尖部歯周組織での炎症発現
4. 根尖部歯周組織での既存の炎症の増悪

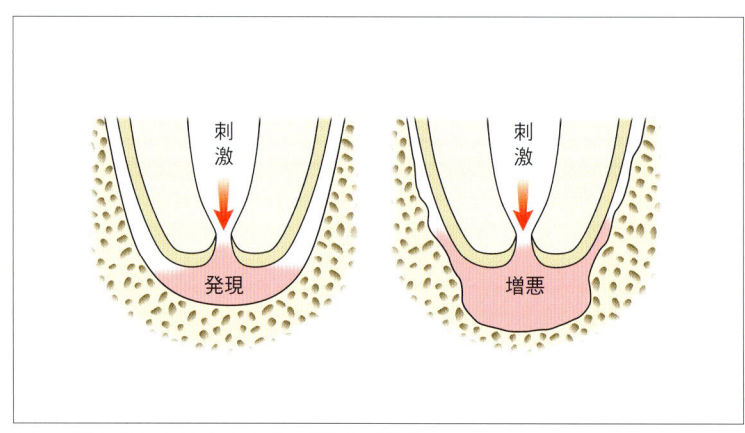

図7　根尖部における咬合痛の発現・増悪

の説明に注意すべきである。
2）側枝
　根管充填前に側枝等は見出して、可能な限り治療をすべき（3章Ⅱ-4：「根管の複雑構造が見つかった」参照）であるが、根管充填後であった場合には、鎮痛剤や抗菌薬を投与して経過をみていくべきである。
3）咬合痛の発症機序
　咬合痛は以下の機序で発症する（図8）。
（1）根管からの刺激により炎症が生じる。そのため、歯根膜腔にある末梢血管が拡張し滲出液が出てくる。
（2）滲出液が増すことにより歯根膜腔が拡大し、歯が浮き上がる。
（3）歯根膜腔に炎症性細胞が産生する物質が歯根膜腔内や歯槽骨にある痛覚神経（Aδ、C線維）や圧覚神経（Aβ、Aγ線維）を刺激して痛みを感じる。このことで、痛みの定位は極めてよい。
4）治療前にあった炎症の増悪
（1）咬頭を削除しないことによる持続的刺激
　抜髄や感染根管治療を行った歯は歯質の欠損が大きいので、破折防止を考えて前歯部以外では治療後に咬頭を被覆するアンレーや全部被覆冠にすべきである。従って、傷口の安静は炎症に対する治療の基本原則であるので、咬頭を削除して安静を図るのが望ましい。
　ただし注意すべきなのは、中心咬合では上下の歯の接触はないのに、側方運動や前方運動時に接触して痛みを訴えたり、食物が上下の歯に挟まれて傷むことがあるので、咬合調整を注意して行うべきである。
　また、咬頭を削除することで、電気的根管長測定時のストッパーの位置を明確化でき、正確な作業長を決めることができる。
●対処法
　咬頭を削除して、咀嚼時の刺激を減らして経過をみていく。
（2）化学的刺激
①根管洗浄
　通常の洗浄であれば痛みが出ることはないが、洗浄圧が強い場合や洗浄針と根管の間に隙間がない場合に、根尖部歯周組織に圧力がかかって痛みが発現する場合がある。
②根管貼薬
　根管治療で用いる薬剤を的確に用いていれ

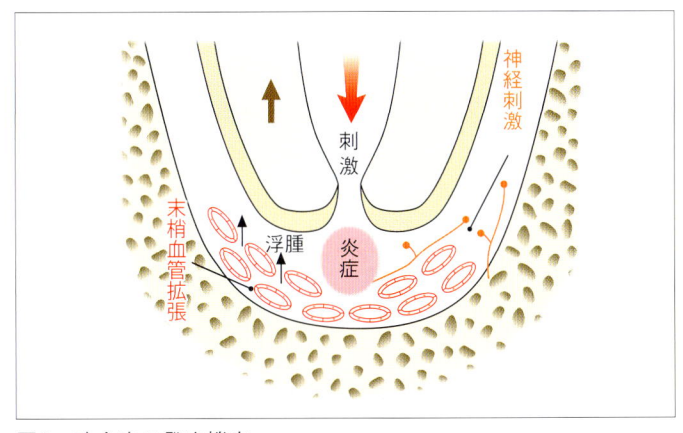

図8　咬合痛の発症機序

ば問題は生じないが、薬剤の選択や貼薬量など使用を誤った場合には咬合痛などの痛みを生じることがある。

　抜髄後に残髄を防ぐためにホルマリン系の薬剤を多量に用いることがあるが、全部性歯髄炎の場合には、刺激性の強い薬剤により根尖部歯周組織での炎症が増悪することがあるので、薬剤の選択や貼薬量に注意すべきである。

　一方、感染根管貼薬の場合、根管拡大・形成時にどうしても根尖部歯周組織を刺激してしまい、痛みが発現してしまう。このような場合、刺激性の少ない静菌作用を有する抗菌薬（クロラムフェニコール：CP）が推奨されているが、殺菌スペクトルが広く常在菌まで殺してしまい真菌の増殖が生じる可能性があるので、次回の来院が3日後以降なら、貼薬綿栓にホルマリングアヤコール（FG）を僅かにつけたものを貼薬すべきである。

③根尖狭窄部の太さ

　根管狭窄部が太い場合には、根管貼薬剤の刺激が伝わり痛みが発現しやすいので、薬剤の選定に注意すべきである。

●対処法

　根管貼薬剤を除去した後に、生理食塩水で根管洗浄、可能なら根尖孔外も洗浄するのがよいが、強圧で洗浄液を押し出すことが刺激になるので、無理は避けたほうがよい。

（3）物理的刺激：作業長の厳守

　物理的刺激で根尖部歯周組織へ傷害を与えるだけでなく、化学的刺激や生物学的刺激を増悪することがある。作業長を確実に守ることで以下のことを防止でき、痛み発現を防止できる。

①根管拡大・形成時のリーマーやファイルの根尖孔外への突き出し

②貼薬綿栓の根尖孔外への突き出し

●対処法

　できるだけ早期に貼薬綿栓を除去し、根管洗浄をすべきである。

③根管充填材の根尖孔外への突き出し

●対処法

　根尖狭窄部での適合がよく、感染の恐れがなければ、咬頭削除等により安静を図るとともに、NSAIDs等の鎮痛剤を投与して経過をみるのがよい。

（4）生物的刺激

　一番最初の治療の際は、細菌や異物等の根尖孔外への押し出しにより炎症が生じやすいので、押し出しは極力避けなければならない。正確に根管長を測定し、作業長を的確に把握した治療を行う必要がある。

●対処法

　丁寧な根管拡大と根管洗浄が求められるが、従来のステップバック法よりも、クラウンダウン法のほうが望ましい。つまり、細菌や異物、罹患象牙質の押し出しを避けるためには、根管上部から綺麗にしていくほうがよいし、湾曲根管で正確な根管長を測定することができる。

（5）炎症・アレルギーの劇的な急性化

　急激な刺激のために気腫、Flare-up、Ⅰ型＆Ⅲ型アレルギーが生じることがある。このような場合には、患者の訴える痛みは激烈なものであるから、患者はある意味で興奮状態であり、早期の痛み除去を望んでいる。

●対処法

　まず大切なことは、落ち着いて対処することである。痛みの原因が何であるかを検討し、

表3 咬合痛の原因と対処法

1. 治療前からあった炎症の増悪
①咬頭を削除しないことによる持続的刺激→根尖部歯周組織の安定を図る
②化学的刺激
　　根管洗浄剤の溢出や発泡→洗浄圧や薬剤の種類を考える
　　根管貼薬剤による刺激→根管口の太さを踏まえた低刺激性の薬剤選択
③物理的刺激
　　根管拡大形成時の機械的刺激→作業長を確実に守る
　　貼薬綿栓や根充材の突き出し→作業長を確実に守る
④生物的刺激
　　根管内の食物残渣、異物、細菌の押し出し→丁寧な根管拡大操作を行う
⑤炎症・アレルギーの急性化：気腫、Flare-up、Ⅰ型＆Ⅲ型アレルギー

2. 慢性痛（症）の検討

適切な対処をすべきである。この場合、痛みを完全になくすことを考えずに、約80％の痛みを消失させる心積もりで治療に当たるのがよい。痛みの完全消失を目指すと、治療自体が刺激になってしまい、痛みを増悪させてしまう可能性がある。

（6）慢性痛（症）

　根管貼薬綿栓の状態やX線写真の観察では問題はないのに、患者が痛みを訴える場合がある。この原因として、慢性痛（症）も考えられるので、注意深い観察が必要である。

　以上のことをまとめると表3になる。

7．治療後に自発痛が消えない場合

　歯内治療は痛みの改善を目指して行うものであるから、治療後に患者が「痛み」を訴えた場合、戸惑いを感じざるを得ない。

　治療後の痛みに関しては、図9に示すよう

根管充填前
治療直後　　　　残髄、穿孔、破折
　　　　　　　　機械的・化学的刺激による急性根尖性歯周炎
　　　　　　　　Ⅰ型アレルギー
治療後数日経過　フェニックス膿瘍、Ⅲ型アレルギー
　　　　　　　　薬効消失による貼薬綿栓の感染源化
　　　　　　　　咬合性外傷・破折

根管充填後
充填直後　　　　充填材の突き出し
　　　　　　　　アレルギー（材料中の金属等）
充填後数日経過　根尖狭窄部の閉鎖不全（死腔や細菌残存）

図9　治療後に自発痛を訴えられた場合の病因

に、根管充填前と充填後に分けて考え、更に、「治療直後」、「治療して数日経過後」に分けて考えるのがよい。

実際の臨床では、この図を見て、現在患者が訴えている痛みの原因が「何なのか」をよく考え、本書で解説している項目に該当するページを読み直すのがよい。

ただし、「薬効消失による貼薬綿栓の感染源化」についての記載はないので、以下に述べる。

感染根管治療で排膿があり、また、根管拡大時に根尖部を刺激した可能性が高いときに、クロラムフェニコール等の静菌剤を貼薬することがある。次の治療日が3日後までなら薬効で細菌増殖を抑え、痛み等の臨床症状の出現はないが、1週間後くらいだと根尖からの排膿で綿栓が汚染されてしまい、逆に、感染源になってしまう。そのため、一時落ち着いていた根尖部の炎症が、刺激により再発し自発痛などを訴えるようになる。また、クロラムフェニコールは、広い範囲の細菌に対して静菌効果を発現し、常在菌を抑制してカンジダ菌繁殖の菌抗体現象を起こし、自発痛などを訴えることがある。

このような自発痛発現を防止するためには、根管治療の間隔を空けないようにするか、微量のFGあるいは水酸化カルシウム製剤を貼薬するのがよい。

IV 慢性痛（症）の発現予防と対処法

痛みは症状であって、疾患名にはならないことになっていた。しかし、慢性痛（症）の場合、ある疾患の症状として痛みが現れてはいるが、何がその原因なのかがわからないことが多く、疾患として捉えられている。

この痛みの性状に関して、痛みはVAS（Visual Analogue Scale）のような評価はあっても、客観的数値では表現できず、他者との比較ができない。個人のなかでも、急性痛はヒトに本来備わっている生物学的防御機能であり、実際に生じている、あるいは生じている可能性がある身体的な傷の警告である[1,2]。

これまで治癒までの期間で「急性痛」と「慢性痛」と分けていた時代から、通常の治癒期間、およそ3ヵ月経過し、種々の検査では問題が見出されないのに痛みを訴えた場合に「慢性痛（症）」という新しい疾患として認識されてきている[3,4]。つまり、急性痛と慢性痛の区別は、痛みの期間ではなく、何らかの治療を受けて、患者自身が身体の生理的機能を正常な恒常性のレベルへ回復させられるか、させられないかで決まる。

この慢性痛症が最初に注目を集めたのは、1860年の南北戦争で末梢神経を損傷した兵士が耐え難い痛みに苦しんでいるのに出合ったMitchellが、血管運動神経の機能異常が関与していると考え、ギリシャ語で熱を表すkausosと痛みを表すalgosを併せて名づけた「カウザルギー」である。歯科でも、1949年にBehrmanが臼歯抜歯後に四肢カウザルギーに類似した症候群がみられたことを報告し、抜歯後カウザルギーと言われている[5]。

1．発生頻度

日本で痛みを主訴として医療機関を受診する患者の割合は32.8％で、そのなかで、歯痛を訴えている患者は2.2％、1,000人中22人である[6]。この22人のなかに慢性痛（症）の患者がいるかという疫学的研究は行われていない。医科でも疫学的研究は少なく、服部らの研究[7]によれば、発生頻度は13.4％で、約1,700万人の日本国民が慢性痛に苦しんでいるわけである。この割合から推し量ると、歯で慢性痛（症）に悩んでいる人は、日本中に約38万人いることになる。

2．発現原因

抜歯後にカウザルギーが発現する理由としては、抜歯によって根尖孔部神経が引きちぎられた部位で神経そのものに傷害が起きたことが引き金となって、カウザルギーが生じたと考えられる。このことは、根尖狭窄部で歯髄組織を切断する抜髄処置後にも、カウザルギーが生じる可能性があることを意味してい

表1 痛みの定義

国際疼痛学会（IASP）

「痛みとは、不快な感覚性・情動性の体験であり、それに組織損傷を伴うものと、そのような損傷があるように表現されるものがある」

◆痛みの定義　主観的意識内容
1. 生体に外部から刺激が加わって生じる痛み：組織傷害・侵害痛
2. 組織に病変あるいは異常があって生じる痛み：歯痛
3. 神経系の異常によって生じる痛み：三叉神経痛
4. 精神的原因によって身体に異常が発生して生じる痛み：ストレス性胃痛
5. 身体的異常がない心因性の痛み
   ＊1、2には痛覚受容器がかかわっている（侵害受容性疼痛）

表2 痛みの3つの側面

1. 感覚：識別的側面―痛みの部位・強度・持続性
2. 感情：情動的側面―痛みにより起こる不快な感情
3. 認知：評価的側面―経験した痛みの記憶や痛みへの精神集中

る。従って、クレンザーやリーマーで抜髄する場合は、カウザルギーが生じる可能性があることを念頭に、乱暴に歯髄組織をねじって引きちぎるのではなく、細心の注意を払って歯髄組織切断を行うべきである。

最近では、カウザルギーに限らず、慢性痛（症）様症状を示す顔面付近の痛み[8]を口腔顔面痛（OFP：Orofacial Pain）[9]と呼び、特に、歯内疾患が長期間治癒しないような歯痛を非定型歯痛（AO：Atypical Odontalgia）と呼ぶようになってきている。

従って、「痛み」の意味合いをもう一度捉え直し、正確に患者の訴えを理解して対処していく必要がある。

1）痛みの定義

痛みに関して、国際疼痛学会（IASP）は表1に示したように定義している。この定義は漠然とした感じを抱かせるものの、2つの点で重要なことが記載されている。すなわち、これまで多くの議論が行われてきた「痛みは感覚か、情動か」という問いに対して、両方とも痛みとして認めた点と、身体をあらゆる検査で調べて「傷害部位が検出されない」という結果が出ても痛みであると認めた点である。このことを踏まえて、痛みには3つの側面がある（表2）ことが、広く認められるようになってきている。

更に、この3つの側面を認識することで、これまで時間軸を基にして決めていた急性痛や慢性痛という言葉の意味合いが大きく変わってきた。

2）急性痛と慢性痛（症）の分類

何らかの組織損傷を伴う痛みが急性痛で、傷害部位付近に分布する痛み感覚受容器の興奮によって発生する生理的な痛みである。この痛みは、生体にとって防御的痛みであって、傷害部位を認識させ、早期に治療を促すものである。この痛みが3ヵ月あるいは半年以上長引いたものを、これまでは慢性痛と呼んでいた。従って、これまでの慢性痛は発症機序が急性痛と同じなので、組織傷害部位を適切に治療すれば良好な治癒が導かれ、患者の訴える痛みも消失する。

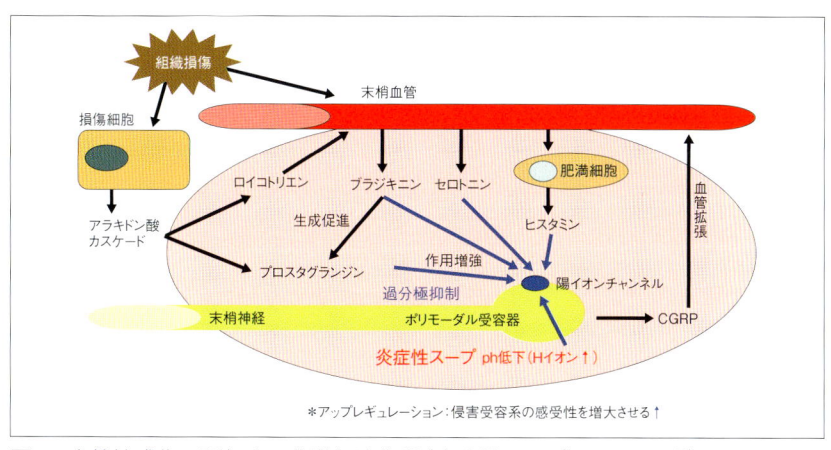

図1　末梢性感作に関与する化学伝達物質（炎症性スープ）（参考文献[11]より引用改変）

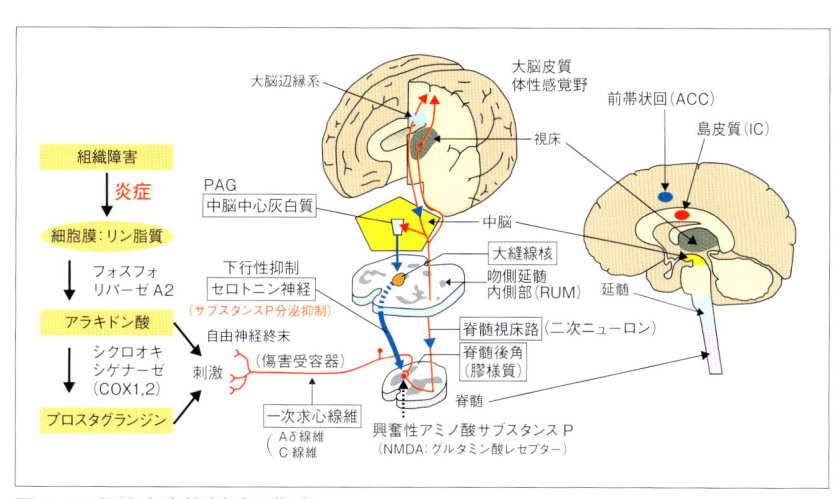

図2　下行性疼痛抑制系の傷害

　しかし、組織傷害は治っているのに、長期にわたって痛みを訴え続けたり、歯科では抜髄や抜歯を行ったにもかかわらず、痛みを訴える患者がいる。このような痛みは慢性痛（症）と呼ばれ、通常の痛みの主体を占める神経線維であるAδ線維やC線維のみでの生理的痛み伝達系のみでは説明ができない。

3）痛み反応の場

　通常の痛みは、組織傷害の場所で炎症が生じ、細胞膜のリン脂質からアラキドン酸カスケードを経て、プロスタグランジンやロイコトリエンが形成される。一方、血管からはブラジキニンやセロトニンが溶出し、肥満細胞からはヒスタミンが放出される。これらの物質が傷害組織に集積し、虚血による嫌気的解糖系で産生される乳酸により酸性の混合液状になっていて、この溶液をHandwerkerら（1991）は「炎症性スープ」（図1）と呼んでいる[10]。この混合溶液内容物によってAδ線維やC線維が刺激されて脊髄後角に達し（一次ニューロン）、ついで二次ニューロンを通じて痛みを認識する大脳皮質体性感覚野に到達する（図2）。このような生理学的痛み伝達経路を経由する痛み信号は、組織傷害部の

IV. 慢性痛（症）の発現予防と対処法　163

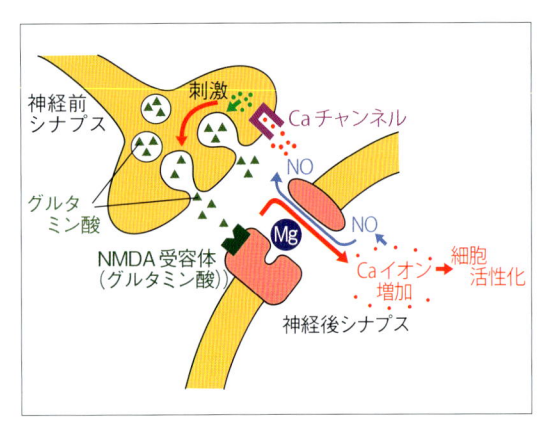

図3　神経伝達物質（グルタミン酸）とNMDA受容体

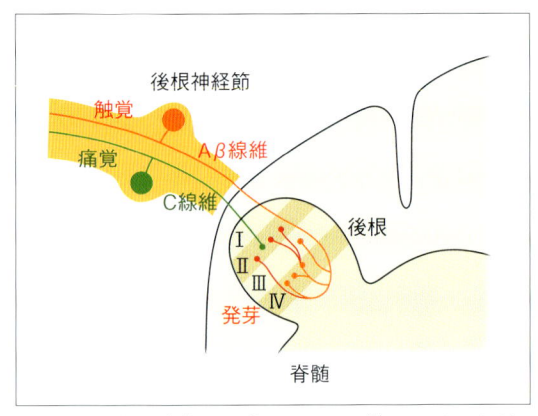

図4　Aβ求心線維の発芽（参考文献[11]より引用改変）

消炎・治癒により減少し、疼痛は消失する。

しかし、疼痛が持続する場合には、シナプスを介する神経伝達だけでなく、血管から遊走した浸潤細胞、活性化されたグリア細胞など、細胞間相互作用により修飾されることから、末梢組織だけでなく、脊髄後角を含めて「反応の場」として捉える必要がある[12]。

4）慢性痛（症）患者の反応の場

慢性痛（症）患者の反応の場で起きていることは、以下の3つが考えられる。

（1）末梢性感作

組織傷害部位で産生されるさまざまな化学物質が、感作物質としての侵害受容器の疼痛閾値を低下させ、アップレギュレーションとも言われ、その原因として以下が挙げられる。

①膜イオンチャンネルへの直接作用：乳酸が産生され水素イオン濃度が増加することにより、陽イオンの膜透過性が亢進し、更には、プロスタグランジン、ブラジキニン、セロトニン、ヒスタミンが膜透過性と細胞興奮性を高めている（図1）。

②G蛋白共役型細胞内カスケード：ブラジキニンは、脊髄後根神経節（DRG）にあるB2受容体に作用し、細胞内カルシウムイオンの放出やイオンチャンネルの透過性を亢進させる。特に、サブスタンスPやアラキドン酸の産生により感作を起こしている。

③過分極の抑制：活動電位が発生すると過分極が起きて（緩徐後過分極）、活動電位の発生数が制限されるが、プロスタグランジンやブラジキニンはこの現象を抑制し、神経が発火しつづけてしまう。

（2）中枢性感作

末梢組織からの持続的異常入力は、脊髄後角での二次ニューロンの興奮性の変化を引き起こすことを中枢性感作という。その原因としては以下の3つがある。

①NMDA受容体の活性化（図3）：神経細胞体の集合である神経細胞核によって形成される脊髄灰白質で、触覚や痛覚などの感覚情報が入力する脊髄後角には、一次求心性線維から分泌される興奮性アミノ酸であるグルタミン酸を受容するNMDA受容体がある。この受容体が活性化すると、細胞内のカルシウムイオンが上昇し、神経細胞が興奮して感受性が増す[13]。

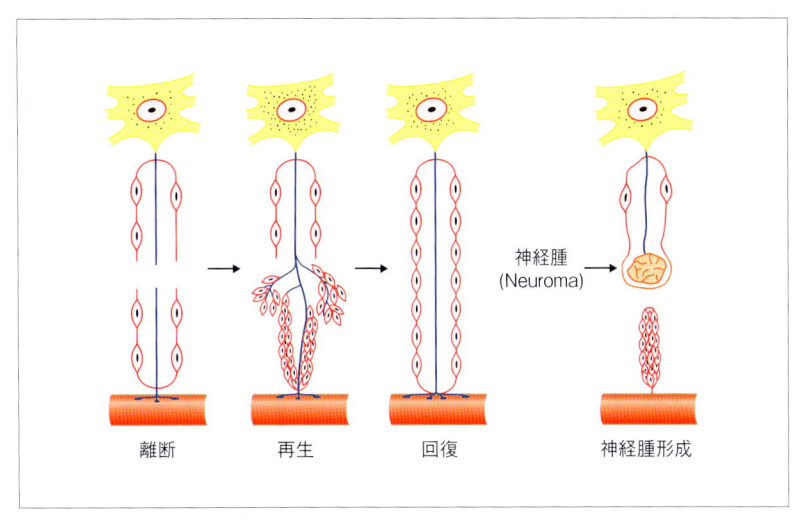

図5　神経損傷後の変化

②NO産生：細胞内カルシウムイオン濃度が増加することによりNO産生が誘発される。NOは細胞外へ拡散することで、一次求心性神経活動を亢進する[14]。これが、脊髄ニューロンで起こる感作の広がりの原因と考えられる。
③神経細胞学的な再構成（図4）：触覚を司っているAβ線維は正常な状態では脊髄後角のⅢ、Ⅳ層に終末している。しかし、神経損傷時には発芽（sprouting）し、痛覚線維であるC線維が終末しているⅡ層に侵入していく。このことで、触覚による非侵害性入力が、侵害性受容系を興奮させ、アロディニアの原因と考えられている[15]。

（3）後根神経節の形質転換

　浸潤細胞から遊離されるTNF-αなどの炎症性サイトカイン、末梢組織から遊離される神経成長因子（NGF）、グリアなどから遊離される脳由来神経栄養因子（BDNF）は、液性因子として作用するだけでなく、血液あるいは軸索を介して後根神経節（DRG）に輸送されて、その形質転換に関与する。

5）痛覚反応での痛みの原因

　慢性痛（症）が生じる場として、前述の3ヵ所が考えられるが、痛覚反応での痛みの原因を考えた場合も、痛覚伝達（nociception）、痛覚過敏（hypersensitivity）と鎮痛（analgesia）の3つの感受性変化が考えられる。

（1）痛覚伝達系

　脊髄後角での発芽とは異なるものの、神経修復がうまくいかず、異常な伝達系が生じることがある。つまり、通常は有髄の末梢神経が何らかの原因で切断されても、髄鞘が回復し、機能も回復する。しかし、神経線維の近位断端と遠位断端が離れていて、切断された部分に結合組織の瘢痕が生じたことなどにより、神経修復がうまくいかず神経腫（Neuroma）が形成される（図5）ことがある。この神経腫が形成されると、2種類の神経伝達異常が生じる。

①交感神経-知覚神経カップリング：神経腫の表面にアドレナリンのα受容体が現れ、交感神経の情報が知覚神経に伝達され、中枢で

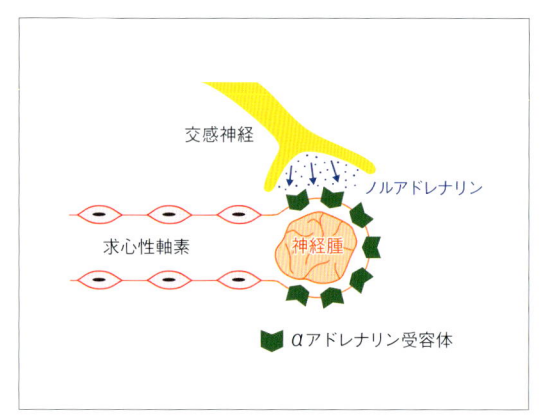

図6　交感神経-知覚神経のカップリング

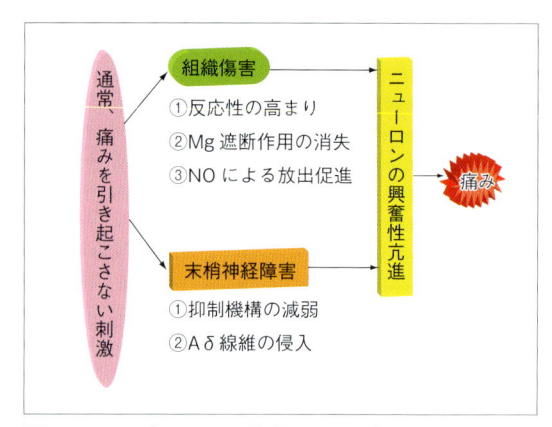

図7　アロディニアの発現メカニズム

は誤って痛みとして認識するという機能異常が生じることがある（図6）。

②Naチャンネルの自発性興奮：神経腫表面には、電位感受性Na⁺チャンネルが多数出現し、頻繁に自発性興奮を始める。そのため、知覚神経が興奮し、中枢で痛みとして認識してしまうことがある。

（2）痛覚過敏系

中枢ニューロンでの反応性の亢進による痛みに関しては、痛み刺激のレベルに応じて、p.47、表9のように分類されている。特に、通常では痛みを起こさないと考えられる程度の刺激であっても痛みが生じる「アロディニア」は、患者が生活していくうえで、極めて問題である。その発症メカニズムについては以下のことが考えられている（図7）。

①組織傷害によるメカニズム

組織傷害のみで、末梢神経に傷害を伴わなくともアロディニアは生じる。そのメカニズムとして3通りの経路が考えられている。

　a：脊髄後角ニューロンの反応性の高まり；末梢から傷害受容線維を伝わってくるインパルスの流入が長期に及ぶと高ま

り、特に、広作動域ニューロンの反応が高まると、痛みはより強くなる。

　b：Mg^{2+}遮断作用の除去（図3）：脊髄のなかにある傷害受容線維から放出される伝達物質として、Aδ線維からは興奮性アミノ酸（グルタミン酸、アスパラギン酸）、C線維からは興奮性アミノ酸と神経ペプチド（図8、9）が放出される。これらの物質が脊髄後角二次ニューロンの細胞膜にあるグルタミン酸受容体（AMPA型またはNMDA型）に結合すると、Mg^{2+}の遮断作用が除かれ、Na^+、K^+、Ca^{2+}の透過性が高まり、ニューロンの興奮性が高まる。

　c：NOによる伝達物質放出促進：細胞内のCa^{2+}濃度が上がると、NOの産生が高まる。このNOは、興奮性アミノ酸や神経ペプチドの放出を促進し、ニューロンの興奮を高める。

②末梢神経傷害によるメカニズム

　a：抑制機構の減弱：脳や脊髄には、神経を興奮させるグルタミン酸と、抑制的に働くγ-アミノ酪酸（GABA）が広

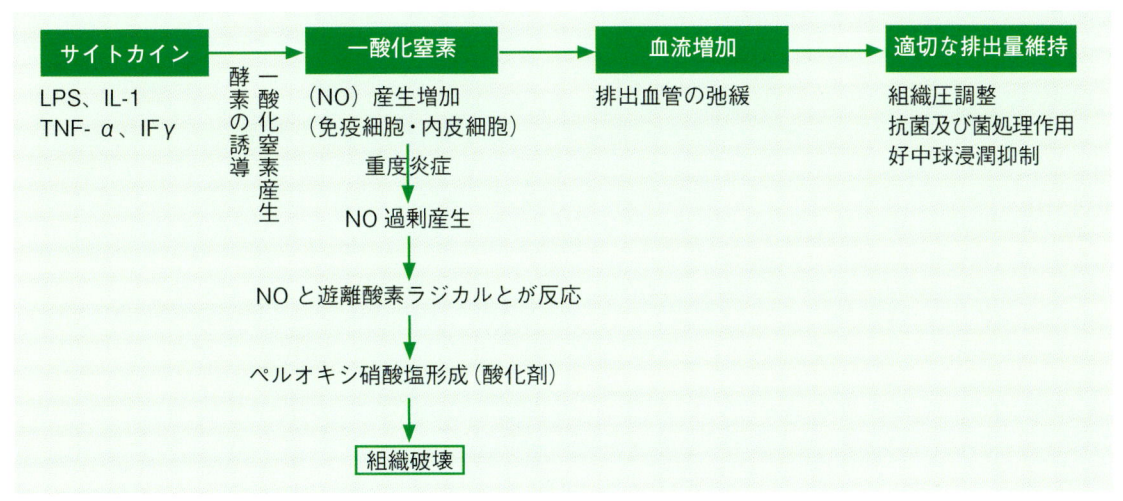

図8 炎症組織における一酸化窒素（NO）の組織作用

痛みとは、不快な感覚性・情動性の体験であり、それに組織損傷を伴うものと、そのような損傷があるように表現されるものがある
急性疼痛：一過性で疼痛原因となる基礎疾患が治癒すると痛みは消える（警告信号）
慢性疼痛：急性疾患の通常の経過、あるいは創傷の治癒に要する妥当な時間を超えて持続する痛み

図9 国際疼痛学会（IASP）の痛みの定義

く分布している。末梢で軸索が切断されると、終末部でのGABA受容体が減少するためシナプス前抑制が減少し、疼痛が強まる。

b：Aδ線維の侵入（図4）：末梢神経が傷害されると、組織細胞が産生する神経成長因子の取り込みが止む。そのため、神経成長因子が増え続け、脊髄内のAδ線維で側芽形成が生じ、脊髄後角第2層まで線維が進入し、結果として、C線維とのシナプス結合が生じるためにアロディニアが起きる。

(3) 鎮痛系：下行性疼痛抑制系障害（図2）

ストレスにより下行性疼痛抑制系が賦活化されることは、言葉としては知られていないものの、現象としてはよく知られている。例としては、戦闘中の受傷や運動競技中の怪我は痛みを感じない現象である。つまり、このシステムは病的な状態で鎮痛に働いている。

この下行性疼痛抑制系を最初に明らかにしたのはReynolds[16]で、侵害受容系制御における中脳中心灰白質の重要性を明らかにした。つまり、通常、痛覚伝達系は上行し、最終ターゲットである大脳皮質（前頭葉・帯状回・島皮質）に痛みとして認識される。認識後、大脳皮質は皮質下に投射後、下行性の指示を出し、中脳中心灰白質（PAG）－吻側延髄腹内側路（RVM）系を介してセロトニンを分泌させて疼痛を抑制している。

3．神経障害性疼痛（Neuropathic pain）

これまで用いられてきた慢性痛（症）より

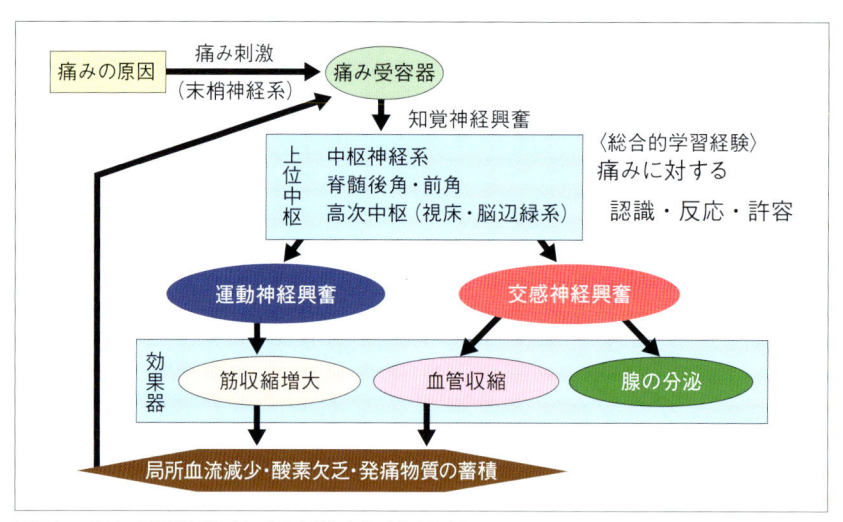

図10 痛みの悪循環（参考文献[18]より引用改変）

も、より神経障害を強調した意味合いをもつ言葉で、神経に対する直接の損傷、疾病、機械的圧迫などによって痛覚伝導系そのものが障害された病態[17]である。この病態は末梢性障害と中枢性障害に分けて考えるべきで、特に、末梢性に関しては、帯状疱疹後疼痛、糖尿病性神経障害、三叉神経痛、幻肢痛、複合性局所疼痛症候群が代表的な疾患である。

神経障害性疼痛の病態生理学的機序[18]は慢性痛（症）と類似しており、痛みに感受性のあるニューロンへの直接刺激、損傷された神経の自然発火、中枢神経系の再構築、内因性疼痛抑制系の破綻、交感神経依存性疼痛で、個々の症例ではこれらのうち一つないし複数が関与して痛みの悪循環（図10）が生じていると考えられる。

神経障害性疼痛の原因はさまざまであっても、臨床的に発現する症状は類似したものである。痛みは焼け付くようで、時に発作性の突き刺す痛みを訴えることもある。更には、痛みに加えて発汗過多、皮膚温度変化、組織の萎縮性変化が見られることがある。

4．心理社会的要因による慢性的疼痛

慢性的痛みを患者が訴えているものの、意味ある生理学的原因が見出せない場合「心因性」という言葉が使われ、患者の心理・環境・行動に目が向けられることがある。

学会発表前の過度の緊張により腹痛が生じるということはあるものの、慢性痛（症）の原因が心理的なものであるか、逆に、解決されない痛みが心理的苦痛を引き起こしているかの判断は極めて難しい。少なくとも過剰なストレスは、心理的な健康状態に影響を与え、慢性的痛みに効果的に対処する能力を減弱させる。

心理的要因のみに限らず、患者のパーソナリティ、家族関係を含めた社会的環境、経済的要因も考慮する必要があり、慢性痛（症）発症機序としては図11のようになる。つまり、慢性痛（症）の発症には、本人の素因も考えられている。そこに急性疼痛が引き金になり、慢性痛（症）に発展する。特に、家族や友人の不適切な同情が、慢性痛（症）の持続・強

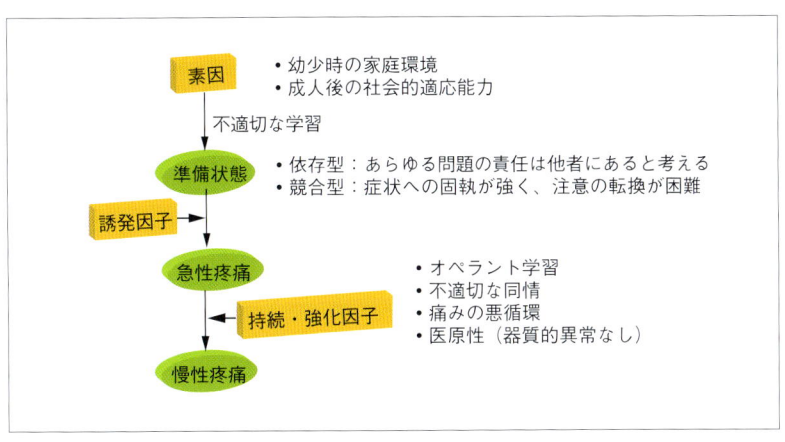

図11 慢性痛（症）の発症機序

化因子になる可能性があることに注意が必要である。

5．慢性痛（症）の実際的治療法

実際の治療に当たっては、通常の根管治療での手段、鎮痛剤を主体とした手段、そしてペインクリニックや精神科といった医科への紹介などを、順を追って対応していくのがよい。特に、根管治療での痛みの改善が思わしくないときには、積極的に鎮痛剤を投与して、経過をみるのがよい。

1）根管治療

まず大切なことは、電気的根管長測定器で根尖狭窄部を正確に見出し、決して、根尖孔外へ異物や細菌を押し出さないことに加えて、リーマー等を突き出さない、刺激性の強い薬剤を用いないことにより、患者自身がもつ治癒能力を阻害しないことである。そのためにも、根管洗浄を頻繁に行い、根管内の無菌化を図るという、原則に沿って治療を行うことが重要である。

そして、酸性に傾いている根尖孔外歯周組織を中和することや、神経断端の治癒促進を考えて、根管貼付剤として、水酸化カルシウムを適切に用いることが極めて重要である。ただし、決して、水酸化カルシウムの飽和溶液やブローチ綿花に粉末をまぶしただけのものや既成の水酸化カルシウム製剤ではない。実際の水酸化カルシウム貼付法は、試薬1級以上の水酸化カルシウムと生理食塩水を混和したペーストをHファイル逆回転で根尖孔付近に填入、次いで根管充填用プラガーで水酸化カルシウムペースト表面を軽く叩いて水分を表出させ、ブローチ綿花で水分を吸い取ることを繰り返す（図12）ことにより、可能な限り水酸化カルシウム単体による填入・根尖孔封鎖を根尖狭窄部から3～4mmの位置まで行うことが、症状の改善に繋がる。

2）鎮痛剤投与

（1）非ステロイド性消炎鎮痛剤：根管治療や抜歯後に痛みを訴えた場合、通常の炎症性の痛みであるのか、慢性痛（症）でNSAIDsが効かない痛みなのかの判断をするために、ロキソニン等を投与して様子をまずみる。

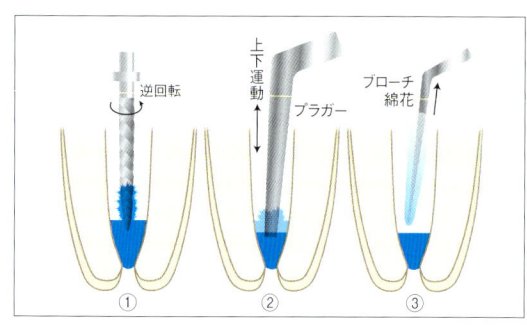

図12　水酸化カルシウムの貼薬方法

(2) 下行性疼痛抑制系賦活化剤

　下行性疼痛抑制系を賦活化することにより鎮痛を図る薬剤[19]で、ワクシニアウイルス接種家兎炎症皮膚抽出液含有製剤であるノイロトロピン錠を、朝晩2錠ずつ投与することで、疼痛の改善がみられることが多い。副作用も少ないので、試みる価値のある薬剤である。投与する際の歯科的傷病名としては、「抜歯後カウザルギー」あるいは「頸肩腕症候群」が適用される。

(3) 末梢性神経障害性疼痛治療剤

　欧米では実績[20]があり、2010年、日本で保険適用[21]になったプレガバリン（商品名：リリカ）も、医科に依頼して慢性疼痛（症）に効果がある三環系抗うつ剤投与前に、歯科医院で試みる価値のある薬剤である。この薬剤は、神経伝達物質である興奮性アミノ酸の放出を神経前シナプスへのCaイオン流入を抑制することで、1次ニューロンから2次ニューロンへの興奮伝達を抑え疼痛を緩和する。ただし、服用には注意が必要で、最初は75mgカプセルを朝晩食後に服用し150mgとし、1週間以上かけて1日用量が300mgを越えないようにする。また、眠気を誘発するので、初回は就寝前に1カプセル服用し、眠気に対する耐性ができる1〜2週間後に朝晩服用にするのが望ましい。投与する際の歯科的傷病名としては、「末梢性神経障害性疼痛」あるいは「三叉神経痛」が適用される。

(4) 漢方薬

　漢方薬は単独の鎮痛剤としてではなく、鎮痛補助剤という位置づけで用いられているものの、歯科での保険適用は難しい面がある。ただ、最近、医科では抑肝散が慢性痛（症）に効果がある[22,23]ことが明らかになってきている。

3) 医科への紹介

(1) 歯科以外の顔面関連痛

　主に耳鼻咽喉科に紹介し、上顎洞や副鼻腔に炎症などの病変がないかどうかを確認する。

(2) 関連痛

　頭頸部以外の領域から上下顎に関連する強い痛みは、心臓からくるものが最も多いので、心筋梗塞、冠状動脈血栓症、狭心症を心に留めておく必要がある。

(3) 痛み主体（三環系抗うつ剤）

　痛みが患者の主訴で、歯内治療や歯科で投与可能な鎮痛剤を処方しても改善がみられない場合、効果はあるものの、投与量や管理が難しい三環系抗うつ剤処方を依頼するために、ペインクリニックと親密な関係を築いておくことは、極めて重要である。

(4) 心因性

　どうしても痛みの原因が「心」にある患者がいる。このような場合には、精神科に直接紹介するよりも、依頼内容を詳述した紹介状をペインクリニック等にまず紹介するほうが、問題が起きにくい。

(5) 交感神経ブロック療法

　慢性痛（症）のなかで、複合性局所疼痛症

候群(CRSP)の多くは、交感神経の興奮に伴って痛みが増悪することが知られている。そのため、交感神経ブロック療法が効果を示すことが多い。しかし、逆に症状が悪化する場合もあるので、適応には十分な検討を要する。

（6）理学療法・運動療法

理学的治療法である温熱・牽引・レーザー・超音波などの慢性痛（症）に対する効果はあまり認められていない。ただ、患者の生活意欲を引き出すために、患者の心理状態に応じた運動療法を設定することは重要であると考えられている。

6. 慢性痛（症）を発現させないために

抜歯後の疼痛に対しては、抜歯窩の治癒に問題がなければ、鎮痛剤と抗菌薬投与といった医科的対応を取ることにより、治癒を求める。

通常の非定型歯痛を含む慢性痛（症）は、抜髄や感染根管治療後に生じる。ただ、薬剤療法で効果が期待できる抗うつ剤は、歯科的適用がないうえに、最初の処方薬剤量や治療経過に合わせた増量のコントロールは難しく、副作用への対応も難しい。

従って、現時点での歯科的治療としては、処方可能で患者の痛みを少しでも和らげる鎮痛剤投与の下、治療を行うべきではある。特に、ノイロトロピンやリリカが処方できるようになったので、闇雲な根管拡大や刺激性の強い薬剤の根管貼薬を行うべきでない。

そして、まず、通常の「週」や「月」での短期的治療体系の組み立てではなく、「月」や「年」といった単位での長期的治療体系を構成し、疼痛を訴える患者と話し合い、痛みとの共存した生活を送ってもらうことを理解してもらうことが大切である。

実際の治療においては、罹患象牙質を完全に除去するものの、根尖狭窄部からの突き出しに注意し、かつ、必要以上の根管拡大を避ける。そして、根尖孔の状態を知るために無貼薬綿栓で根尖孔外歯周組織の病態情報を集めながら、水酸化カルシウム貼薬（図12）を繰り返しながら、症状の改善を図っていく。

もし、可能ならペインクリニック科や心療内科、あるいは精神科と共同で患者の痛みを観察しながら、歯科的治療を進めるのが望ましい。そうすれば、より早く治療改善効果が現れてくることは間違いない。

まとめ

幻肢痛発症を防ぐために、四肢切断前の神経ブロックが有効であることから（図13）、抜髄の際には表面麻酔などの術前の除痛対策、局所麻酔による術中鎮痛対策、そして術後の「麻酔が切れると少し痛むかもしれません」あるいは「どうぞお大事に」といった声かけや、早目にNSAIDs系鎮痛剤投与を施す

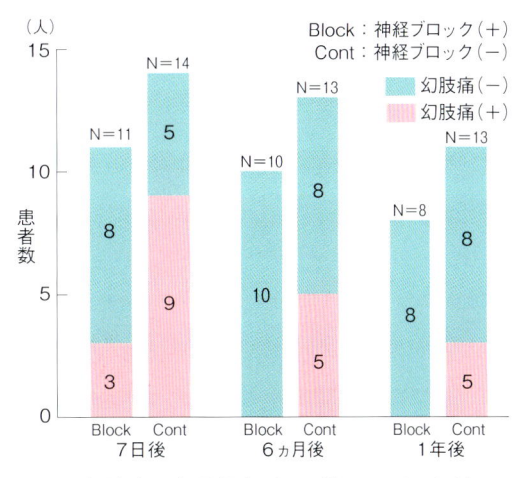

図13 幻肢痛の出現頻度（Bach[24]より引用改変）

ことが、慢性疼痛の発症予防に繋がる。

　ただ、実際に慢性疼痛患者が来院した場合、通常、患者は内面に怒りの感情を抱えていることが多く、その怒りの下に来院の度に「痛い」、「治らない」という症状を訴えることで医療者を攻撃し、しかも、他人に責任を転嫁することでつらい現実を回避していることが多い。一方、医療者は「治せないやぶ医者」と言われたように感じ、検査では異常は見つからないし、患者の心理的問題として、逆に患者を攻撃してしまうこともある。

　このようになってしまうと、医療の重要な要素である「患者と医療者の良好な信頼関係」を築くことが不可能になってしまう。

　医療者は、慢性痛（症）患者の痛みの原因検索にばかりに重きをおかず、現時点の患者の身体と心の状態を把握し、可能な限り疼痛緩和治療を行い、患者に痛みとの共存を促すように努めることが、慢性痛（症）患者の治療では大切である。

【参考文献】
1) 熊澤孝朗監訳：ジェニー・ストロング他「痛み学」，名古屋大学出版会，名古屋，2010．
2) Melzack R, Wall PD: The change of pain. Penguin Books, London, 1988.
3) 横田敏勝：臨床医のための痛みのメカニズム．南江堂，1990．
4) Loeser JD, Melzack R: Pain:an overview. The Lancet, 353: 1607-1609, 1999.
5) Behrman S: Facial neuralgias. Br Dent J, 86: 197-201, 1949.
6) 平成19年国民生活基礎調査：厚生労働省，平成20年9月9日発表資料．
7) 服部政治，竹島直純，木村信康，他：日本における慢性疼痛を保有する患者に関する大規模調査．ペインクリニック，25：1541-1551，2004．
8) 今村佳樹，他：歯科からみた頭痛顔面痛．ペインクリニック，767-826，2007．
9) 井川雅子，今井 昇，山田和男：OFPを知る—痛みの患者で困ったときに．クインテッセンス出版，東京，2005．
10) Handwerker HO, Reeh PW: Pain and inflammation , In: Bond MR, Charlton IE, Woolf CJ (eds), Proceedings of the VIth World Congress on Pain, Pain Research and Clinical Management. Elsevier, Amsterdam: 59-70, 1991.
11) 熊澤孝明監訳：痛み学—臨床のためのテキスト．名古屋大学出版会，名古屋，2010．
12) 宮崎東洋，北出利勝：慢性疼痛の理解と医療連携．真興交易㈱医書出版，57-69，2008．
13) Woolf CJ: A new strategy for the treatment on inflammatory pain; Prevention or elimination of central sensitization. Drugs, 47:1-9, 1994.
14) Meller ST, Gebhart GF: Nitric oxide (NO) and nociceptive processing in the spinal cord. Pain, 52: 127-136, 1993.
15) Woolf CJ, Mannion RJ: Neuropathic pain; aetiology, symptoms, mechanisms, and management. Lancet, 353: 1959-1964, 1999.
16) Reynolds DV: Surgery in the rat during electrical analgesia by focal brain stimulation.Science, 164: 444-445, 1969.
17) Belgrade MJ: Following the clues to neuropathic pain, Distribution and other leads reveal the cause and the treatment approach. Postgraduate Medicine, 106: 127-132, 1999.
18) 小川節郎，山下敏彦，柴田政彦：神経障害性疼痛，Practice of Pain Management，1: 6-12, 2010．
19) 鈴木孝弘：ノイロトロピンの作用機序における新展開，ペインクリニック，31，別冊秋号，441-445，2010．
20) Field MJ, Bramwell S, Hughes J, Singh L: Detection of static and dynamic components of mechanical allodynia in rat models oh neuropathic pain; are they signaled by distinct primary sensory neurons?, Pain, 83: 303-311, 1999.
21) 小川節郎，鈴木 実，荒川明雄，荒木信二郎，吉山 保：帯状疱疹後神経痛に対するプレガバリンの有効性および安全性の検討—多施設共同無作為化プラセボ対照二重盲検比較試験．日本ペインクリニック学会誌，17：141-152，2010．
22) 世良田和幸：痛みの漢方療法　最近の話題．ペインクリニック，31，別冊秋号，383-390，2010．
23) 光畑裕正：神経障害性疼痛に対する抑肝散の効果．ペインクリニック，31，別冊秋号，391-402，2010．
24) Bach S, et al. : Phantom limb pain in amputees during the first 12 months following limb amputation, after preoperative lumbar epidural blockade. Pain, 33: 297-301, 1988.

4章

歯内治療後の処置と予後

I 歯内治療を終えたら

1．根管充填後に、いつ修復・補綴処置を行うのが望ましいか

1）X線写真での再確認

　根尖性歯周炎のように、根尖部にX線透過像がみられた場合、その透過像が改善していくのが一つの目安になる。しかし、実際に歯槽骨のX線的変化が観察されるまでには少なくとも3ヵ月を要するので、修復・補綴を行わないことによる、歯冠部からのリークや、歯冠・歯根破折の危険性を考えた場合、X線透過像改善は実際的な判定基準ではない。

　実際には、X線写真を観察し、根尖狭窄部での根管充填材の位置や適合、根管内への加圧状況に問題がみられない場合で、根管充填後2週間経過していて何らの症状がみられない場合には、修復・補綴処置を行っても問題はないと考えられる。

　なぜなら、根管充填後に根尖部歯周組織で急性炎症やアレルギー反応が発現する場合、遅くとも2、3日以内である。従って、3日経過しても、咬合痛や違和感などの症状も発現していなければ、修復・補綴を行ってもよいことになる。

　ただ、通常は根管充填用糊剤が僅かながら溢出するので、患者は違和感を訴える場合が多い。従って、症状が落ち着き、患者が「根の治療は無事終わった」と安心した根管充填1〜2週間後から修復・補綴を行うのが望ましい。

2）自発痛

　患者が自発痛や違和感を訴えたからといって、すぐに、根管充填材を除去するような再治療を行うべきではない。

①根管充填後に撮影したX線写真をもう一度見直し、根管充填材の突き出し等の問題が見られないかどうかを判断する。

②根尖部付近の粘膜に発赤・腫脹・圧痛があるかどうか診査してみる。

③X線写真上で問題は見られないといっても、X線写真は二次元画像なので、絶対的な判定にはならないことを踏まえながら、根尖部歯肉や粘膜に発赤や腫脹があれば抗菌薬、痛みがあった場合はプロスタグランジンの発生を抑えるフローベン等のNSAIDsを投薬して、様子をみるのがよい。

④自発痛や違和感が消失すれば、修復や補綴を行える。

3）咬合痛・打診痛

　患者が咬合痛や打診痛を訴える場合は、根管充填により根尖部歯周組織に何らかの炎症が生じたと考えるべきである。

①根管充填材の突き出しや押し出しがないかどうかをX線写真上で確認する。

②突き出しが見られた場合は、突き出たガッタパーチャポイント（GP）の長さを確認する。短い場合は、NSAIDs等の消炎鎮痛剤を投与するのがよい。長い場合で症状が激烈な場合は、根管充塡材除去によりGPの根尖狭窄部からの離脱を図ったり、根尖搔爬や歯根端切除などの外科的処置を考えなければならない。ただ、症状がひどくなければ、8年程度で根尖付近のGPに吸収がおき、離脱することが多いので、経過を観ていくのがよい。
③根管充塡用糊剤の押し出しの場合で、症状が強い場合には消炎鎮痛剤を投与するが、あまりひどくなければ、経過を観ていくのがよい。
④必要に応じて咬合調整を行うが、特に側方運動に注意すべきである。
⑤症状が改善したならば、修復・補綴を行うべきである。

4）動揺度

歯内病変により根尖孔を通じて歯根膜腔に炎症が生じるので、動揺が生じる。ただ、通常は根管治療を行うことにより、動揺は減少し、根管充塡後には問題がない。

このような治癒動態を踏むはずなのが、動揺が増してきたということは、根尖部での炎症が再発したのか、あるいは歯根破折が生じたかのどちらかであることが多い。
①歯冠や歯根をピンセットで位置を変えながら動かし、歯の動揺状態を観察し、歯根破折の有無を判断する。
②歯根破折があった場合には、保存できるか、抜歯が適用であるかを判断しなければならない。
③歯根破折がない場合は、歯周ポケット測定により、本当に根尖性の炎症であるのか、辺縁性の炎症が波及してきたのかの判断を行うべきである。この場合には、抗菌薬や消炎鎮痛剤を投与して経過を観ていくのがよい。
④必要に応じて、咬合調整を行うが、特に側方運動に注意すべきである。
⑤症状が改善したならば、修復・補綴処置を行うべきである。

2．修復・補綴中の違和感や疼痛

修復や補綴中に違和感や疼痛を患者が訴えた場合には、穿孔・亀裂・歯根破折を疑うべきである。特に、ポスト形成やコアセットの際に、穿孔・亀裂・歯根破折が生じやすいので、細心の注意が必要である。

また、根管充塡材の加圧が不足していた場合に、ポスト形成によりGPが引き上げられてしまい、根管内と根尖孔外が通じることもあるので、ポストの長さには注意が必要である。根尖3mm付近から根管分岐が多くなることを考えると、根尖狭窄部から5mmは根管充塡材を残したほうが、根管充塡材の緩みや再感染が生じない。

3．どのような修復・補綴をすべきか

1）歯冠破折防止

最近は修復用光重合レジンが進歩し、歯質との強固な結合が得られてきてはいるが、37℃で湿度が高い口腔内にあることを踏まえて、審美性だけでなく、物理的にも耐え得る充塡を考えて行い、歯冠破折を防止すべきである。

2）歯根破折

歯冠歯質が多くあっても、髄腔開拡や根管形成は歯に対してクサビのような働きを示して、歯根破折を発生させてしまうことがある。

根管充填後、長期に経過すると歯質が破折しやすくなることも踏まえた修復・補綴を行うべきである。

このような意味合いで、最近は金属ポストではなく、ファイバーポストが用いられてきてはいるものの、臨床での長期経過例はまだ少ないので、十分に考えて行うべきである。

3）歯周組織に基づく咬合負担能力

残存している歯質量や歯根の長さ・太さが、当該歯の負担能力に大きな影響を及ぼすものの、これらを包み込み・支えている歯周組織、特に歯槽骨量が大きな要素となる。補綴する咬合面の大きさ、側方運動時の接触に十分な配慮をした設計が求められる。

II 問題解決能力向上を目指して、失敗症例を見直す

　何らかの問題が生じてしまった場合には、以下の項目に従ってもう一度症例を見直すことが大切である。

1．根管の見落としはないか

　根管充填を行ったにもかかわらず、症状が完全には消失せず、患者が違和感を訴えて来院することがある。X線写真で根管充填を確認すると、それほど問題があるようにはみえない。このようなことが起こる原因として一番多いのは、根管の見落としである。代表的なものとして、上顎第1大臼歯近心頬側根で2根管あり、特に口蓋側にある根管を見落とすことが多い。次いで、下顎前歯が2根管あり、舌側根管を見落とすことも多い。

　では、なぜ根管充填するまでに目立った症状がみられなかったかというと、見落とされる根管は細いので、仮封されても根管内圧が問題になることはなかった。しかし、根管充填後には、根管口が完全に封鎖されて内圧が高まり、根尖部歯周組織を刺激することになり、症状が発現する。

　このような場合には、まず、偏心投影を行い、2根管あるかどうかを確認するのが大切である。症状があるから、根管拡大不足ではないかと考えて、すぐに根管充填材除去による再治療は、かえって症状を悪化させることがあるので、注意が必要である。見落とした根管があった場合は、その根管のみを再治療すれば、症状は改善する。

2．適切な作業長であったか

　電気的根管長測定器の根尖狭窄部検出精度は極めて高い。しかし、測定に用いるリーマー等の太さと根尖孔の太さのアンバランス（比抵抗：図1）、更には、根尖孔が太い場合や漏斗状に開いた根管では、誤った数値を示してしまうことがある。

　このような場合には、リーマー等を根管内に挿入し、X線写真で根管長を確認してみることが重要である。

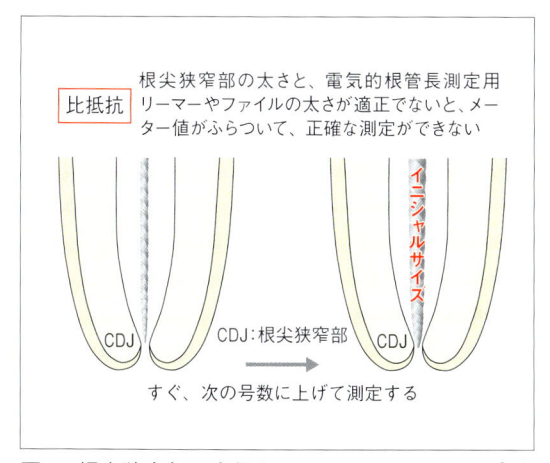

図1　根尖狭窄部の直径とリーマーやファイルの太さの関連性

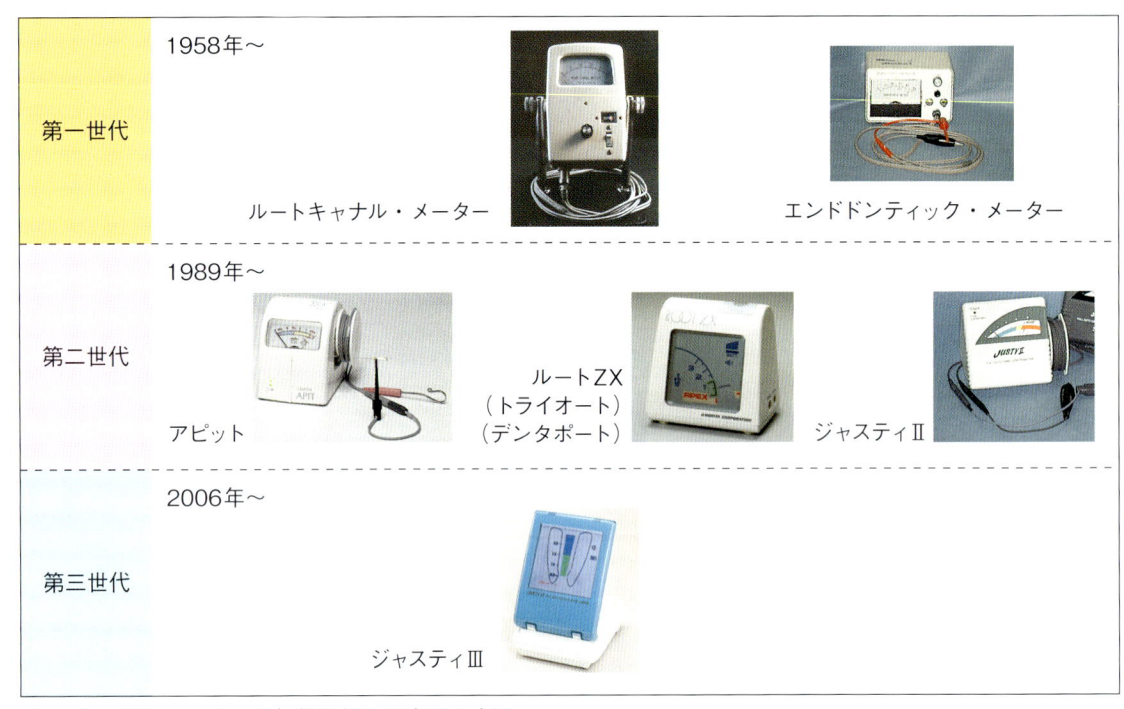

第一世代	1958年〜	ルートキャナル・メーター	エンドドンティック・メーター
第二世代	1989年〜	アピット　ルートZX（トライオート）（デンタポート）	ジャスティⅡ
第三世代	2006年〜	ジャスティⅢ	

図2　測定機構からみた電気的根管長測定器の変遷

逆に、それぞれの電気的根管長測定器の特徴（図2）をつかんでおかないと、出血やリーマーの太さの影響により、誤った測定をすることもあるので、注意が必要である。

3．根尖狭窄部を破壊していないか

適切な根管長測定を行わずに根管拡大を行うと、根尖狭窄部を破壊してしまい、筒状の根管になる（図3）場合がある。このような状態になると、根管内容物の押し出しや、リーマー等の突き出しが起きやすいうえに、根管貼付薬剤の刺激性が発現しやすくなる。

しかし最も問題になるのは、根管充填材が突き出やすくなり、根尖部歯周組織を物理的にも化学的にも刺激し、治癒を遅らせることである。更には、アピカルシートが形成され

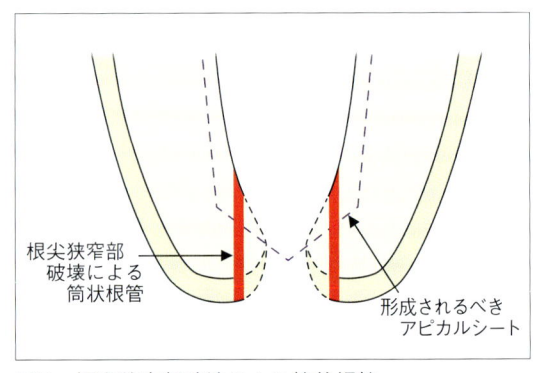

図3　根尖狭窄部破壊による筒状根管

ていないので、ガッタパーチャポイントが突き出たうえに、根管内での側方加圧が難しくなってしまうことも問題である。

4．根管充填材の填塞に問題はないか

根尖孔を充填すれば、残った根管の填塞状

態は問題がないという人がいる。しかし、根尖孔を填塞しているガッタパーチャポイントは、歯冠側のほうが安定していないと、根尖部歯周組織を刺激して、治癒を障害することがある。

更には、根管内での填塞が不十分な場合、根管拡大が難しい根尖分岐や側枝の封鎖が不十分になるとともに、死腔が形成されることになり、予後が問題になることがある。

5．穿孔・亀裂・破折はないか

根管充填後に患者が違和感や痛みを訴えている場合で、その痛みの程度が軽い場合には、根管充填前には気づかなかった程度の穿孔・亀裂・破折があったのではないかと考えるべきである。ただし、X線写真で確認しても、微小な穿孔・亀裂・破折を発見することは困難である。

痛みの発症原因としては、根管充填の際の加圧により、穴や亀裂部が拡大したことが考えられる。このような場合には、咬合をチェックするとともに、患者に硬いものを噛まないように指導して、様子をみるのがよい。

すぐに根管充填材を除去し、疑わしい場所を確認しようとして、例え歯科用顕微鏡を用いても、問題の場所の発見が難しく、逆に穴や亀裂を広げてしまうことが多い。

6．根管充填材が過剰に
　　根尖狭窄部から突き出ていないか

根尖狭窄部から突き出た根管充填材は物理的にも化学的にも根尖部歯周組織を刺激する。従って、違和感や痛み、特に咬合痛が起きやすくなるので、突き出た根管充填材の長さや量を観察し、患者に説明して理解を求め、消炎鎮痛剤で対応していくべきである。

決して望ましいことではないが、根尖性歯周炎の場合には、根尖狭窄部が破壊されていて、アピカルシート形成が難しいことが多いので突き出しやすい。突き出たことで、封鎖性の面では問題がないが、やはり違和感や痛みが出るので、事前に患者に説明しておくと、理解が得やすい。

7．患者のこれまでの治療経過と
　　違っていないか

前に歯内治療を行ったことがあれば、カルテを見ることにより、これまでの治療経過を確認できる。もし、何らかの問題が生じたなら、これまでの治療経過を確認することは、貴重な情報を得ることができるので、極めて重要である。

1）根管貼薬剤

以前用いた薬剤と、今回用いた薬剤は同じであるか。特に、FCのような刺激性の強い薬剤では、アレルギー反応が生じることがあるので、注意が必要である。

2）根管内の石灰化

高齢者ではどうしても、冠部歯髄腔や根部歯髄で石灰化が起きやすい。口腔全体の歯が石灰化している場合と、当該歯の歯髄腔だけが石灰化している場合では、注意すべき点が異なってくる。当該歯だけの場合には、深く大きな慢性う蝕の場合が多く、根管と周囲歯周組織に交通が生じている（図4）こともあるので、注意が必要である。

3）根管の数や形態

根管の数や根尖部の湾曲は、同一個人であ

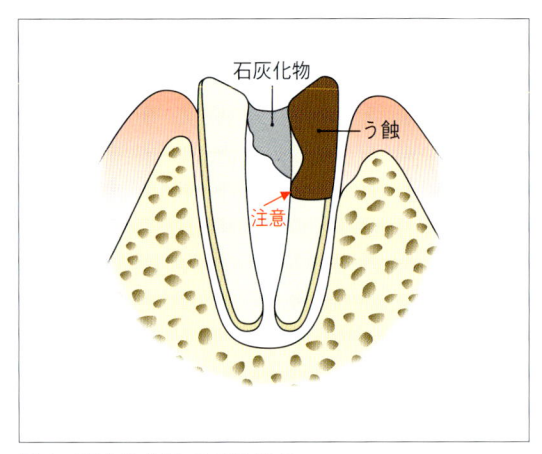

図4　深在性う蝕での注意点

れば、ほぼ左右対称であるので、例えば、前回の治療で根管の数が通常より多い場合には、反対側の同名歯には本当にないのかを詳細に検討すべきである。

4）痛みの程度・持続性

これまでは問題なく治癒経過を辿ってきたのに、NSAIDs系の鎮痛剤を投与しても改善しなかった場合には、慢性痛（症）を疑いながら、もう一度、原則に沿った丁寧な治療を行ってみることが大切である。それでも、痛みの改善が思わしくない場合には、ノイロトロピンやリリカを積極的に投与し、症状の変化を観察していくのがよい。

特に、以前、慢性痛（症）のような経過を辿った患者は、すぐに抜髄や抜歯をせず、まず患者と話し合い、痛みの程度や時期・広がりを把握した後に治療に入るべきである。

III 再感染根管治療で注意すべき点

残念ながら、日本においては再感染根管治療が多い。抜髄なら90％以上の成功率、初回の感染根管治療なら80％以上の割合で治癒に導くことができる。しかしながら、一度根管治療を受けた歯の治癒率は50％程度になってしまう。

成功率が低いからといって、患者にとっては大事な歯であるから、可能な限りの最善の治療を行わなければならない。その際に、以下の点に注意して治療を進めていくのが望ましい。

1．根管充填材除去

根管充填が不十分で、根尖部に病変が見られた場合、再感染根管治療を行わざるを得ない。この折、根管充填材の除去が必須ではあるが、時間もかかるし、保険的裏付けもないので、経済的にも大きな負担になる。心のなかで「何で自分で治療したわけでないのに、手間暇をかけて除去しなければならないのだ」という気持ちも起こりがちである。しかし、根管充填材除去を行わなければ、次のステップに移行できない。

実際に行う根管充填材除去は、根管充填材の押し出しを防ぐために、以下のような方法で行うのがよい（**表1**）。

1）根管充填剤の除去

根管充填材を1〜2mm残す程度まで、ピーソーリーマー等で機械的に除去する。この場合にはデンタルX線写真で除去する長さを確認して行うことが大切である。

2）根管充填材除去剤の選択

かつてはクロロホルムを除去に使用していたが、発がん性の問題により、現在は使用が制限されている。根管充填材の市販品としては、日本歯科薬品のGPソルベントと東洋歯科工業のユーカリソフトの2種類がある。この2種類とも有機質溶解剤であるが、GP

表1　根管充填材除去法

1. 根管充填材の機械的除去：X線写真を基に、根管充填材を1〜2mm残すように、ピーソーリーマー等で除去する。
2. 根管充填除去剤の選択：GPソルベントかユーカリソフトを適宜選択する。
3. 歯科用ピンセットで根管内に除去剤を入れる。
4. 直探針等で根管充填材を軟化させる。
5. ブローチ綿花に除去剤を浸して、根管充填材を除去する。
6. 歯科用ピンセットで根管内に除去剤を入れる。
7. ブローチ綿花に除去剤を浸して、根管充填材を除去する（繰り返し）。
8. 根尖近くでブローチ綿花挿入が難しくなったら、♯20→♯15→♯10という順で、リーマーに綿花を巻き、除去剤を浸して根管充填材を除去する。

ソルベントの主成分であるリモネンは、腎結石除去にも用いられているように、リン酸カルシウムなどの硬組織を含んだ根管充填材除去に適しているので、可能なら使い分けが望ましい。

3）根管充填材除去法

最初は歯科用ピンセットで根管内に除去剤を入れ、直探針などで根管充填材を軟化させる。次いで、ブローチ綿花に除去剤をつけて除去する。そしてまた、ピンセットで除去剤を根管に運んだ後、ブローチ綿花で除去することを繰り返す。根尖近くになると根管湾曲のため、ブローチ綿花に変えて、♯20、♯15、♯10のリーマーに綿花を巻いて除去するのがよい。

2．根管充填材除去の確認

♯15か♯10のリーマーに巻いた綿花に、根管充填材がつかなくなったら、除去は終了になる。しかし、実際の臨床では、根管の湾曲等でリーマーでも到達しにくい場合があるので、デンタルX線写真を撮影し、確実に除去したことを確認することが極めて重要である。なぜなら、根管充填材が残っていれば、その先を治療することは困難であり、電気的根管長測定器の値も閉塞根管の値を示すので、治療は不完全なものになってしまう。

3．根尖狭窄部にアピカルシートを再形成できるか

根尖狭窄部が残っているときは、通常の方法で問題はない。しかし、根尖狭窄部が破壊されている場合には、歯質が残っている場所にアピカルシートを形成する（**図5**）ことが

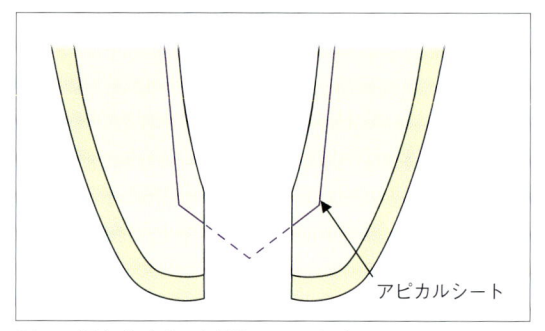

図5 根尖狭窄部が破壊された場合のアピカルシート形成

大切である。

4．根管拡大・形成不足がないかを確認

根管充填が不十分な場合には、根管充填材の根尖側根管は感染の温床になっている。そのため、歯軸に対して水平方向に感染が広がり、罹患象牙質は残存細菌の量により広がりが異なっている。

このような場合には、電気的根管長測定器で作業長を決めた後、通常の根管拡大よりも次亜塩素酸ナトリウムによる有機質溶解、加えて、EDTA-Naによる硬組織溶解などの化学的洗浄を多く行う必要がある。そして、最後に、RC-prep等の潤滑剤の入った根管拡大補助剤下に円周ファイリングを丁寧にする必要がある。

5．再形成したアピカルシートが確実なものかを確認

再感染根管治療の場合、どうしても根管拡大・形成後の根管は太いものになってしまう。この場合、根管充填の際に、まず、マスターポイントを試適し、確実にタッグパック感が得られることを確認した後に、根管充填すべきである。

まとめ

　歯内治療に限らず歯科治療を行う際は、適切な診査に基づき、正しい診断名を決定し、治療に当たらなければならない。

　一見単純な流れのように思えるが、実際にこの流れを進めていくためには、歯科医師は多くの資質を備えていなければならない。その資質として、知識・興味・直感力・推理力・応用力・忍耐力・包容力、そして判断力が挙げられる（図1）。

1. 歯科医師として備えていなければならない資質

1）知識

　日本においては、歯科医師国家試験に合格したことは、少なくとも、歯科治療に関する知識を有していることを認められ、治療に当たることを許されたことになる。従って、治療現場において、頼るべきは自分自身である。しかし、実際の治療現場においては、教科書的知識のみで全ての症例に対処できないのが、現実である。このような場合、先輩歯科医師や大学病院などに助言を求めることも大切ではあるが、日頃から、新しい知識を得るために学会や講習会などに参加するとともに、専門雑誌を読むなどの勉強が必要である。

　歯内治療で大きな割合を占める、痛みに関する知識としては、原因が局所的なものか全身的なものかの判別、そして、痛みの種類として侵害受容性疼痛・神経障害性疼痛・心因性疼痛のいずれかであるのかの鑑別能力の基

知識：頼るべきは自分自身のもつ知識量と応用力。痛みの原因が、局所性・全身性であるかの判別能力と、痛みの種類が侵害性・神経障害性・心因性であるかの鑑別能力の基になる知識が求められる。
興味：患者の人間性や抱えている問題に、興味を抱くことが求められる。
直感力：歯科的知識を知りすぎている患者の訴えや返答のなかに、うそはないのかを感じ取る能力が求められる。
推理力：診査結果を基に、多くの仮説を組み立て、検証していく推理力が求められる。
応用力：基本的方法や手段を大切にしながら、症例にあった方法を組み立てる能力が求められる。
忍耐力：痛みの治療に多くの時間がかかることを理解し、患者と共に問題解決を目指す努力が求められる。
包容力：痛みが改善しないと「藪医者」といった非難を受けることがあるが、共に痛みの改善に向かう努力が求められる。
判断力：自分の能力の限界を考え、誤診を防ぐために他院や他科受診させるという判断力が求められる。

図1　歯科医師に求められる資質

になる知識が求められる。

2）興味

　我々歯科医師は、患者が来院した際には、患者の人間性や患者が抱えている問題に興味を抱く必要がある。なぜなら、患者は担当医師が自分の抱えている問題に興味をもって対峙してくれているかどうかは、その場の雰囲気で判断するからである。興味をもってもらえていないという感じを患者が抱いた場合、歯科医師の質問に対して、十分な返答をせず、別の歯科医院を頭に浮かべてしまうからである。

3）直感力

　痛みを抱えている患者は、多くの歯科医院を受診し、インターネット等で多くの歯科的知識を有していることが多い。このような知識が過剰な患者の場合に、患者の訴えや、質問に関する返答に嘘がないか、あるいは何かを隠していないか（精神科受診等）を読み取るのは、歯科医師の直感力である。この直感力は先天的なものもあるが、多くの症例を積み重ねることによっても向上してくる。

4）推理力

　正しい診断を下すためには、診査で得られた情報を基にして、多くの仮説を組み立て、論理的検証を行う、仮説－推論系を利用して、最終決定を行うことが重要である。

5）応用力

　種々の診査法や治療法があり、教科書的な一つの方法で全ての症例に対応できるわけではない。基本的手段は大切にしながら、その症例にあった適切な方法を組み立てる応用力が重要である。

6）忍耐力

　長期間痛みを抱えてきた患者の治療には、1回の診療にかかる時間の長さや来院回数等で、歯科医師にとって大きな負担になることが多い。このような場合、患者には現在の治療レベルでは「痛みとの共存を理解して生活してもらう」のが最終的目標であることを理解してもらい、その目標達成までにも多くの時間を要することを理解してもらわざるを得ない。治療途中には、患者を忌避したくなる気持ちが湧くことも考えられるが、患者の抱える問題を共に解決に向かうという心持ち（忍耐力）が必要である。

7）包容力

　痛みがなかなか改善に向かわないと、患者は不信感や怒りのため、歯科医師やスタッフに対して「藪医者」等の言葉で攻める場合がある。このような場合に、痛みは心因性が原因の「おかしな患者」といった反発したい気持ちを抱きたくなる。しかし、このような反発したくなることを抑えて、患者の抱える問題が本当に大きなものであることを理解し、共に痛みの改善に向かうように患者を導く包容力が求められる。

8）判断力

　痛みの改善が期待したものでなかった場

```
〈適切な痛み診断のためにもつべき資質〉
    知識：全身性・神経性・心因性＋口腔の痛み
    興味：患者個人や訴えに関心をもつ
    直感力：異常の存在を感じ取る
    好奇心：すぐに解決が難しくとも、患者や疾患に関心をもつ
    忍耐力：経済的に報われなくても、心情的満足感を得る
    感覚：問診・視診・触診等をフルに活用する
    洞察力：診査結果全体を見通す
           ↓
    推論に基づく仮説を可能な限り構築する
           ↓
    一つずつ可能性を消去して正確な診断を決定する

＊自分の能力の限界を考え、別の視点からの診察を受けてもらうために、
 いつ、どこへ患者を紹介すべきかを常に心に留めておく
```

図2　適切な診断のためにもつべき資質

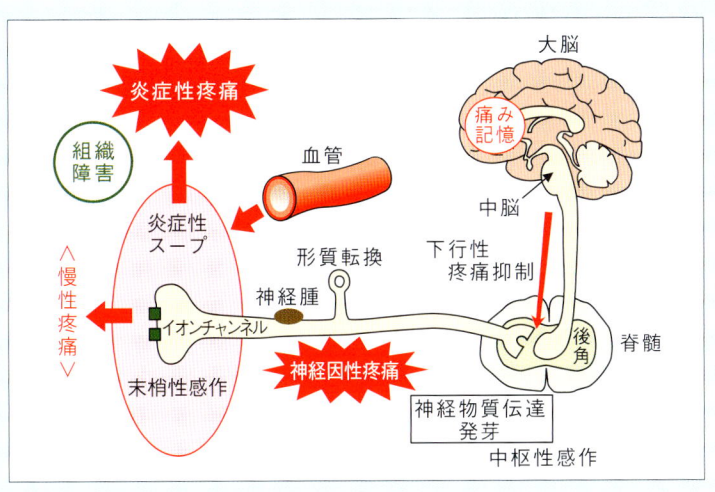

図3　慢性痛（症）の発症原因（伊藤誠二：http://www3.kmu.ac.jp/medchem/index2.html より引用改変）

合、別の面から更に診察を受けてもらうために、他の歯科医院・病院、あるいは神経科や耳鼻咽喉科に紹介することを常に心に留めておき、能力の限界を超えてしまい、誤診する可能性を防ぐという判断力が求められる。

このような資質を十分に生かし、適切な診断を下すことが極めて重要である（図2）。

2．歯科での慢性痛（症）への実際的対処法

実際の治療に当たっては、慢性痛（症）発症の原因に沿って治療すべきではある（図3）が、その原因を特定することは難しいので、下記の流れに沿った治療を行うべきである。まず、通常の根管治療での手段、鎮痛剤を主

体とした手段、そしてペインクリニックや精神科といった医科への紹介などを、順を追って対応していくのがよい（**表1**）。

1）根管治療

　根管治療貼付剤として、水酸化カルシウムを適切に用いること。

2）鎮痛剤投与

（1）非ステロイド性消炎・鎮痛剤

　根管治療や抜歯後に痛みを訴えた場合、通常の炎症性の痛みであるのか、慢性痛（症）でNSAIDsが効かない痛みなのかの判断をするために、ロキソニン等を投与して様子をまずみてみる。

表1　歯科での慢性痛（症）への実際的対処法

1．根管治療：水酸化カルシウムを主体とした治療で、痛みの改善を図る
2．鎮痛剤投与：以下に挙げた薬剤を順番に投与して痛みの判断を行う
　1）非ステロイド性消炎鎮痛剤（NSAIDs）：ロキソニン、ボルタレン等
　2）下降疼痛抑制系賦活剤
　　ワクシニアウイルス接種家兎炎症皮膚抽出液：ノイロトロピン
　3）末梢性神経障害性疼痛治療剤
　　プレガバリン：リリカ
3．医科への紹介
　1）歯科以外の顔面周囲の疼痛：耳鼻咽喉科
　2）関連痛：心臓関連での内科
　3）痛みを主体：ペインクリニック
　4）心因性：精神科

（2）下降疼痛抑制系賦活化剤

　下降疼痛抑制系を賦活化することにより鎮痛を図る薬剤で、ワクシニアウイルス接種家兎炎症皮膚抽出液含有製剤であるノイロトロピン錠を、朝晩2錠ずつ投与することで、疼痛の改善がみられることが多い。副作用も少ないので、試みる価値のある薬剤である。投与する際の歯科的傷病名としては、「抜歯後カウザルギー」あるいは「頸肩腕症候群」が適用される。

（3）末梢性神経障害性疼痛治療剤

　欧米では実績があり、最近日本で保険適用になったプレガバリン（商品名：リリカ）も、医科の病院に依頼して慢性疼痛（症）に効果がある三環系抗うつ剤投与前に、歯科医院で試みる価値のある薬剤である。この薬剤は、神経伝達物質である興奮性アミノ酸の放出を制御し、1次ニューロンから2次ニューロンへの興奮伝達を抑えることで疼痛を緩和する。ただし、服用には眠気への注意が必要で、最初は75mgカプセルを朝晩食後に服用して150mgとし、1週間以上かけて1日用量が300mgを越えないようにする。投与する際の歯科的傷病名としては、「末梢性神経障害性疼痛」あるいは「三叉神経痛」が適用される。

3）医科への紹介

（1）歯科以外の顔面関連痛

　主に耳鼻咽喉科に紹介し、上顎洞や副鼻腔に炎症などの病変がないかどうかを確認する。

（2）関連痛
　頭頸部以外からの領域から上下顎に関連する強い痛みは、心臓からくるものが最も多いので、心筋梗塞、冠状動脈血栓症、狭心症を心に留めておく必要がある。

（3）痛み主体
　痛みが患者の主訴で、歯内治療や歯科で投与可能な鎮痛剤を処方しても改善がみられない場合、効果はあるものの、投与量や管理が難しい三環系抗うつ剤処方を依頼するために、ペインクリニックと親密な関係を築いておくことは、極めて重要である。

（4）心因性
　どうしても痛みの原因が「心」にある患者がいる。このような場合には、精神科に直接紹介するよりも、依頼内容を詳述してペインクリニック等にまず紹介するほうが、問題が起きにくい。

　歯内治療中に痛みを生じさせないように行うには、異物や器材を根尖孔外に押し出さず、患者のもつ治癒能力を阻害しないことが極めて重要である。そして、常に、「目」で視る、「指先」で観る、「頭」で診る、「心」で看る（図4）という意識をもって治療に当たるべきである。

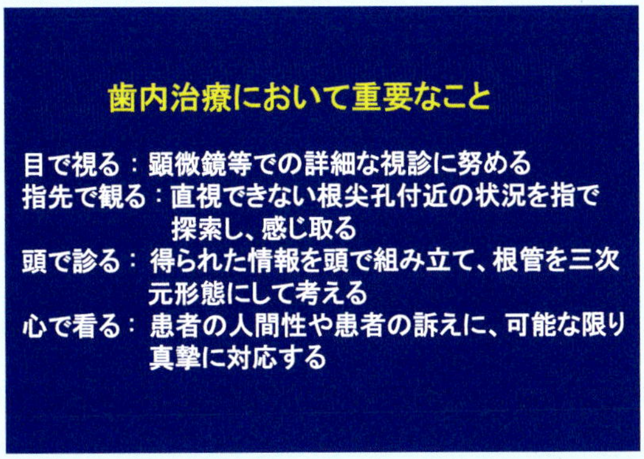

歯内治療において重要なこと

目で視る：顕微鏡等での詳細な視診に努める
指先で観る：直視できない根尖孔付近の状況を指で探索し、感じ取る
頭で診る：得られた情報を頭で組み立て、根管を三次元形態にして考える
心で看る：患者の人間性や患者の訴えに、可能な限り真摯に対応する

図4

索引

あ

握雪感	151
アスパラギン酸	166
圧覚神経	157
アップレギュレーション	164
アドレナリン	165
アパタイトルートシーラー	116, 156
アピカルカラー	82, 120
アピカルシート	76
アピカルシート形成	81
亜ヒ酸	50
アペキシフィケーション	109, 142
アペキソゲネーシス	142
アラキドン酸カスケード	37, 163
アレルギー	156
アレルギー反応	36, 153
アロディニア	48, 165, 166, 167
安定性試験	115
アンレー	157
意識下静脈内鎮静	50
異所痛	20
イスムス	59, 62, 104, 128
イソライト・プラス	64
痛みとの共存	171, 172
痛み認知	32
痛みの悪循環	168
痛みの定位	157
痛みの定義	162
Ⅰ型アレルギー	36, 153
Ⅰ型アレルギー反応	87
Ⅰ型&Ⅲ型アレルギー	158
一次求心性神経活動	165
一次防御	36
1回療法	103
一酸化窒素（NO）	30
一般既往歴	17
意図的再植	145, 146
イニシャルサイズ	75, 80
異物肉芽腫	34
イリゲーター	100
違和感	154
ウォッチ・ワインディング・テクニック	148
運動療法	171
液体移動試験	115
壊死歯髄	30
壊疽歯髄	30
嚥下反射	64
塩酸ジブカイン	106, 149
円周ファイリング	77, 83
炎症性サイトカイン	40
炎症性スープ	163
炎症反応	34
炎症メディエーター	28
エンド三角	62, 65, 66
エンド三角除去	78, 147
エンドドンティックメーター	105
オリフィス・オープナー	66, 80
温湿布	151
温度診	20

か

カーボワックス	147
開口器	64
外部吸収	139
カウザルギー	161
加温根管洗浄法	133
下顎孔	54
下顎神経	32
可逆性歯髄炎	15
拡大	92
下行性疼痛抑制	32
下行性疼痛抑制系	163, 167
下行性疼痛抑制系賦活剤	170
過酸化水素水	93
下歯槽神経	54
家族歴	17
カタラーゼ反応	100, 151
活性酸素	30
ガッタパーチャポイント	117
加熱注入根管充塡	119
加熱注入法	118
痂皮	105, 150
仮封材	111
カフーズ®	112
過分極	164
ガラスビーズ	102
管間側枝	127
観察診	18
カンジダ菌	160
冠状動脈血栓症	170
緩徐後過分極	164
関節リウマチ（RA）	41
カンファーフェノール	43
冠部歯髄腔	56
漢方薬	170
関連痛	20, 42, 170
気腫	100, 113, 150, 158
キシロカイン	51
逆根管充塡法	145
逆根管充塡法／外科的歯根修復	146
キャナルス	116
キャナルス-N	116
キャビトン®	112
球状石灰化象牙質	85
急性根尖性歯周炎	90
急性痛	45, 161
凝血	104
凝固壊死層形成	109
狭心症	42, 170
局所麻酔	50
局所麻酔診	15
虚血	163
巨細胞	35, 114
キレート剤（EDTA-Na）	91, 147
亀裂	25, 137
菌抗体現象	160
金属ポスト	176
銀ポイント	118
グアヤコール	150
クサビ効果	120
「く」の字	61, 66
「く」の字現象の解消	66, 78
クラウンダウン法	147, 158
グリア細胞	164
グルタミン酸	164, 166
グルタミン酸受容体	166
クレオドン	150
グロスマ処方	116
クロラムフェニコール	106, 158, 160
頸肩腕症候群	170
ゲイツグリデンドリル	66
外科的歯内療法	145
血管収縮剤	51
嫌気的解糖系	163
幻肢痛	168, 171
コアセット	175
誤飲	64
降圧剤	43
抗うつ剤	44, 171
交感神経-知覚神経カップリング	165
交感神経ブロック療法	170
抗菌性	116
口腔顔面痛（OFP：Orofacial Pain）	162
咬合調整	157
咬合痛	149, 156
咬合負担能力	176
交互洗浄	93
後根神経節	165
広作動域ニューロン	166
好酸球	153

甲状腺炎	17, 24	細菌性心内膜炎	42	銃剣状根管 (Bayonet curve)	10, 127
鉤状象牙質	143	錯体形成	116	修復・補綴処置	174
硬組織誘導能	109	殺菌	92, 104	主根管	127
咬頭	157	殺菌性	109	手指感覚	75
高度歯周炎	85	酸化亜鉛ユージノール系仮封材	112, 113	傷害受容線維	166
抗ヒスタミン剤	38, 153	Ⅲ型アレルギー	153	上顎神経	32
抗不安薬	44	酸化電位水	97	笑気麻酔	47, 50
興奮性アミノ酸	166	三環系抗うつ剤	170	静脈鎮静	44
誤嚥	64	三環系抗うつ剤投与	170	静脈内鎮静	47
呼吸停止	54	三叉神経	32	除去	144
国際疼痛学会 (IASP)	162	三叉神経痛	168, 170	除去性	117
骨膜下期	30	残髄	149	心因性	168, 170
根管開放	150	残髄炎	81	心筋梗塞	42, 170
根管開放療法	90	次亜塩素酸	95	神経腫 (Neuroma)	165
根管乾燥	101	次亜塩素酸イオン	95	神経障害性疼痛	167
根管狭窄部	158	次亜塩素酸ナトリウム	93	神経成長因子 (NGF)	165, 167
根管形態	77	シーラー	116	神経線維	30
根管検出法	124	歯科恐怖症	44, 50	神経ブロック	171
根管口	55, 65, 66, 124	歯科用アンチホルミン	94	神経分布	52
根管口明示	65	歯科用顕微鏡	60, 145	神経ペプチド	28
根管作用薬剤	92	歯科用フェノールスルフォン酸 (PSS)	95	神経メディエーター	30
根管充填材	34	歯冠軸	56	人工的穿孔	108
根管充填材除去	177	歯冠・歯根破折	174	深在性う蝕	180
根管充填材除去剤	117	歯冠・歯根比	10	診査法	15
根管充填用糊材	116	歯冠破折防止	175	心疾患	42
根管清掃	95	色素浸透試験	115	滲出液	157
根管洗浄	92	死腔	155	浸潤細胞	164
根管洗浄シリンジ	99	刺激伝達経路	30	浸潤麻酔	50
根管洗浄装置	94	歯根軸	56	深静脈内鎮静	50
根管穿通	148	歯根端切除	108	診断鑑別	16
根管側枝	127	歯根肉芽腫	88	診断名	16
根管長	68	歯根嚢胞	89	心停止	54
根管貼薬剤	179	歯根破折	153, 156, 175	髄角	57
根管内の石灰化	179	歯根分割	145	髄管	127
根管の見落とし	177	歯根分割／ヘミセクション	146	髄腔内麻酔	50
根管封鎖性	117	歯根膜腔内麻酔	50	水硬性セメント	112, 113
根管閉塞	82	歯質接着性	112	水酸化カルシウム	109, 169
根尖狭窄部を破壊	178	歯周ポケット測定	175	水酸化カルシウム製剤（ウルトラカル）	21, 25
根尖孔外歯周組織	16	歯髄壊死	86	垂直加圧根管充填	118, 152
根尖歯周組織の掻爬	145	歯髄壊疽	86, 87	スキャンドネスト®	51
根尖性歯周炎	156	歯髄炎	156	ステップ	147
根尖切除法	145	歯髄内圧	28, 32	ステップバック法	83, 158
根尖掻爬	156	歯槽骨量	176	スプレッダー	120
根尖通過療法	21, 24, 108, 142	シタネストオクタプレシン®	51	スミヤー層	90, 98
根尖膿瘍	89	失活剤	50, 149	スリットパーフォレーション	10, 58, 77, 137, 152
根尖分岐	179	ジップ	79	生活断髄	142
コーンビームCT	19, 24, 62, 145, 147	シナプス	164	静菌	104
根面溝	10	シナプス前抑制	167	静菌剤	160
		自発性興奮	166	静菌作用	158
さ		自発痛	159, 174		
細菌侵入試験	115				

清拭	92, 101
清掃	92
生物学的根管充填材	82
正放線投影	19
生理食塩水	94
脊髄灰白質	164
脊髄後角ニューロン	166
脊髄後根神経節（DRG）	164
石炭酸（フェノール）	51
咳反射	64
切開排膿	145
切削診	15, 24
セメント質・象牙質境（CDJ）	67
線維化	35
線維芽細胞	114
穿孔	56, 138
穿孔・亀裂・破折	179
穿孔処置	145
穿孔部	138
洗浄	92
全身管理	50
全身性エリテマトーデス（SLE）	41
全身麻酔	44, 50
穿通	148
穿通法	148
前頭葉	167
全部性歯髄炎	158
全部被覆冠	157
前方運動時	157
臓器移植	41
象牙質-歯髄複合体	34
象牙質知覚過敏症	28
象牙前質	16, 80
創傷治癒	34
側芽形成	167
側枝	156, 179
側枝探索	127, 132
側枝治療法	127
側枝の検出	73
側射用チップ	128
測定精度	73
側壁	57
側方運動	157, 175
側方加圧根管充填	115, 118
側方加圧根管充填法	25
組織傷害	166
組織の萎縮性変化	168
塑性度	116

た

待機診	22
帯状回	167
帯状疱疹後疼痛	168
耐咀嚼性	112
大脳皮質	32, 167
大脳皮質体性感覚野	163
打診	17, 153
打診痛	149
脱顆粒	37
タッグパック感	120
短期的治療体系	171
炭酸水素ナトリウム	96
探針型スプレッダー	120
断髄	109
中心結節	143
中心咬合	157
中枢性過敏化	47
中枢性感作	164
中脳中心灰白質（PAG）	32, 167
治癒機構	34
超音波	171
超音波チップ	146
長期的治療体系	171
貼薬量	158
直示方式	69
直接覆髄	109
直接覆髄剤	109
鎮静法	50
鎮痛	165
鎮痛作用	110
鎮痛補助剤	170
痛覚過敏	165
痛覚神経	157
痛覚伝達	165
テイラー染色	85
デス・スパイラル	28
天蓋	56
電気歯髄診	17, 19, 20, 30, 84
電気抵抗値	68
電気的根管長測定	68
電気的根管長測定器	68, 178
電気的根管長測定値	127
伝達麻酔	50
電動麻酔器	52
樋状根（C-shape）	13, 124
統合補正方式	72
疼痛閾値	47
疼痛緩和治療	172
糖尿病	40

糖尿病性神経障害	168
島皮質	167
動揺度	175
ドキシサイクリン	99
トランスポーテーション	79
貪食細胞	154

な

内毒素（エンドトキシン）	40
内部吸収	139
ナトリウムチャンネル	51
軟組織溶解	110
肉芽腫	114
肉芽腫性炎症反応	114
二次防御	36
二重仮封	112
ニッケル・チタンファイル	66
乳酸	163
捻髪音	151
ノイロトロピン錠	170
脳梗塞	43
脳内出血	42
脳由来神経栄養因子（BDNF）	165
膿瘍	30

は

パーフォレーション	79
バイオフィルム	24, 107, 142
排膿路	150
白衣性高血圧	43
破歯細胞	139
破折	137
破折片	153
破折予防	144
破折リーマー	144
発芽（sprouting）	165
発汗過多	168
抜歯	108
抜歯後カウザルギー	161, 170
パニック障害	44
パラホルムアルデヒド	51
パルプテスター	84
反応の場	164
ピーソーリーマー	66
皮下気腫	100, 150
引き算方式	70
ヒスタミン	37
非ステロイド性消炎鎮痛剤	36, 169
ビタペックス	108
非定型歯痛	171

非定型歯痛（AO：Atypical Odontalgia）	162
比抵抗	75, 177
皮膚温度変化	168
皮膚感覚	32
ヒポクロリット・ソリューション（HS）	96
肥満細胞	153
ひも状形態	152
表面反射型ミラー	60
表面麻酔	47, 50
表面麻酔薬	51
ファイバーポスト	176
ファイリーズ	66
不安神経症	44
フィステル	107, 142
フィン（鍵穴状形態）	59, 104, 128
フィンガー・スプレッダー	120
封鎖性	115
フェニックス膿瘍	36, 90, 153
不可逆性歯髄炎	15
複合性局所疼痛症候群（CRSP）	168, 170
複合体	153
副根管	127
付着歯肉	11
フレアーアップ	87
フレアー形成	77, 83
ブローチ針	56
フローベン	174
プロスタグランジンE	37
プロスタグランジンE２	43
吻側延髄腹内側路（RVM）	32, 167
ペインクリニック	170
ヘミセクション	145
ペリオドン（PO）	51, 81, 106
便宜抜髄	55
偏近心投影	19
偏心撮影	19, 156
偏心投影	60, 147, 177
ポイント形態	152
防御的痛み	162
放散痛	42
ポスト形成	175
補正方式	70
補体	153, 154
ボタン形態	152
ポリエステル系Resilon	118
ポリプロピレン系Flex Point	118
ポリモダール受容器	32
ホルマリングアヤコール（FG）	106, 158
ホルマリンクレゾール(FC)	105
ホワイトデンティン	148

ま

マイクロクラック	65
マイクロ手術用器具	146
膜イオンチャンネル	164
膜透過性	164
麻酔奏効不全	45
マセランキット	144
末梢血管	157
末梢性感作	164
末梢性神経障害性疼痛	170
末梢性神経障害性疼痛治療剤	170
慢性う蝕	179
慢性根尖性歯周炎	88, 89
慢性痛（症）	13, 15, 20, 45, 146, 159, 161, 171
慢性樋樋	109
無機質溶解	98
メタルコア	156
免疫不全	41
免疫抑制剤	41
目標根管	55
モルトンメタル法	102
問診	18

や

有鉤探針	57
遊離エナメル質	58
抑肝散	170

ら

ラルゴリーマー	66
理学療法	171
罹患象牙質	16, 83, 85
リノール酸	116
リリカ	170
リン酸セメント	112
類上皮細胞	35, 114
レーザー	18, 171
レーザー照射	24
レジンポスト築造法	10
レッジ	79, 147
漏洩	115
漏斗状	177
ロキソニン	169

わ

割り算方式	70

3-Mix	148
AED	54
AH26	117
Bayonet curve（銃剣状根管）	60
EDTA-Naキレート剤	66
ENDO ACTIVATOR	95
Endo Vac	95
Er:YAGレーザー治療	133
FC	107
FG	107
FIRE法	100
Flare-up	36, 153, 158
G蛋白共役型細胞内カスケード	164
IgE	37
K3	80
Mg^{2+}遮断作用	166
MMCファイル	147
MTAD	99
MTBC	48
Naチャンネル	166
Ni-Tiファイル	80
NMDA受容体	164
NO産生	165
NSAIDs	36
RCプレップ	66
Sealapex	116
SL消毒器	102
TNF-α	165
VAS(Visual Analogue Scale)	161
Weiser仮封	111
γ-アミノ酪酸（GABA）	166

■ PROFILE

庄司　茂（しょうじ しげる）

東北大学大学院歯学研究科　歯内歯周治療学分野

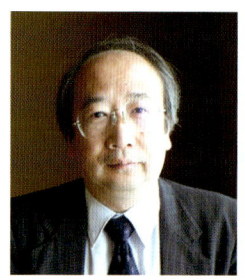

1950年	宮城県仙台市生まれ
1977年	東北大学歯学部卒業
1981年	東北大学大学院歯学研究科修了 東北大学歯学部第1保存科助手
1984年	東北大学歯学部第1保存科講師 現在に至る
1989年	米国マサチューセッツ州フォーサイスデンタルセンター留学
1998年	チェコレーザー歯学研究所留学

東北大学大学院歯学研究科　歯内歯周治療学分野
〒980-8575　宮城県仙台市青葉区星陵町4-1

【役職】
東北大学病院常勤講師
元日本歯内療法学会事務局長
日本歯科用レーザー学会常任理事
日本レーザー歯学会評議員
日本歯周病学会評議員

【著書】
森岡俊夫編著：レーザー歯学　医歯薬出版
松本光吉監訳：カラーアトラス　外傷歯の治療　医歯薬出版
阿部圭志，伊藤貞嘉編：高血圧の個別治療　医療ジャーナル社
松本光吉編集：歯科用Er：YAGレーザーの基礎と臨床　口腔保健協会

機能的な歯内治療――痛みの防止と残した歯の価値を高めるために

発行日―――2011年4月1日　第1版第1刷
著　者―――庄司　茂
発行人―――牧野英敏
発行所―――株式会社デンタルダイヤモンド社
　　　　　　〒101-0054
　　　　　　東京都千代田区神田錦町1-14-13　錦町デンタルビル
　　　　　　TEL 03-3219-2571（代）
　　　　　　http://www.dental-diamond.co.jp/
　　　　　　振替口座　00160-3-10768
印刷所―――株式会社エス・ケイ・ジェイ
ⓒShigeru SHOJI, 2011
落丁、乱丁本はお取り替えいたします。

●本書の複製権・翻訳権・上映権・譲渡権・公衆送信権（送信可能化権を含む）は、㈱デンタルダイヤモンド社が保有します。
● JCOPY ＜㈳出版者著作権管理機構　委託出版物＞
本書の無断複写は著作権法上での例外を除き禁じられています。複写される場合は、そのつど事前に㈳出版者著作権管理機構（TEL：03-3513-6969, FAX：03-3513-6979, e-mail：info@jcopy.or.jp）の許諾を得てください。